Inhalt

Geleitwort zur Reihe

In der dynamisch wachsenden und zunehmend komplexer werdenden Gesundheitswirtschaft ist in den letzten Jahren der Bedarf stark gestiegen, Management bezogenes theoretisches Wissen und praxisrelevantes Know-how zu beherrschen und zu vermitteln. Dieser Bedarf spiegelt sich u.a. in zahlreichen neuen Hochschulstudiengängen und vielfältigen Angeboten der beruflichen Fort- und Weiterbildung wider.

Die Reihe »Health Care- und Krankenhaus-Management«, die auf den Curricula einschlägiger Hochschulen und wichtiger Fortbildungseinrichtungen aufbaut, setzt hier an. Inhaltlich und didaktisch systematisch angelegt, erhebt sie den Anspruch, das breite Themenfeld weitgehend vollständig abzudecken.

Die in 14 Bänden modular aufgebaute Reihe möchte allen Studierenden und Dozenten der auf das Management in der Gesundheitswirtschaft bezogenen Studiengänge, Berufstätigen in Fort- und Weiterbildung aus Krankenhäusern und weiteren Einrichtungen des Gesundheitswesens und insbesondere (zukünftigen) Führungskräften und leitenden Mitarbeitern aus Ärztlichem Dienst, Medizin-Controlling, Pflegedienst, Marketing und Verwaltung ein hilfreiches Werkzeug für Studium und professionelle Praxis sein.

Die Herausgeberinnen und Herausgeber:
Udo Janßen, Axel Olaf Kern, Clarissa Kurscheid, Thomas Schlegel, Birgit Vosseler, Winfried Zapp.

Die Autorinnen und Autoren

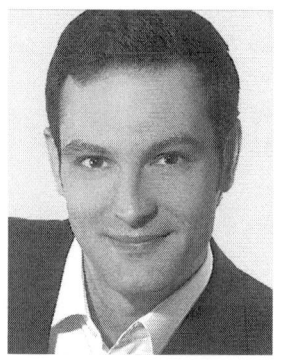

Prof. Dr. rer. pol. Andreas Beivers
Als Studiendekan Leitung des Bachelorstudiengangs Health Economics und Studiengangsleiter des Master-Studiengangs »Management im Gesundheitswesen und Gesundheitsökonomie« an der Hochschule Fresenius in München. Nach seiner Tätigkeit als Bereichsleiter für stationäre Versorgung am Institut für Gesundheitsökonomik (IfG) Wechsel an die Hochschule Fresenius. Lehrauftrag an der Technischen Universität München (TUM) und Mitglied des Editorial Boards des Krankenhausreports des Wissenschaftlichen Instituts der AOK.

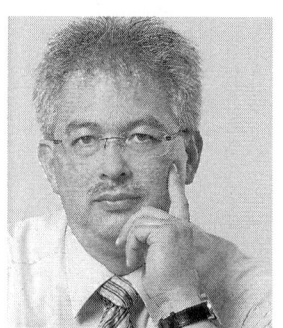

Dipl. Verwaltungswissenschaft, European Master in Social Security Roger Jaeckel
Leiter Gesundheitspolitik GlaxoSmithKline GmbH & Co. KG.

Lehrbeauftragter der Hochschule Neu-Ulm im MBA-Studiengang »Betriebswirtschaft für Ärztinnen und Ärzte« mit den Themenschwerpunkten Arzneimittelpolitik und Internationalisierung des Gesundheitswesens am Beispiel der EU-Länder.

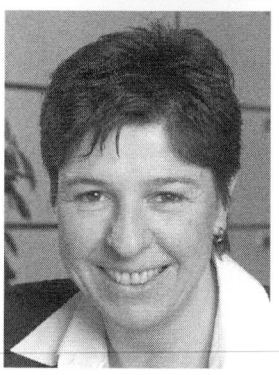

Prof. Dr. Clarissa Kurscheid
Clarissa Kurscheid ist Studiendekanin für den Bachelor- und Masterstudiengang Gesundheitsökonomie an der Hochschule Fresenius Köln. Nach dem Studium der BWL und Gesundheitsökonomie promovierte sie am Seminar für Sozialpolitik der Universität Köln. Arbeits- und Forschungsschwerpunkte: Versorgungsforschung, alternative Versorgungsformen, Integrationsversorgung, Organisation von Gesundheitsbetrieben, Kooperationen und Konflikte in Organisationen. Daneben ist Sie noch als Beraterin für Projekte mit integrativem Versorgungsansatz aktiv. So begleitet Sie u. a. die Stadt Zürich seit 2006 in der Fortentwicklung neuer Versorgungskonzepte.

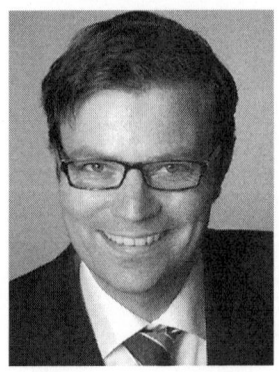

Dr. rer. pol. Remi Maier-Rigaud
Akademischer Rat am Lehrstuhl für Sozialpolitik und Methoden der qualitativen Sozialforschung im Institut für Soziologie und Sozialpsychologie (ISS) an der Wirtschafts- und Sozialwissenschaftlichen Fakultät der Universität zu Köln. Davor drei Jahre in der Task Force zur Untersuchung des pharmazeutischen Sektors und in der Antitrust-Abteilung für Arzneimittel und gesundheitsbezogene Märkte der Generaldirektion Wettbewerb der Europäischen Kommission in Brüssel.

Forschungsschwerpunkte: Verbraucherpolitik und Sozialpolitik (insbesondere im europäischen Kontext), Gesundheitspolitik und Gesundheitssystemvergleich.

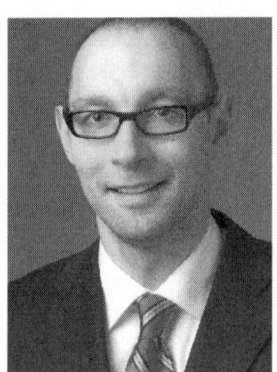

Dr. Christof Minartz
Berater im Gesundheitswesen und wissenschaftlicher Leiter der e:los Akademie.

Arbeitsschwerpunkte: Ambulante ärztliche und zahnärztliche Versorgung, Gesundheitsökonomische Evaluationen, Health Technology Assessment (HTA), Vergütungssysteme.

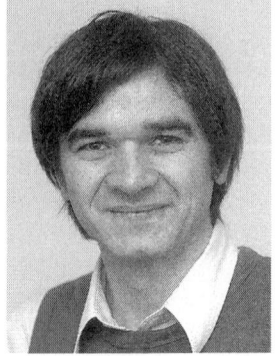

Dipl.-Pol.-Wiss. und Dipl. Betriebswirt (BA)
Michael Sauer
Wissenschaftlicher Mitarbeiter am Lehrstuhl für Sozialpolitik und Methoden der qualitativen Sozialforschung im Institut für Soziologie und Sozialpsychologie (ISS) an der Wirtschafts- und Sozialwissenschaftlichen Fakultät der Universität zu Köln, Gastdozent an den Universitäten Sofia sowie Ljubljana und freiberuflich als Landeskundeexperte Südosteuropa tätig.

Forschungsschwerpunkte: Transnationale Fragen der Sozialpolitik, Entwicklung und Vergleich von Wohlfahrtsstaatenregimen in Südosteuropa, Arbeitsmarktpolitik, Langzeitpflege.

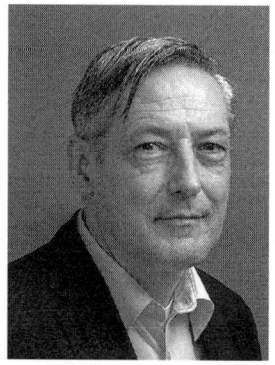

Univ.-Prof. Dr. Frank Schulz-Nieswandt
Professur für Sozialpolitik und Methoden der qualitativen Sozialforschung im Institut für Soziologie und Sozialpsychologie (ISS), Honorarprofessor für Sozialökonomie der Pflege an der PTH Vallendar, Geschäftsführender Direktor des Seminars für Genossenschaften an der Universität zu Köln.

Arbeitsschwerpunkte: Anthropologie und Psychologie der Sozialpolitik und der Gegenseitigkeitshilfe, Dritter Sektor und Formen bürgerschaftlichen Engagements, Gesundheit, Pflege, Behinderung, Alter im Sozialraum, Europarecht und soziale Dienstleistungen/öffentliche Daseinsvorsorge, Methodologie der Habitushermeneutik und post-strukturale Logik qualitativer Sozialforschung.

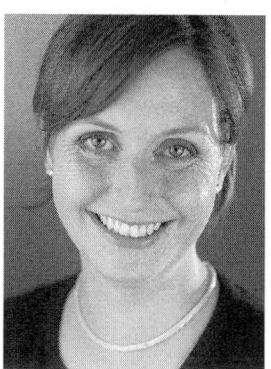

Eva-Marie Torhorst (MBA)
Referentin für Gesundheitspolitik im Bayerischen Landtag.

Studiengangkoordinatorin Management im Gesundheitswesen der Hochschule für Ökonomie und Management (FOM) am Standort München.

Arbeitsschwerpunkte: Gesundheits- und Sozialpolitik, Integrierte Versorgung, Betriebliches Gesundheitsmanagement, Prozessbasierte Implementierungsstrategien für betriebliches Gesundheitsmanagement.

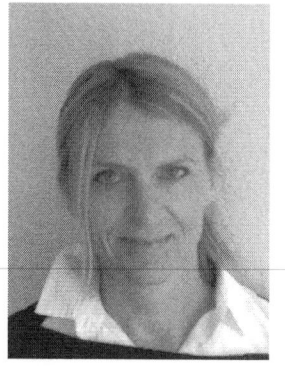

Prof. Dr. habil. Lilia Waehlert
Hochschule Fresenius, Fachbereich Wirtschaft und Medien.

Studiendekanin für Gesundheitsökonomie an der Hochschule Fresenius in Idstein, Professorin für BWL und Gesundheitsökonomie.

Arbeitsschwerpunkte: Integrierte Patientenversorgung, Strategisches Krankenhausmanagement, Systemtheorie, Systemische Unternehmensführung und Organisation, Unternehmensethik.

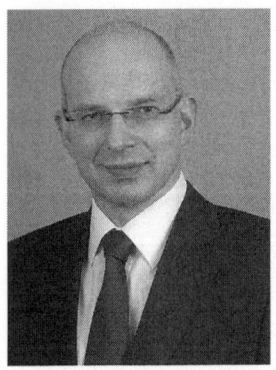

Dr. jur. Stefan Weber
Aktuelle berufliche Tätigkeit und Arbeitsschwerpunkte:
Bereichsleiter Vertragspolitik und Versorgungsmanagement SBK – Siemens-Betriebskrankenkasse, mit den Tätigkeitsschwerpunkten ambulante und stationäre Versorgung, Arznei- und Hilfsmittelmanagement sowie betriebliche Gesundheitsförderung.

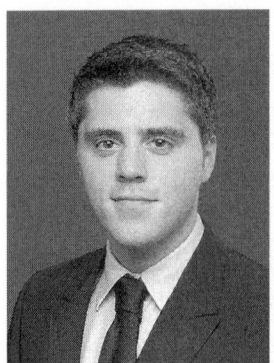

Philipp Zeitler (MSc.)
Manager Gesundheitspolitik GlaxoSmithKline GmbH & Co. KG.
Master of Science in Comparative Politics an der London School of Economics and Political Science, davor Hauptstudium im Diplomstudiengang Verwaltungswissenschaft in Potsdam.

1 Architektur des Buches

Gesundheits- und Sozialpolitik ist ein Thema, mit dem ein Politiker keine Wahl gewinnen kann. Ein Thema, das so vielschichtig ist wie kaum eines in der sozialen Sicherung. Ein Thema, welches wie kein anderes mit anderen Disziplinen verwoben ist und von vielen Seiten betrachtet werden kann. Ein Querschnittsthema, aber ein Thema mit extrem hoher Relevanz.

Gesundheits- und Sozialpolitik in Deutschland ist ein maßgeblicher Bereich unseres deutschen Sozialstaats. Gleichzeitig ist die Gesundheits- und Sozialpolitik von elementarer Bedeutung für die gesamte Bevölkerung eines Landes. Dieses Instrument schützt die Bürgerinnen und Bürger in Risikolagen und bietet die Grundlage für die gesunde Produktivität einer Volkswirtschaft.

Wir danken den Autoren der verschiedenen Artikel von ganzem Herzen, dass sie aus ihrer Perspektive sich dem Gesundheitswesen gewidmet haben und die verschiedenen Problemlagen in ihrem Bereich benennen. So ist ein vielschichtiges Werk entstanden, welches die Gesundheits- und Sozialpolitik vorstellt, Steuerungsprobleme benennt, Erfolge beleuchtet und Herausforderungen für die Zukunft aufzeigt.

In den ersten beiden Artikeln des Buches erfolgt zum einen eine temporäre Betrachtung der Gesundheitspolitik ausgehend von den Ursprüngen des 19. Jahrhunderts, und zum anderen geht der Blick über die letzten Reformen hinweg zu den großen ungelösten Problemen im Kontext des deutschen Sozialstaats. Typische Steuerungsprobleme der Gegenwart finden dabei genauso Erwähnung wie ein optionaler Blick in die Zukunft des Gesundheitswesens.

Eva-Marie Torhorst befasst sich in ihren Ausführungen u. a. mit der potenziellen Steigerung des Patientennutzens, aber auch mit dem Abbau möglicher Fehlsteuerungselemente sowie Fehlanreize, wie mit der nach wie vor bestehenden sektoralen Fragmentierung oder, wie sie es nennt, der zersplitterten Versorgungslandschaft. Dabei geht der Blick auf die Vernetzung der Akteure wie auch auf die Art und Weise der derzeitigen Versorgung mit ihren Stärken und Schwächen. Ihre Forderung konzentriert sich auf die Entwicklung systematischer Kooperationen, Stärkung der interdisziplinären Zusammenarbeit sowie einer deutlich höheren Gesundheitskompetenz aller Beteiligten.

Lilia Waehlert schärft den Blick für eine gerechte Gesundheitsversorgung als das wesentliche Merkmal des Sozialstaats und diskutiert die Rahmenbedingungen einer gerechtigkeitsorientierten Gesundheitspolitik. Dabei widmet sie sich der Fragestellung, aus welchen Gründen ethische Dilemmata im Gesundheitswesen existieren und wie sich solche identifizierten Konflikte lösen lassen könnten.

Stefan Weber blickt aus seiner Perspektive der gesetzlichen Krankenversicherung unter besonderer Beachtung von Qualität und Wettbewerb auf das Gesundheitswesen und fokussiert hier insbesondere die Frage, wer in welchem Konkurrenzverhältnis zueinandersteht. Nachfolgend beleuchten Roger Jaeckel und Philipp Zeitler das Gesundheitswesen aus Sicht der forschenden Arzneimittelindustrie. Sie stellen die berechtigte Frage nach dem neuen Rollenverständnis der Arzneimittelindustrie. Nach einer theoretischen Einführung wird der Blick darauf gerichtet, wie sich die Pharmaindustrie in den nächsten Jahren aufstellen kann und sich möglichweise als Versorger konstituiert.

Andreas Beivers und Christof Minartz diskutieren aus der Sicht des ambulanten und stationären Sektors. Betrachtet Andreas Beivers die Krankenhausversorgung mehr aus ordnungspolitischer Sicht, geht Christof Minartz ausführlich auf die Strukturen der ambulanten Versorgung bis hin zu dem jungen Bereich der spezialärztlichen Versorgung ein.

Ein wesentlicher und immer relevanter werdender Aspekt wird von den Kollegen Remi Maier-Rigaud, Michael Sauer und Frank Schulz-Nieswandt diskutiert, die Europäisierung der Gesundheits- und Sozialpolitik. Sie zeigen in aller Ausführlichkeit die Nähe und Verknüpfungen, wie sie sich transnational durch die Entwicklungen in der EU darstellen, auf.

2 Gesundheits- und Sozialpolitik in Deutschland

Clarissa Kurscheid und Andreas Beivers

Im Folgenden sollen nun die Ursprünge der Gesundheits- und Sozialpolitik in Deutschland betrachtet werden. Dabei erfolgen zum einen eine temporäre Betrachtung des Gesundheitspolitik ausgehend von den Ursprüngen des 19. Jahrhunderts und zum anderen geht der Blick über die letzten Reformen hinweg zu den großen ungelösten Problemen im Kontext des deutschen Sozialstaats. Sozialpolitik wird inhaltlich als Querschnittsthematik betrachtet und ist per definitione eine »Intervention in Risikolagen« (Schulz-Nieswandt 2006). Gesundheitspolitik hingegen ist ein eigener Teil der Sozialpolitik und geht über die Intervention in Risikolagen hinaus, wenn beispielsweise Prävention als ein Teil von Gesundheitspolitik betrachtet wird. Bührlen u. a. gehen in ihren jüngsten Überlegungen davon aus, dass das Gesundheitswesen und die verantwortliche Politik Gesundheit als eine Wertschöpfung für die Gesellschaft betrachten sollte (Bührlen et al. 2013). Allein mit diesen Gedanken wird ein breiter Spannungsbogen aufgezeigt, der in den nachfolgenden Darstellungen keinen Anspruch auf eine vollständige Betrachtung erhebt, aber deutliche Blitzlichter setzt, Geschehnisse aus der Vergangenheit beleuchtet und vorsichtige Lösungsansätze für die Zukunft benennt.

2.1 Die Ursprünge der Gesundheitspolitik und Sozialpolitik in Deutschland

Die Gesundheits- und Sozialpolitik in Deutschland ist einerseits in hohem Maße von dem Sozialversicherungsprinzip Bismarck'scher Prägung beeinflusst und zeichnet sich andererseits durch eine starke, barmherzig geartete Fürsorge in der historischen Betrachtung aus. Dieser systemimmanente Leitgedanke spiegelt sich u. a. in dem im deutschen Sozialversicherungssystem tief verwurzelten Subsidiaritätsprinzip, aber auch im Solidaritätsgedanken wider (Schulz-Nieswandt 2006). Die Wurzeln der Subsidiarität liegen in der katholischen Soziallehre und basieren auf dem Gedanken der Nachrangigkeit, das bedeutet, dass die Lasten, die nicht vom Einzelnen übernommen werden können, im Bedarfsfall die Solidargemeinschaft mitträgt. Das Solidarprinzip hingegen ist eines der zentralen Sozialstaatsprinzipien und beinhaltet beispielsweise im Krankheitsfall, dass die Solidargemeinschaft sich gegenseitige Unterstützung leistet und Hilfe gewährt (Simon 2013).

Im Hinblick auf die Versorgung von Krankheit in Deutschland spielen zusätzlich enorme Errungenschaften herausragender Forscher (zu nennen sind Lorenz von Stein oder Robert Koch) eine große Rolle, auf die nachfolgend noch eingegangen werden soll. Bereits in Antike und Mittelalter gab es von Seiten des Staates mehrfach Versuche, die materielle Not der Bürger zu lindern (Simon 2013; Rosenbrock und Gerlinger 2009), um Unruhen und Aufstände zu verhindern und politische Stabilität zu wahren. Hierbei gilt es festzuhalten, dass eine Vielzahl geschichtlicher, religiöser und auch ökonomischer Parameter zu der Ausgestaltung der einzelnen Sozialstaaten in Deutschland und in Europa beigetragen haben (Kahl 2005; Butterwegge 2005), welche hier allerdings nicht näher beleuchtet werden.

Fürsorgeorientierte, christliche Krankenhäuser, welche noch im Mittelalter zum Teil aus Armenhäusern hervorgingen, waren in der stationären Versorgung verbreitet. Später – nach der Reformation – wurde die Krankenversorgung größtenteils kommunalisiert und es entwickelten sich immer mehr städtische Spitäler zur Versorgung kranker Menschen (Simon 2013). Hier wurden gerade in der Struktur der Leistungserbringung früh rollenbasierte Standards – wie beispielsweise die fürsorgliche Hingabe der »Schwester« und der schon früh auf ärztliche Technik fokussierte Mediziner gesetzt. Ansonsten waren die Häuser stark mit dem Anstaltswesen verhaftet, da es sich insbesondere um eine in sich geschlossene Fürsorge handelte. Es kann auch mit einer Mischung aus Versorgung und Verwahrung beschrieben werden. Allerdings bedeutete diese Form der gesellschaftlichen Trennung in erster Linie ein Schutz der anderen (gesunden) Menschen vor den Kranken. Zusätzlich herrschte ein hierarchisch orientierter, paternal geprägter Umgang der Mediziner und Pflegenden mit den Kranken (Foucault 2002 sowie 2005; Schulz-Nieswandt 2003).

Einen wichtigen Beitrag für die Gesundheitsfürsorge und darüber hinaus für die Entwicklung der sozialen Reformen in Deutschland leistete Lorenz von Stein (18. November 1815–23. September 1890). Von Stein entwickelt in seinen Schriften zur Gesellschaftspolitik (später nennt er sie auch Sozialpolitik) ein »ordnungspolitisches Verständnis«, welches in seinen Grundzügen auch heute noch der aktuellen Sicht entspricht. In diesem Sinne hat ein sozialer Staat nach der Auffassung von Lorenz von Stein die Pflicht, die Lebensbedingungen der Arbeiterinnen und Arbeiter zu verbessern. Zu seiner Zeit standen hier insbesondere Fragen der Hygiene und der Gesundheit des Einzelnen im Vordergrund (Kaufmann 2003). Seine Motivation lag zudem in der Vermeidung möglicher Klassenkämpfe. Nach den Überlegungen von Steins war es notwendig, der nicht-herrschenden Klasse ein Minimum an sozialer Sicherheit, Gesundheitsfürsorge und Bildung zur Verfügung zu stellen (Grosseketteler 1998). Ein weiterer – im Hinblick auf die historische Betrachtung der Gesundheitsversorgung – wesentlich zu nennender Akteur ist Robert Koch (11. Dezember 1843–27. Mai 1910). Mit seiner Forschung als Bakteriologe hat er in der Gesundheitsvorsorge wesentlich zur Erkennung von Ansteckung und deren Verhinderung mittels hygienischer Maßnahmen beigetragen. Mit seiner Forschung als Mediziner und Mikrobiologe hatte er im hohen Maß Anteil daran, dass die Erreger der Tuberkulose, aber auch der Cholera entdeckt wurden.

Als Geburtsstunde des deutschen Sozialstaates heutiger Prägung können die in den Jahren 1881 bis 1888/89 gegründeten Zweige der Sozialversicherung durch die Bismarck-Administration bezeichnet werden, für die vornehmlich der sozialpolitische Gedanke prägend war. So wurde 1883 das Krankenversicherungsgesetz, 1884 das Unfallversicherungsgesetz und 1889 das Invaliden- und Altersversicherungsgesetz (später Rentenversicherung) eingeführt. Ziel war es vor allen Dingen, die industrielle Arbeitnehmerschaft, die sich mehr und mehr entwickelte, gegen die Risiken des Arbeitslebens abzusichern und so von den Gewerkschaften fernzuhalten. Um dies zu erreichen, stellten die damals führenden politischen Kräfte die solidarische Selbsthilfe in den Mittelpunkt. Damit war Deutschland weltweit wegweisend. Nicht der Staat selbst sollte die soziale Absicherung übernehmen, sondern die Betroffenen sollten sich durch solidarisches Zusammenschließen gegenseitig Hilfe gewähren. Damit entstand das Solidaritätsprinzip, das eng mit dem genossenschaftlichen Denken verwandt ist (Neubauer 2007; Butterwegge 2005).

Die weitere Entwicklung des Gesundheitswesens und der Gesundheitsversorgung vollzog sich innerhalb des historischen Kontexts auf Basis der Standessicherung, wie sie zu Ende des 19. Jahrhunderts gelebt wurde. Ausgehend von dem Mitte des 19. Jahrhunderts bestehenden Hilfskassenwesen etablierte sich mit der Einführung der gesetzlichen Krankenversicherung durch Bismarck 1883 die »Gesetzliche Krankenversicherung«. Mit der zunächst ausschließlichen Absicherung der Erwerbstätigen bei Krankheit wurde zu diesem Zeitpunkt das Gerüst des Gesundheitssystems gelegt, das in seinen Grundzügen bis in die Gegenwart Bestand hat (Lampert, 2007; Bäcker, Bispinck, Nägele, 2008). Die Leistungserbringung wurde bis zur Gründung der kassenärztlichen Vereinigung (1931) in Einzelverträgen verhandelt und erst nach 1931 auf Basis kollektivvertraglicher Vereinbarungen. Die Organisationsprinzipien basierten auf zunftähnlichen Strukturen, ausgehend von der Gründung der Kassen (1883), und die Finanzierung basierte aus Krankenkassenbeiträgen (Kassenärztliche Vereinigung Nordrhein 2012). Insgesamt ist zu konstatieren, dass sich die Krankenversicherung durch das Solidaritätsprinzip, Bedarfsprinzip und den Aspekt der Umverteilung (Knappe et al 2002) auszeichnete. Das Solidaritätsprinzip ermöglicht die vom gesellschaftlichen Status des Einzelnen unabhängige Leistung der Krankenversicherung im Bedarfsfall. Daraus ergibt sich das Bedarfsprinzip, d. h. diese Bedarfe werden in Form von Sachleistungen gewährleistet. Die Genossenschaftsartigkeit ist durch den reziprozitären Charakter der gesetzlichen Krankenversicherung gekennzeichnet, welches sich mit dem Prinzip auf Gegenseitigkeit erklären lässt. Die Umverteilung erfolgt horizontal wie vertikal. Beispielhaft sei hier die beitragsfreie Familienmitversicherung sowie die Umverteilung von jung nach alt – im Hinblick auf das sich im Alter entwickelnde höhere Krankheitsrisiko mit einer in der posterwerbstätigen Phase verbundenen geringeren Beitragszahlung – zu nennen (Kurscheid und Hartweg 2009).

Aufgrund der geringen Mobilität in der Frühindustrialisierung war der Beitritt zu einer Solidargemeinschaft in der Regel eine lebenslange Entscheidung. Die solidarischen Gemeinschaften waren somit über eine Lebensspanne gedacht und in ihrer Zusammensetzung stabil. Der Staat seinerseits definierte die Versicherungspflicht der einzelnen Arbeitnehmer und wies sie in der Regel orientiert an den unterschiedlichen Branchen ganz bestimmten Solidargemeinschaften zu. Die

21

Solidargemeinschaften ihrerseits waren gemeinnützig angelegt und verwalteten sich selbst. Die soziale Selbstverwaltung entstand und ist bis heute noch ein prägendes Element der deutschen Sozialversicherung (Neubauer 2007).

So ist festzuhalten, dass die Bismarckschen Sozialversicherungen deutscher Prägung bis zum Ersten Weltkrieg und auch danach Vorbild für viele Staaten waren und sind.

2.2 Die Gesundheits- und Sozialpolitik seit Ende des Zweiten Weltkriegs

Nach Ende des Zweiten Weltkriegs und dem Aufbau der Bundesrepublik Deutschland als Soziale Marktwirtschaft nach dem Vorbild von Walter Eucken[1], auf welchen später noch näher eingegangen wird, bestand auch unter den alliierten Siegermächten die Auffassung, dass neben dem Aufbau des Wirtschafts- und Rechtssystems auch der Aufbau einer umfassenden Sozialversicherung kommen sollte (Niehoff 2007). So wurde u.a. im Kontext der Krankenversicherung auf die Prinzipien der Bismarckschen Sozialversicherung zurückgegriffen und die Selbstverwaltung nach dem Vorbild der Weimarer Republik wiederhergestellt. In der Sozialpolitikgestaltung nach Ende des Zweiten Weltkriegs sind vor allem die ordnungspolitischen Ideen und Leitbilder kaum wegzudenken.

Somit erfährt in der weiteren historischen Betrachtung die Fortentwicklung der Sozialordnung große Beachtung. In dieser geht es um weitaus mehr, als um die Frage vom Einsatz sozialpolitischer Ziele. Die Sozialordnung ist ein Ausdruck einer zeitgemäßen politischen Anschauung, in der ethische, normative, aber auch weltanschauliche Grundlagen zusammenkommen und in praktischer Gesundheits- und Sozialpolitik niedergeschrieben werden. Wie schon in der anfänglichen Definition benannt, hat die praktische Sozialpolitik zum Ziel, in »Risikolagen zu intervenieren« (Schulz-Nieswandt 2006), das gestalterische Moment ist dann die Art und Weise, welche höchst unterschiedlich ausfallen kann (Kaufmann 2003). In den 50er bis 70er Jahren des letzten Jahrhunderts stand neben den Aufbaufragen die Stabilisierung sowie die Wiederherstellung von Strukturen im Vordergrund, entsprechende Gesetze wurden folglich verabschiedet (Neumann und Schaper 2008). So kam es u.a. durch das »Gesetz über das Kassenarztrecht« im Jahre 1955 zu einer Wiederherstellung der Strukturen der Selbstverwaltung. Mit der Rentenreform im Jahre 1957 folgte der Übergang zur Umlagefinanzierung mit der Folge deutlicher Rentenerhöhungen und dynamischer Rentenanpassungen, v.a. mit dem Hintergrund, die Kriegsgeneration, die maßgeblich zum Wiederaufbau Deutschlands beigetragen hat, mit adäquaten Rentenansprüchen zu

---

1 Walter Eucken (1891–1950) gilt als Vordenker der Sozialen Marktwirtschaft und Begründer des Ordoliberalismus.

entschädigen. Neben einer ganzen Reihe an weiteren Gesetzen und Reformen im wiederaufgebauten Deutschland ist noch das Gesetz über die Lohnfortzahlung aus dem Jahr 1969 zu nennen (Niehoff 2007), mit dem die Krankenkassen von nun an zusätzlich auch mit Lohnkompensationsleistungen konfrontiert wurden, was deren Bedeutung als Sozialversicherung bedeutend ausbaute. Bemerkenswerter Weise sind es einzelne Personen, die die sozialpolitischen Ideen maßgeblich vorantreiben. So soll an dieser Stelle Elisabeth Schwarzkopf als erste Gesundheitsministerin und Ministerin überhaupt Erwähnung finden, da sie den Prototyp von Gesundheitsministerium geschaffen hat.

Elisabeth Schwarzhaupt

Die Ministerin ist mit starken Widerständen innerhalb der Fraktion konfrontiert. Dies geht weit über die fachlichen Themen hinaus. Ihr Ministerium zeigt sich insbesondere für die Human- und Veterinärmedizin, das Arzneimittel- und Apothekenwesen, die Vorsorge, Aufklärung sowie Gewässer- und Luftreinhaltung verantwortlich. Schon kurz nach Amtsantritt wird sie mit dem wahrscheinlich größten Skandal im Gesundheitswesen in der deutschen Geschichte konfrontiert. Wissenschaftliche Untersuchungen belegen 1961 den Zusammenhang des Schlafmittels Contergan mit schweren Missbildungen tausender Neugeborener. Elisabeth Schwarzhaupt fördert daraufhin zum einen die Prothesenforschung und richtet Krankenhaussonderstationen für die Kinder ein. Darüber hinaus verschärft sie die Arzneimittelkontrolle und weitet die Rezeptpflicht aus. Sie engagiert sich stark auf salutogenetischer Ebene, so stärkt sie früh die Ernährungsberatung und implementiert die Krebsvorsorge in den Leistungskatalog der gesetzlichen Krankenkassen, fördert den Baubeginn des Deutschen Krebsforschungszentrums und führt für Kinder die Polio-Schluckimpfung ein.

Im Weiteren sei noch erwähnt, dass sich Elisabeth Schwarzhaupt schon früh mit Umweltschutz im gesundheitlichen Kontext befasst. So folgen in Ihrer Amtszeit erste Verordnungen zur Reinhaltung des Wassers (1961) sowie der Luft (1965). Darüber hinaus geht die Ministerin mit gutem Beispiel voran und lässt ihren Ministerwagen mit einem Katalysator ausrüsten (Drummer 2001).

In der weiteren Fortentwicklung der Sozialversicherung und hier insbesondere der Krankenversicherung gibt es weitere Merkmale, die es zu nennen gilt. Ein wesentliches ist mit Sicherheit die sogenannte »doppelte Inklusion« (Alber 1992). Dabei wurden sowohl der Versichertenkreis wie auch der Leistungskatalog immer weiter ausgeweitet. Diese vormalige Entwicklung zeichnet die siebziger Jahre des letzten Jahrhunderts aus. Diese Ausweitungstendenzen wurden lange Zeit intensiv diskutiert, weil verschiedene Kreise mit der Ausweitung eine überdimensionierte Ausgabenentwicklung einhergehend sahen. Mitte der 70er Jahre folgte jene enorme Ausgabenentwicklung der gesetzlichen Krankenkassen, die im Nachgang auch fälschlicherweise als »Kostenexplosion« bezeichnet wurde

(Reiners 2011). Die Darstellung einer überdimensionierten Kostensteigerung setze sich in Politik und Öffentlichkeit durch, obwohl es sich bei dem Phänomen um ein Missverhältnis von den konjunkturabhängigen Einnahmen und den regelmäßigen und konjunkturunabhängigen Ausgaben handelte. In diesem Kontext begann ebenfalls die Diskussion um die Bedeutung einer stärkeren Eigenverantwortung der Versicherten und Patienten im deutschen Gesundheitswesen. So wurde bereits im Jahr 1977 unter dem Bundesminister für Arbeit und Sozialordnung Herbert Ehrenberg in der sozial-liberalen Koalition das Krankenversicherungs-Kostendämpfungsgesetz beschlossen, in der die einnahmeorientierte Ausgabenpolitik mit Beitragssatzstabilität als globale Zielgröße verankert wurde. Hier fußt die noch heute in weiten Teilen geltende Orientierung der Ausgabenzuwächse der Gesetzlichen Krankenversicherung an der Grundlohnentwicklung.

Im Gesundheitsreformgesetz 1989, welches von Norbert Blüm (Arbeits- und Sozialminister der CDU in XI. Legislaturperiode 1987–1990) maßgeblich gestaltet wurde, ist jedoch ein Bruch zwischen der sich entwickelnden Krankenversicherung und der Gesundheitsversorgung festzustellen. Bei ebengenannter Reform wurden zum ersten Mal Gebühren auf Rezepte durchgesetzt sowie Leistungseingrenzungen vorgenommen. Zu weiteren, v. a. gesundheitsökonomisch geprägten Reformgesetzen kam es dann in den neunziger Jahren. Hier ist neben dem Gesundheitsreformgesetz aus dem Jahr 1989 das Gesundheitsstrukturgesetz aus dem Jahr 1993 zu nennen, welches u. a. für Patienten Zuzahlungen bei Arzneimitteln und bei Krankenhausbehandlungen einführte. Durch das 1. und 2. GKV-Neuordnungsgesetz (1996) kam es zu weitreichenden Änderungen bei den Zahnersatz-Zuschüssen, komplettiert um die Senkung des Krankengeldes auf 70 % des Bruttoentgelts durch das Beitragsentlastungsgesetz im Jahr 1997.

Dieser Trend ist bei den nachfolgenden Reformen ebenfalls zu beobachten. So wurde der Leistungskatalog während der letzten Gesundheitsreformen, von den neunziger Jahren des letzten Jahrhunderts beginnend, nicht mehr ausgeweitet, sondern vielmehr differenziert. Bei näherer Betrachtung der Reformen wird deutlich, dass die Frequenz der Neuerungen im Gesundheitswesen in den letzten Jahren deutlich zugenommen hat. Dies ist ein Hinweis auf typische Steuerungsproblematiken, worauf im Folgenden noch detailliert eingegangen werden soll.

Ein neues Kapitel der Gesundheitspolitik wurde mit Beginn der Kanzlerschaft von Gerhard Schröder zu Beginn der 2000er Jahre begonnen. Hier ist neben der GKV-Gesundheitsreform im Jahr 2000, in der es u. a. zur Grundentscheidung für ein DRG-basiertes Vergütungssystem und der Einführung der Integrierten Versorgung kam, das GKV-Wettbewerbsstärkungsgesetz aus dem Jahr 2007 hervorzuheben. Dieses führte durch die Einführung einer Pflicht zur Versicherung für alle Einwohner und der Schaffung des schon angesprochenen Gesundheitsfonds mit einem einheitlichen Beitragssatz für alle Krankenassen, kombiniert mit dem morbiditätsorientierten Risikostrukturausgleich (kurz Morbi-RSA), zu weitreichenden Veränderungen der Kassenlandschaft.

Demgegenüber hat sich die Bevölkerung in ihrem Krankheitspanorama und in ihrer gesellschaftlichen Struktur in den letzten 20 bis 30 Jahren stark gewandelt. Während Unfälle und akut erscheinende Krankheitsbilder zurückgegangen sind (was mit Sicherheit eine Leistung des medizinisch-technischen Fortschritts ist), nehmen chronische Krankheitsbilder quantitativ immer mehr Raum ein. Die Sozialstruktur hat insbesondere im Hinblick auf Migration, Schichten- und Genderaspekte einen enormen Wandel vollzogen, und die demografische Situation einer doppelten Alterung (in dem Sinne, dass es immer mehr alte Menschen gibt, die zudem immer älter werden) fordert eine andere Gesundheitsversorgung.

Im Hinblick auf die Sozialversicherung und deren Entwicklung lässt sich noch ergänzend erwähnen, dass diese aufgrund der Steuerungsprobleme auf der einen Seite wie auch des demografischen Wandels auf der anderen Seite ein Stück weit ihre Popularität eingebüßt hat. Betrachtet man die Staaten in der Europäischen Union, so kann konstatiert werden, dass die Staaten mit Sozialversicherungssystemen in der Minderheit sind. Die Mehrzahl der EU-Mitgliedsländer vertraut auf staatliche Systeme, die weitgehend aus Steuermittel finanziert werden (Neubauer 2007). Auch in Deutschland gewinnt die Steuerfinanzierung der Sozialleistungssysteme für die einzelnen Parteien an Bedeutung. Schon heute wird etwa ein Drittel der Finanzmittel der Gesetzlichen Rentenversicherung aus Steuermittel aufgebracht. Dennoch gilt das System der Sozialversicherung als spezifisch deutsche Errungenschaft, die sich u. a. durch eine weitgehende Unabhängigkeit vom Steuersystem kennzeichnet (Opielka 2004). In der Gesetzlichen Krankenversicherung ist bislang nur ein geringer Anteil der Ausgaben aus Steuermittel finanziert. Doch auch der Gesundheitsfonds, welcher mit dem GKV-Wettbewerbsstärkungsgesetz aus dem Jahr 2007 begründet wurde, sah bzw. sieht eine Erhöhung des Steueranteils vor.

2.3 Strukturmerkmale der Gesundheits- und Sozialpolitik

Aus dem historischen Kontext heraus sowie in der Gestaltung des Gesundheitswesens haben sich Strukturmerkmale entwickelt und manifestiert, die nun erläutert werden sollen.

Das deutsche Gesundheitswesen stellt sich in seinen Entscheidungsstrukturen auf drei Ebenen analytisch dar. Wie in der nachfolgenden Grafik vorgestellt, finden sich neben der Gesetzesebene, eine Verbandsebene sowie eine Einzelebene. Die gesetzgebende, normierende Ebene ist die Makroebene, die die Rahmenbedingungen der Gesundheitsversorgung für die gesetzlich krankenversicherten Personen in der Bevölkerung vorgibt. Dies erfolgt über die Festlegung der Finanzierungssystematik und über weit reichende Steuerungsmechanismen i. S. von Rahmenvorgaben für das Sozialrecht (Rosenbrock und Gerlinger 2009). Inwieweit die Akteure der Makroebene aktiv auf die Geschehnisse im Gesundheitswesen Einfluss nehmen, ist insbesondere eine Frage der Sozialstaatstypologie und der damit verbundenen Ausprägung des wohlfahrtsstaatlichen Netzes (Schmid 2002). In Deutschland erfolgt dies im Sinne einer dualen Ordnung, in der dann die Rahmenvorgaben wie oben benannt dargestellt werden.

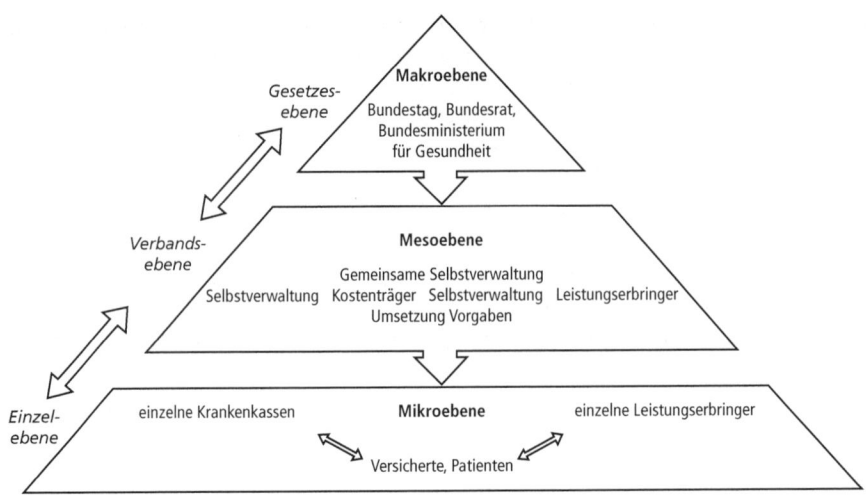

Abb. 2.1: Akteurebenen. Quelle: Eigene Darstellung auf Basis: Zdrowmyslaw N, Dürig W (1997), S. 115.

Die nachfolgende staatsmittelbare Mesoebene ist die Ebene der Verbände. Diese ist mit den gebündelten Organisationseinheiten der Krankenkassen und Leistungserbringer besetzt. Sie haben in ihrer Funktion als Körperschaften öffentlichen Rechts in erster Linie die Aufgabe, Vorgaben von der Makroebene handlungsorientiert umzusetzen (Rosenbrock und Gerlinger 2009). Historisch schlossen sich die Krankenkassen zu Verbänden zusammen und füllten lobbyartig den von der Makroebene vorgegebenen Rahmen aus bzw. leisteten fachliche Unterstützung in den anstehenden Gesetzgebungsverfahren (Simon 2013). Der Status dieser Körperschaften öffentlichen Rechts wurde allerdings durch die Regelungen des GKV-WSG 2007 revidiert. Mittlerweile laufen viele der einst den Krankenkassenverbänden zugewiesenen, öffentlich-rechtlichen Aufgaben auf die Nachfolgeorganisation, den sogenannten GKV-Spitzenverband, zu. Örtlich betrachtet, orientiert sich die Ebene auch an regionalen Strukturen. Eine solche Struktur ist insbesondere in der stationären Versorgung anzutreffen. In diesem Sektor ist die Beteiligung der Bundesländer im Rahmen der so genannten, dualen Finanzierung vorgeschrieben. Danach werden die Investitionskosten durch das Land und die laufenden Betriebskosten durch die Krankenkassen getragen.

Die dritte Ebene – Mikroebene – betrifft einerseits die Arzt-Patienten- und andererseits die Arzt-Krankenkassen-Beziehungen. Hier findet die eigentliche Leistungserbringung am und mit dem Patienten bzw. die Abwicklung der Versicherungsleistungen und -gegenleistungen statt. Die ins Detail erarbeiteten Handlungsvorgaben werden hier angewendet. Das Handeln der Akteure wird dabei sektorenübergreifend als ein gesamtes Gefüge gesehen. Dabei ist der Patient von einem im hohen Maße kooperativen Handeln von den verschiedenen Leistungserbringern abhängig. Erfolgt dies nicht oder nur teilweise, kommt es zu Ineffizienzen und Redundanzen in Diagnostik und Therapie.

Über die kollektivvertragliche Steuerung war das Gesundheitssystem bis 2004 ausschließlich top-down-orientiert, sodass es verhältnismäßig wenige Spielräume für wettbewerbliche Entwicklungen sowie für einen patientenorientierten Einsatz gab. Dies wurde auch mehrfach durch den Sachverständigenrat im Gesundheitswesen (2001) bemängelt und mit Über-, Unter- und Fehlversorgung gekennzeichnet. Erst mit der Einführung neuer Versorgungsstrukturen, insbesondere der der integrierten Versorgung, erhielten die Akteure weitergehende Handlungsspielräume. Die Makroebene setzt dabei auf einen wettbewerbsorientierten Handlungsrahmen, in dem die Differenzierungsbemühungen der Einzelnen belohnt werden sollen. Dementsprechend können Ärzte zusätzliche Erlöse erzielen und Krankenkassen mit neuen Angeboten für ihre Versicherten attraktiver werden (Hartweg 2007).

2.4 Ausgaben- und Steuerungsprobleme am Beispiel der Gesundheitsversorgung

Deutschland steht, wie alle demokratischen Industriestaaten sozialpolitischer Prägung vor dem Grundproblem, dass die Ausgaben u. a. im Gesundheitswesen rascher wachsen als die Finanzierungsgrundlagen. Für Deutschland ist die Lage insoweit brisanter, da aufgrund des besonders massiven demografischen Wandels nicht nur die Nachfrage nach Gesundheitsdienstleistungen in besonderem Maße ansteigen wird, sondern auch die Finanzierungssystematik, die dem deutschen System zugrunde liegt, besonders Demografie-anfällig ist (Kurscheid und Beivers 2012). So befindet sich das deutsche Gesundheitswesen seit längerem in einer Umstrukturierungsphase. In diesem Zusammenhang sind die Entwicklungsperspektiven der gesetzlichen Krankenversicherung (GKV) besorgniserregend. Grund hierfür sind schneller ansteigende Ausgaben als Einnahmen. Die Ursachen sind auf der Ausgabenseite insbesondere die demografische Entwicklung sowie der medizinisch-technische Fortschritt, wie auch das Problem der sogenannten angebotsinduzierten Nachfrage, beeinflusst durch die hohe Anzahl und Dichte der im deutschen Gesundheitswesen vorgehaltenen (Behandlungs-) Kapazitäten. Jedoch darf auch der Lebensstil einer Gesellschaft mit den daraus resultierenden Krankheits- Inzidenzen und –Prävalenzen nicht unterschätzt werden. Betrachtet man die in Deutschland derzeit diskutierten Probleme der chronischen Erkrankungen, wie beispielsweise Diabetes oder Herzkreislauferkrankungen, scheinen diese immer bedeutendere Einflussfaktoren zu werden (Neubauer 2007a). Nicht zuletzt deswegen ist eine nachhaltige Präventionsstrategie ein wichtiges Element der Sozial- und Gesundheitspolitik (Rosenbrock und Gerlinger 2009). Schätzungen gehen heute davon aus, dass etwa 2 bis 3 Prozent mehr Mittel aufgewendet werden müssen, um ein Gesundheitssystem konstant auf dem modernsten Versorgungsstand zu halten. Dabei sind diese Werte ohne Inflationsrate zu sehen (Neubauer 2006).

Die Einnahmeseite des deutschen Gesundheitswesen ist beschränkt durch den Zuwachs der Sozialversicherungspflichtigen Einkommen (auch Grundlohnsumme genannt, wie bereits erwähnt), welche gemäß der Bismarckaschen Konzeptionierung des umlagefinanzierten, solidarischen Systems zugrunde liegt. Erkennbar ist seit mehreren Jahren, dass der Bedarf bzw. die Ausgaben stärker steigen als die Grundlohnsumme, welche das System finanziert. Dies führt zur Mittelknappheit und zwingt zum (gesundheits-)ökonomischen Handeln (Kurscheid und Beivers 2012).

Zusammenfassend lässt sich folgern, dass die demografische Entwicklung das Kernthema im derzeitigen gesellschaftlichen Wandel ist und für gesundheitspolitische Fragestellungen eine hohe Relevanz besitzt. Dies ist jedoch nicht nur ein Thema mit dem sich bundespolitische Gesundheitspolitiken auseinandersetzen dürfen, sondern vielmehr eines, welches bis in die landespolitischen und kommunalen Institution Einzug hält. Steigende Alterung geht mit einer Veränderung der Ausgabenprofile einher und stellt die GKV vor die Herausforderung der potenziellen Ressourcenknappheit. Dies bedeutet zudem auch eine Diskussion in welchem Gesundheitszustand die Menschen altern müssen und wollen. Demografischer Wandel bedeutet auch alternde Mediziner und ein möglicher Mangel an nachrückenden jungen Medizinern (Kurscheid und Beivers 2012). Dies zeigt, dass sich Versorgung unter Beachtung von bestehenden Ressourcen in der Zukunft verändern muss.

Wie jedoch auch Blüm (2006) darstellt, ist die Frage der Reorganisation der Sozial- und Gesundheitspolitik auch immer eine Frage der Ordnungspolitik. So ist in diesem Zusammenhang festzuhalten, dass rund 200 Reformgesetze[2] in den letzten 25 Jahren nicht zu einer Stabilisierung der Gesundheitskosten und somit zu einer nachhaltigen Sicherung der Finanzierungsbasis beigetragen haben (Beivers 2010). Dies zeigt den Bedarf einer grundlegenden ordnungspolitischen Neuausrichtung des Gesundheitswesens, sowohl auf der Einnahme-[3] als auch auf der Ausgabenseite. Die strukturellen Reformen müssen dabei vor allem auf der Ausgaben- bzw. der Leistungserbringerseite erfolgen (Beivers 2010). Die aktuellen Reformstrategien in Deutschland zeichnen sich primär durch eine Budgetierung aus,[4] in der mit Einheitspreisen versucht wird, die Ausgaben der verfügbaren knappen Mittel zu steuern.

Diese starken Eingriffe von Seiten des Staates in die Gesundheitsversorgung erfolgen primär aus meritorischen Erwägungen heraus. So hat der Staat Bedenken, dass die Verteilungswirkungen von unregulierten Gesundheitsmärkten von der Bevölkerung bzw. den Wählern nicht akzeptiert werden. Dies führt dazu, dass das deutsche Gesundheitswesen hochgradig reguliert ist. Es wird sowohl

---

2 Im Bereich der gesetzlichen Krankenversicherung.

3 Mit der Einnahmeseite sind insbesondere die gesetzliche Krankenversicherung und deren Neustrukturierung angesprochen. Hierzu liegt eine große Anzahl von Reformstrategien vor, wie beispielsweise das *Pauschalprämienmodell* (vgl. Knappe und Arnold (2002)), auf die hier jedoch nicht näher eingegangen wird.

4 Die Einführung des Gesundheitsfonds mit einem einheitlichen, politisch festgelegten Kassenbeitrag für alle gesetzlich Versicherten führt sogar zu einer *Globalbudgetierung* des gesamten Gesundheitswesens (vgl. Neubauer, Pfister (2008)).

auf der Leistungserbringungs- wie auch auf der Ausgabenseite durch strikte Planungs- und Vergütungsvorgaben eingegriffen (Beivers 2010).

2.5 Sozialstaat zwischen Umbau und Reformen

Generell ist ein Rückzug des Solidarprinzips in unserer Gesellschaft zu beobachten, beispielsweise die Solidarität in der Familie, im Betrieb und auch im gesellschaftlichen Leben. Immer mehr Solidargemeinschaften werden instabil, wobei vor allem die Mobilität der Menschen eine Gefährdung der Solidargemeinschaften darstellt. Durch die Mobilität werden Solidargemeinschaften krisenanfällig, da der Abzug und der Zugang von Mitgliedern in einer Solidargruppe unter individualistischen Gesichtspunkten optimiert werden kann. So tritt man einer Solidargemeinschaft nur dann bei, solange sie einem Vorteile verspricht und verlässt sie wieder, um sich einer anderen anzuschließen, wenn diese größere Vorteile zusagt. Der Rückzug des Solidarprinzips geht einher mit einem Vordringen der Individualisierung und Differenzierung (Neubauer 2007). In der Massengesellschaft haben die Menschen einen verstärkten Drang nach Differenzierung und Individualisierung. Dies drückt sich z.B. in kleineren Familieneinheiten aus, in temporären Lebenspartnerschaften und auch in temporären Arbeitsverhältnissen. Zugleich dringen die Leistungsprinzipien immer mehr auch in den Bereich der Sozialversicherung ein. Es genügt heute nicht mehr, dass eine soziale Einrichtung gemeinnützig tätig wird, sondern von ihr wird verlangt, dass sie im Wettbewerb ihre Durchsetzungsfähigkeit beweist. Der Wettbewerb aber verlangt Differenzierung und letztlich auch Gewinnorientierung. Genau dies aber sind dem Solidarprinzip entgegen gesetzte Vorstellungen (Neubauer 2007).

Ein genereller Paradigmenwechsel des deutschen Sozialstaates kann durch die Einführung der Agenda 2010 zwischen den Jahren 2003 bis 2005 unter der Kanzlerschaft von Gerhard Schröder bezeichnet werden. Die dort beschlossenen Grundsätze zum Umbau des Sozialstaates sowie die Reformen auf dem Arbeitsmarkt, u.a. umgesetzt durch die sogenannten Hartz-Gesetze (Hartz I bis IV) führten zu sehr umfangreichen und vor allem fundamentalen Neuregelungen im Bereich der Sozialpolitik. Verkürzt ausgedrückt kann dies als ein Weg hin zu mehr Subsidiarität bezeichnet werden, weg von der von dem Grundprinzip der Solidarität geprägten Sozialversicherung bismarckschen Vorbilds. Die Subsidiarität wie anfangs schon erwähnt, die der katholischen Soziallehre entspringt, kann auch als das Prinzip der Nachrangigkeit bezeichnet werden, in der die Eigenverantwortung des einzelnen Bürgers betont wird (Simon 2013). In der konservativen Auslegung von Subsidiarität in der katholischen Soziallehre betont das Subsidiaritätsprinzip den Vorrang der Selbsthilfe von Familien und christlichen Gemeinden einerseits aber auch die Verpflichtung des Staates zur Hilfe andererseits (Simon 2013). Bisher wurde in der Sozialversicherung nur in der Jüngsten, in der im Jahr 1995 eingeführten Pflegeversicherung dieses Prinzip in weiten Teilen implementiert.

2.5.1 Gestaltungsprinzipien für eine Wettbewerbsordnung

Im Folgenden wird die ordnungspolitische Grundkonzeption des Wettbewerbsmodells vorgestellt, bei dem die Prinzipien der Sozialen Marktwirtschaft – in Anlehnung an Walter Eucken und Alfred Müller-Armack als ordnungspolitischen Kompass verwendet werden (Neubauer und Beivers 2008).

So basiert die Soziale Marktwirtschaft auf konstituierenden Prinzipien, d. h. rechtlichen Vorgaben, wie z. B. der Vertragsfreiheit, dem Privateigentum und dem Wettbewerbsrecht. Die Regulierenden Prinzipien, d. h. die dezentrale wettbewerbliche Preissteuerung, der offene Marktzutritt für die Anbieter, als auch die Markttransparenz für die Nachfrager, bilden die Marktfunktionsmechanismen.

Zur Sozialen Marktwirtschaft kommen neben den konstituierenden und regulierenden Prinzipien das Sozialprinzip, d. h. die soziale Absicherung für Marktschwache im Vergleich zur freien Marktwirtschaft, als weiteres, wichtiges Element hinzu. So wird gemäß dem Subsidiaritätsprinzip dem Einzelnen geholfen. Die Solidarität wird der Subsidiarität nachgeordnet. Bevor weitere Gestaltungselemente vorgestellt werden, soll ein kurzer Blick auf einen der Begründer der sozialen Marktwirtschaft geworfen werden, um evtl. das System besser nachvollziehen zu können.

Walther Eucken

»Es sind also nicht die sogenannten Mißbräuche wirtschaftlichen Macht zu bekämpfen, sondern wirtschaftliche Macht selbst« *Walter Eucken*
Walter Eucken (17. Januar 1891*) wird in Jena geboren. Er studiert in Bonn und Kiel, später erhält er eine Professur in Tübingen, dann folgt er 1927 einem Ruf nach Freiburg, wo er bis zu seinem Tod 1950 lebt. Einer seiner frühen Erkenntnisse durch seine Tätigkeit für den Reichsverband der Textilindustrie (1921 bis 1924) ist, dass die akademische Ökonomie sich von wirtschaftlichen Interessengruppen beeinflussen lässt. Als Zeitzeuge und politischer Beobachter stellt Eucken in das Zentrum seines Werkes die Kritik wirtschaftlicher Macht und die Suche nach Strukturen, die sie begrenzen könnten. Im Jahre 1940 erschienen »Die Grundlagen der Nationalökonomie« und zwölf Jahre später »Grundsätze der Wirtschaftspolitik«. In seinem ersten Hauptwerk steht die »Ordnungstheorie«, die Systematik aller Wirtschaftsformen im Fokus. Im zweiten entwickelt er die »Ordnungspolitik«, die Idee des »Ordo« – Maßstäbe einer Wirtschaftsverfassung, in der der Staat zwar den Rahmen setzt, die Individuen darin aber frei entscheiden können.
Eucken ist zusammen mit dem Juristen Franz Böhm Gründer der »Freiburger Schule«. Weitere Wissenschaftler in diesem Kreis sind zum Beispiel der Ökonom Wilhelm Röpke und der Soziologe Alexander Rüstow, die beide allerdings im Exil lebten.
Nach 1945 berät Eucken die französische und die amerikanische Militärregierung, er arbeitete in den verschiedenen wissenschaftlichen Beiräten der Verwaltung für Wirtschaft und des Wirtschaftsministeriums mit. Bei den

maßgeblichen Politikern der 50er und 60er Jahre gilt Eucken als der »maßgebende Verfechter der Marktwirtschaft« (Erhard) für die Wirtschaftspolitik. Der Begriff der »Ordnungspolitik« ist in Deutschland eng mit dem Namen Eucken verbunden und aus der Nachkriegsgeschichte nicht mehr wegzudenken (Grossekettler, 2003).

Die folgende Abbildung 2.2 zeigt die Grundprinzipien für eine Wettbewerbsordnung in der Sozialen Marktwirtschaft überblicksartig auf.

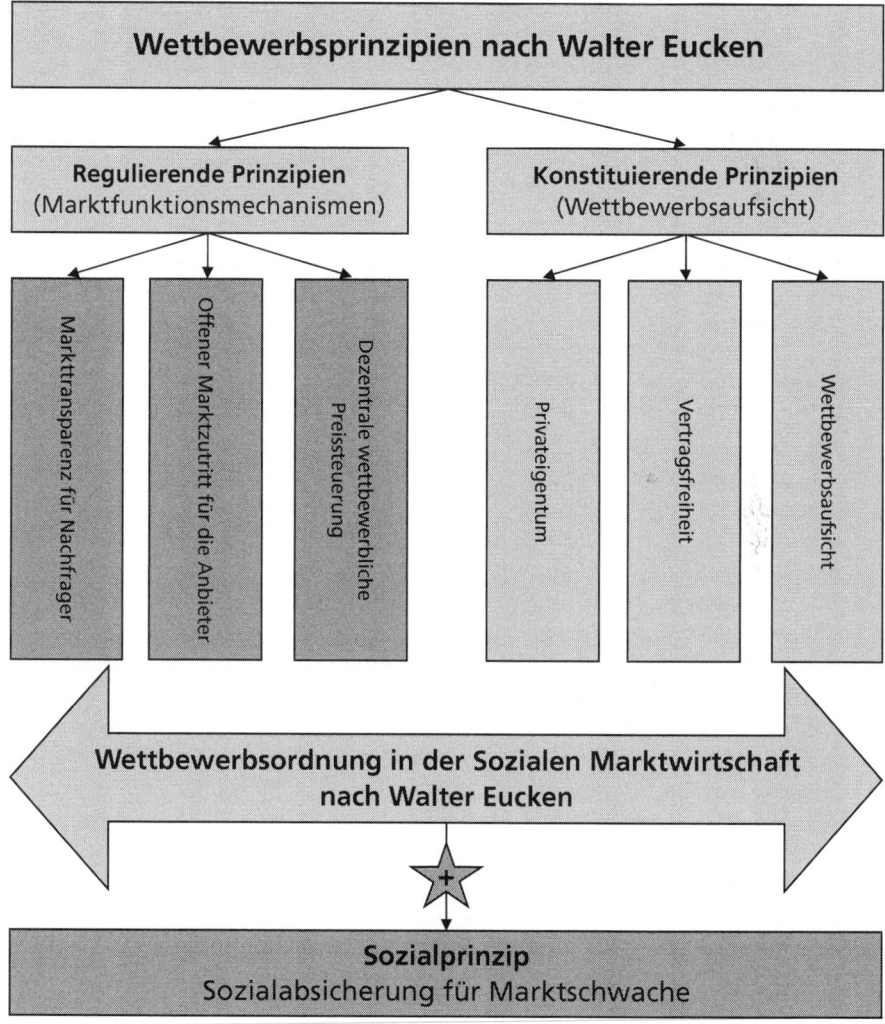

Abb. 2.2: Grundprinzipien für eine Wettbewerbsordnung in der Sozialen Marktwirtschaft nach Walter Eucken. Quelle: Beivers (2010). Mit freundlicher Genehmigung des Verlags Peter Lang.

Auf diesen Grundprinzipien wird das *Basismodell* für eine wettbewerbliche Ausgestaltung des zukünftigen Gesundheitssystems in Deutschland aufgebaut. Im Rahmen des Gutachtens »Wettbewerb im Gesundheitswesen – Handlungsleitlinien für eine zukunftsfähige Krankenversicherung« im Auftrag der Vereinigung der Bayerischen Wirtschaft e.V wurden die Grundprinzipien sowohl auf den Finanzierungsbereich als auch der Leistungs- und Vertragsbereich übertragen und detaillierte Lösungsvorschläge zur wettbewerblichen Ausgestaltung erarbeitet und unterbreitet (vbw 2008). Dabei wurden auch die Interdependenzen der einzelnen Teilmärkte im europäischen Kontext untersucht. Im Folgenden soll anhand der Prinzipien die Grundkonzeption des Gutachtens kurz vorgestellt werden.

2.5.2 Die ordnungspolitische Konzeption für eine Neugestaltung

Ökonomen (Oberender und Zerth 2007; Henke 2007; Reiners 2007) gehen davon aus, dass mehr marktlicher Wettbewerb – auch im Gesundheitswesen – zu mehr Effizienz und einer bedarfsgerechteren Zielorientierung führt als dies alleine durch staatliche Regulierungen und Planungsvorgaben umgesetzt werden kann. Daher ist es erforderlich, dass die Betroffenen[5] und deren Präferenzen stärker als bisher in das Steuerungssystem eingebunden werden. Dies impliziert jedoch auch, dass die staatliche Verantwortung auf eine Rahmenverantwortung zu reduzieren ist und den Bürgern mehr direkte Mitwirkungsmöglichkeiten eröffnet werden. So gilt es die Strukturreformen mit einer Verstärkung des Wettbewerbs zu verbinden (Beivers 2010).

Es ist in diesem Zusammenhang natürlich darauf hinzuweisen, dass der Gesundheitsmarkt wie auch der Krankenhausmarkt keine normalen Märkte sind (Schulenburg und Greiner 2007). So kann die Einführung eines freien Wettbewerbs alleine nicht zielführend sein. Vielmehr ist die Umsetzung eines geregelten Wettbewerbs geboten. Dieser zeichnet sich u. a. dadurch aus, dass unter staatlichen Vorgaben und staatlicher Aufsicht versucht wird, so viele Wettbewerbselemente wie möglich in das (Gesundheits-)System zu implementieren (Neubauer 2006).

Generell lässt sich der Gesundheitssektor in Deutschland im Hinblick auf seine Ausgestaltung im Markt in drei verschiedene Subsysteme untergliedern, die von nationalen und europäischen Rahmenbedingungen begrenzt werden. Wie aus nachstehender Abbildung ersichtlich, treten dabei die Versicherten (V) und die Patienten (P) als Betroffene, die Krankenkassen (KVU = Krankenversicherungsunternehmen) und die Leistungserbringer (LE) als Beteiligte auf (Neubauer und Beivers 2008).

Alle drei Teilmärkte unterstehen staatlicher Regulierung.

Wie schon beschrieben, sind die Entwicklungsperspektiven auf dem Versicherungsmarkt, v.a. im Bereich der gesetzlichen Krankenversicherung (GKV) auf

---

5 D.h. die Bürger bzw. die Versicherten und Patienten.

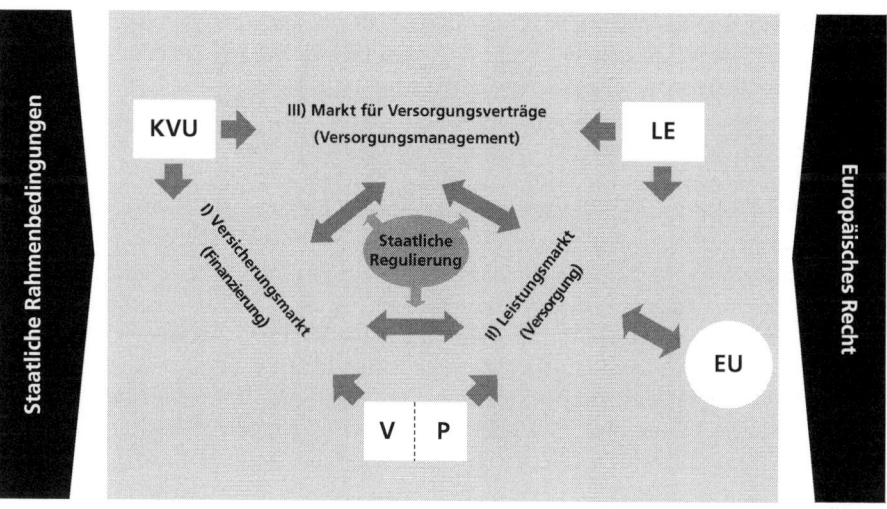

Abb. 2.3: Die Subsysteme der deutschen Gesundheitsversorgung. Quelle: Neubauer und Beivers (2008). Mit freundlicher Genehmigung des Metropolis Verlags.

Grundlage der heutigen Organisationsstruktur besorgniserregend. Grund hierfür sind schnell ansteigende Ausgaben bei stagnierenden Einnahmen. Durch das Gebot der Beitragssatzstabilität (§ 71 SGB V) gerät die GKV immer wieder in Zugzwang, Umstrukturierungen zu erarbeiten und durchzuführen. Die verschiedenen Reformgesetzte der vergangenen Jahre haben deswegen auch Umstrukturierungen in allen Bereichen des Gesundheitswesens eingefordert, doch werden die bisher durchgeführten und beschlossenen Umstrukturierungen nicht ausreichen, den wesentlichen Ausgabenfaktoren – demografische Entwicklung und medizinisch-technischer Fortschritt – entgegenzuwirken.

Im Rahmen des Bundestagswahlkampfes 2005 wurden von den einzelnen Fraktionen verschiedene Reformkonzepte zur Neustrukturierung der gesetzlichen Krankenversicherung erarbeitet. Leider ist es im Rahmen der Koalitionsverhandlungen zwischen CDU/CSU und SPD damals nicht gelungen, ein geschlossenes Reformkonzept für die Einnahmeseite in der Krankenversicherung zu formulieren und in den Koalitionsvertrag aufzunehmen. Zu weit lagen hier die Vorstellungen der »solidarischen Gesundheitsprämie« von CDU/CSU und der »Bürgerversicherung« der SPD auseinander. Vielmehr kam es mit dem Gesundheitsfonds zwar zu weitreichenden Änderungen im Bereich der GKV, doch ist dieser viel mehr als ein politischer Kompromiss zwischen den beiden Volksparteien zu verstehen als ein großer Neuanfang. Nicht zuletzt hat die Reform der Finanzierungsseite mit Einführung des Gesundheitsfons die dabei entstehenden Auswirkungen auf den Leistungs- und Vertragsmarkt zu stark vernachlässigt. Im Leistungs- und Vertragsmarkt fallen aber letztlich die Ausgaben an (Neubauer 2006).

Im Bundestagswahlkampf 2013 vertrat die SPD/Grünen-Fraktion immer noch das Reformkonzept der Bürgerversicherung. In wie fern dieses Reformkonzept einen Beitrag zur nachhaltigen Reformierung der gesetzlichen Krankenversicherung liefern kann, soll hierbei nicht weiter diskutiert werden. So liegen hierzu schon eine Reihe von wissenschaftlichen und politischen Stellungnahmen vor, wie auch weitere Reformkonzepte zum Umbau der Finanzierungssystematik der gesetzlichen Krankenversicherung. Ein bedeutsames Reformkonzept bildet dabei das Knappe-Modell »Pauschalprämie in der Krankenversicherung – ein Weg zu mehr Effizienz und mehr Gerechtigkeit« (Knappe und Arnold 2002), welches in der politischen und wissenschaftlichen Diskussion breiten Widerhall gefunden hat. Mit dem Knappe-Modell wurde erstmals ein Pauschalprämiensystem in der Krankenversicherung auf seine finanzielle Machbarkeit und seine sozialverträgliche Gestaltungsmöglichkeiten hin überprüft. Pauschalprämien bieten durch die Abkoppelung der Gesundheitskosten vom Faktor Arbeit die Chance, unser Gesundheitssystem auf ein solideres finanzielles, sozial gerechteres und wirtschaftlich effizienteres Fundament zu stellen (Neubauer und Beivers 2008).

Eine strukturelle Reform des deutschen Gesundheitssystems muss jedoch – wie schon erwähnt – auch auf der Ausgabenseite erfolgen. Aus diesem Grund wurde im Auftrag der Vereinigung der Bayerischen Wirtschaft e.V. von Neubauer, Knappe und Beivers im Jahr 2008 erste Handlungsleitlinien für eine zukunftsfähige Reorganisation des Leistungsmarktes im Gesundheitswesen auf Basis der Prinzipien der sozialen Marktwirtschaft erarbeitet. In einer weiteren strukturellen Betrachtung des Gesundheitswesens sind folgende Begriffe und Begriffseinheiten als ein Teil der gelebten Strukturen zu betrachten und zu erläutern.

2.5.3 Privateigentum

Wettbewerb im Gesundheitswesen muss vor allem von der Versicherungsebene ausgehen, als ein Wettbewerb um die Zahlungsbereitschaft der Versicherungskunden (Neubauer und Beivers 2008). Dies setzt voraus, dass die Versicherten eine hinreichende Wahlfreiheit sowohl bezüglich der Krankenversicherungen als auch hinsichtlich der Gestaltung des Umfanges der Versicherung haben (Knappe 1999). Um dies sicherzustellen muss der Versicherungskunde zwischen hinreichend vielen Wettbewerbern auswählen können. Die Krankenversicherer sollten sich hierzu von Körperschaften des öffentlichen Rechts zu selbständigen und selbstverantwortlichen Unternehmen (Privateigentum) wandeln. Die Wettbewerbsaufsicht hat dabei über Konzentrationsprozesse und offenen (europäischen) Marktzutritt zu wachen. Auch die Leistungserbringer sowie die von Leistungserbringern aktiven Verbänden sind dementsprechend prinzipiell privatrechtlich zu organisieren, bzw. in Privatrecht überzuführen. Dabei sind freigemeinnützige und gewinnorientierte Unternehmen nebeneinander zuzulassen.

2.5.4 Vertragsfreiheit und Wettbewerbsaufsicht

Vertragsfreiheit hat prinzipiell Vorrang vor vertraglichen Regulierungen mit verpflichtendem Charakter. Dort, wo unter sozialen Gesichtspunkten die Vertragsfreiheit durch eine Organisationspflicht eingeengt wird, ist zumindest die freie Wahl des Anbieters einzuräumen (d. h. Versicherungspflicht statt Pflichtversicherung). So stellt auch ein staatlich vorgegebener Risikoschutz ein ernstzunehmendes Wettbewerbshindernis dar. Der betroffene Versicherungsnehmer kann entweder seine Krankenversicherung nicht mehr für dieselbe Prämie wechseln (lock-in-Effekt) oder zwischen der abgebenden und der aufnehmenden Versicherung ist ein Risikoausgleich vorzusehen (Neubauer und Beivers 2008) – auch dies stellt ein Wettbewerbshindernis dar. Die staatliche Rahmenordnung sollte den Krankenversicherungen deshalb einen »Kontrahierungszwang« vorschreiben und die Vertragsfreiheit durch ein »Diskriminierungsverbot« einschränken, wenngleich auch hierin ein sozialpolitisch zwar wünschenswertes, den Wettbewerb gleichwohl behinderndes Element zu sehen ist (Knappe et al. 2003).

Unter Wettbewerbsregeln wird hingegen die Aufstellung von Wettbewerbsrecht in Form des Kartellrechts verstanden. Im Gesundheitssektor herrscht allgemein das Sozialrecht vor, das das Wettbewerbsrecht weitgehend verdrängt hat. Für eine wettbewerbliche Organisation des Gesundheitssektors ist dem Wettbewerbsrecht vor dem Sozialrecht Vorrang einzuräumen. Das Sozialrecht ist, ähnlich wie der Verbraucherschutz und das Patientenrechtegesetz, für die Versicherten und Patienten einzusetzen. Für das Verhältnis der Leistungsanbieter miteinander und auch der Versicherungen ist dem Wettbewerbsrecht Vorrang zu geben (Neubauer und Beivers 2008).

2.5.5 Wettbewerbliche Preissteuerung und Markttransparenz für die Nachfrager

Die dezentrale wettbewerbliche Preissteuerung ist derzeit im deutschen Gesundheitssektor die Ausnahme. In nahezu allen Teilmärkten sind einheitliche, staatlich regulierte Preise vorherrschend (Vertragsärzte, Krankenhäuser, Arzneimittel). Auf dem Versicherungsmarkt gibt es zudem keine Preise für Versicherungsverträge, da die Beiträge als Prozentsatz vom Bruttolohn erhoben werden und von den Arbeitgebern und den Mitgliedern zu entrichten sind (Neubauer und Beivers 2008).

Flexible Preise werden v. a. als mögliches Instrument der Diskriminierung von (schwachen) Nachfragern eingeschätzt und daher politisch abgelehnt. Die Steuerungswirkung von Preisen will man über Einheitspreise simulieren. Flexible Preise werden als Eintritt in eine Zwei-Klassen-Medizin gefürchtet.

Es muss jedoch Preise für definierbare Leistungseinheiten (Euro-Betrag pro Leistung) geben, diese müssen kostendeckend sein und das Budget des Nachfragers belasten. Aus sozialen Gründen sollten marktschwache Nachfrager durch Transfers direkt unterstützt und mit entsprechender Kaufkraft ausgestattet werden. Zahlt nicht der Nachfrager, sondern eine dritte Partei (Third Party Payment), sollte die Kontrolle über die Inanspruchnahme von Leistungen durch diese dritte Partei (mit-) ausgeübt werden. Pauschalprämien für Krankenversicherungen und DRGs für Krankenhausleistungen sind Ansätze zur Einführung von Preisen und einer Preissteuerung und weisen in die richtige Richtung.

Damit jedoch Nachfrager zwischen Alternativen mit unterschiedlichen Preisen wählen können, und somit eine sinnvolle Wahlentscheidungen treffen, ist eine hinreichende Markttransparenz erforderlich. Unter Markttransparenz muss genauer gesagt eine Preis-Leistungstransparenz verstanden werden. Diese scheitert oft an der mangelnden Leistungsdefinition und damit auch an der Vergleichbarkeit der Leistungen bzgl. des Preises und der Qualität. Verstärkte Markttransparenz ist dabei sowohl für die Versicherten wie auch für die Patienten herzustellen (Neubauer und Beivers 2008).

2.5.6 Offener Marktzutritt für die Anbieter

Im deutschen Gesundheitssektor herrscht weitgehend die Angebotsplanung vor, die sich v. a. in verschiedenen Bedarfsfestlegungen, wie z. B. im Krankenhausplan und in der Kassenärzteplanung, widerspiegelt. Diese Planung ist auch Ausdruck des Misstrauens gegenüber einer Wettbewerbsordnung, indem sie den offenen Marktzutritt verhindert und so vermeintlich Versorgungssicherheit garantiert, tatsächlich aber überkommene Strukturen zementiert (Neubauer und Beivers 2008).

2.5.7 Umsetzung des Sozialprinzips

Das Sozialprinzip sollte dem Subsidiaritätsprinzip folgend nur dann zur Geltung kommen, wenn der Einzelne überfordert ist. Aus diesem Grund ist eine allgemeine Versicherungspflicht zu bejahen. Grundsätzlich aber ist das Sozialprinzip auf die Stärkung bzw. auf die Ausstattung mit fehlender Kaufkraft abzustellen. Die individuelle bzw. familiäre Gesamtsituation ist entscheidend für das Ausmaß der Hilfsbedürftigkeit. Eine Umsetzung des Sozialprinzips durch Angebotsplanung und Festpreise, wie es im Gesundheitswesen weit verbreitet ist, erscheint dabei der falsche Weg (Neubauer und Beivers 2008).

2.5.8 Versicherungsfremde Leistungen

Gesundheitsleistungen, die keinen direkten Bezug zum Krankheitsrisiko haben und als sog. versicherungsfremde Leistungen bezeichnet werden, gehören in diesem Zusammenhang nicht in den pflichtmäßigen Grundleistungskatalog einer Krankenversicherung. Leistungen des Lebensstils und alltägliche Gebrauchsgüter sollten auf allgemeinen Märkten bezogen werden. Andere, aus gesamtgesellschaftlichen Gründen zu fördernde Leistungen sollten über das Steuersystem finanziert werden.

Doch auch wenn Gesundheitsleistungen einen unmittelbaren Bezug zum Krankheitsrisiko aufweisen, gehören sie nicht notwendigerweise in den Grundleistungskatalog einer Pflichtversicherung. Um eine Versicherungspflicht begründen zu können, muss eine hinreichende medizinische Dringlichkeit und eine medizinische Evidenz für die Wirksamkeit nachweisbar sein (Neubauer und Beivers 2008).

So hat der Steuerungsmechanismus Wettbewerb bisher noch zu wenig Berücksichtigung im Gesundheitswesen gefunden. Es kann festgestellt werden, dass sich faktisch zwar ein intensivierender Wettbewerb entwickelt, das Gesundheitssystem in Deutschland aber noch weit von einem funktionsfähigen »Wettbewerbsmarkt« entfernt ist.

2.6   Blick auf die Probleme – Fazit und Ausblick

Die Sozial- und Gesundheitspolitik unterliegt einem stetigen politischen und gesellschaftlichen Wandel. Auch ist bei der Betrachtung der unterschiedlichen Reformen der letzten Jahrzehnte ein klassischer Policy-Life-Cycle (Noweski 2008) zu beobachten. Wie die Untersuchungen jedoch zeigen, haben viele einzelne Reformgesetze nicht dazu beigetragen die Ausgabenprobleme im Bereich der Sozialversicherung und hier v. a. die Gesundheitsversorgung zu stabilisieren.

Dies führte dazu, dass einzelne Leistungen wieder zunehmend mehr der individuellen Gesundheitsverantwortung überlassen werden. Dabei reicht das Spektrum von der Erhebung von Zuzahlungen auf einzelne Leistungen bis hin zur vollständigen Ausgliederung einzelner Leistungen aus dem gesetzlichen Leistungskatalog. Ungeachtet dieser Entwicklung ist aber weiterhin wesentliches Merkmal der gesetzlichen Krankenversicherung, dass über 90 % der Bevölkerung einen gesetzlichen Krankenversicherungsschutz innehaben.

Deutschland steht, wie alle demokratischen Industriestaaten vor dem Grundproblem, dass die Möglichkeiten der Medizin rascher wachsen als die Finanzierungsgrundlagen. Für Deutschland ist die Lage insoweit brisanter, da aufgrund des besonders massiven demografischen Wandels nicht nur die Nachfrage nach Gesundheitsdienstleistungen in besonderem Maße ansteigen wird, sondern auch die Finanzierungssystematik, die dem deutschen System zugrunde liegt, besonders demografieanfällig ist. So befindet sich das deutsche Gesundheitswesen seit längerem in einer Umstrukturierungsphase. In diesem Zusammenhang sind die Entwicklungsperspektiven der gesetzlichen Krankenversicherung (GKV) besorgniserregend. Grund hierfür sind schneller ansteigende Ausgaben als Einnahmen. Die Ursachen sind auf der Ausgabenseite insbesondere die demografische Entwicklung sowie der medizinisch-technische Fortschritt, wie auch das Problem der sogenannten angebotsinduzierten Nachfrage, beeinflusst durch die hohe Anzahl und Dichte der im deutschen Gesundheitswesen vorgehaltenen (Behandlungs-) Kapazitäten. Jedoch darf auch der Lebensstil einer Gesellschaft mit den daraus resultierenden Krankheits- Inzidenzen und –Prävalenzen wie vorher schon angedeutet nicht unterschätzt werden. Betrachtet man die in Deutschland derzeit diskutierten Probleme der chronischen Erkrankungen, wie beispielsweise Diabetes, scheint dies ein immer bedeutenderer Einflussfaktor zu werden (Neubauer 2006). Schätzungen gehen heute davon aus, dass etwa 2 bis 3 Prozent mehr Mittel aufgewendet werden müssen, um ein Gesundheitssystem immer auf dem modernsten Versorgungsstand zu halten. Dabei sind diese Werte ohne Inflationsrate zu sehen (Neubauer 2007).

Mit dem Kurieren an Symptomen muss deshalb Schluss sein. Eine grundlegende Strukturreform des Gesundheitswesens sowohl auf der Einnahme- als auch auf der Ausgabenseite mit neuen ordnungspolitischen Ansätzen ist daher erforderlich (Neubauer und Beivers 2008). Die Anwendung der wettbewerblichen Prinzipien nach Walter Eucken als ordnungspolitischer Kompass, wie sie auch die Grundlage der Sozialen Marktwirtschaft bilden, kann dabei ein erster Ansatz sein.

Fragen zum Text

1. Mit welcher Motivation versucht der Staat schon im Mittelalter, aktive Sozialpolitik zu betreiben?
2. Welche Zweige der Sozialversicherung wurden durch Bismarck gegründet und wann wurden sie eingeführt?
3. Welche Trends sind in den Gesundheitsreformen, die bis heute umgesetzt sind, zu erkennen?
4. Was bedeutet Subsidiarität und inwieweit wurde diese über die Agenda 2010 ausgeweitet?

Literatur

Alber J (1992) Das Gesundheitswesen in der Bundesrepublik Deutschland. Entwicklung, Struktur und Funktionsweise. Frankfurt a. Main: Campus-Verlag.

Beivers A (2010) Ländliche Krankenhausversorgung in Deutschland: Eine gesundheitsökonomische Analyse, Europäische Hochschulschriften. Frankfurt a. Main: Peter Lang Internationaler Verlag der Wissenschaften.

Blüm N (2006) Sozial- und Gesundheitspolitik ist immer auch Ordnungspolitik: Ein Plädoyer für ein Mischsystem aus Leistung und Solidarität, Wettbewerb und gerechtem Ausgleich. In: Rebscher H (Hrsg.) Gesundheitsökonomie und Gesundheitspolitik im Spannungsfeld zwischen Wissenschaft und Politikberatung. Heidelberg: Economica Verlag.

Butterwegge C (2005) Krise und Zukunft des Sozialstaates, 3. Auflage. Wiesbaden: VS Verlag für Sozialwissenschaften.

Bührlen B, Hegemann T, Henke K-D, Kloepfer A, Reiß T, Schwartz F-W (2013) Gesundheit neu denken. Stuttgart: Fraunhofer Verlag.

Drummer H (2001) Elisabeth Schwarzhaupt 1901 – 1986 Portrait einer streitbaren Politikerin. Freiburg: Herder Verlag.

Foucault M (2002) Die Geburt der Klinik. Eine Archäologie des ärztlichen Blicks. Frankfurt am Main: Fischer.

Foucault M (2005) Wahnsinn und Gesellschaft. 16. Aufl. Frankfurt am Main: Suhrkamp.

Grossekettler H (1998) Lorenz von Stein (1815 – 1890) Überblick über Leben und Werk, Beitrag Nr. 258, Münster.

Grossekettler H (2003) Walter Eucken Beitrag Nr. 347, Münster.

Hartweg H-R (2007) Die Entwicklung der integrierten Versorgung in Deutschland, Lit.-Verlag, Münster.

Henke K-D, Reiners L (2007) Zum Einfluss von Demographie und medizinisch-technischem Fortschritt auf die Gesundheitsausgaben. In: Ulrich V, Ried W (Hrsg.) Effizienz, Qualität und Nachhaltigkeit im Gesundheitswesen – Theorie und Politik öffentlichen Handelns, insbesondere Krankenversicherung, Festschrift zum 65. Geburtstag von Eberhard Wille. Baden-Baden: Nomos Verlagsgesellschaft, S. 735–776.

Kahl S (2005) The Religious Roots of Modern Poverty Policy: Catholic, Lutheran, and Reformed Protestant Traditions Compared, Discussion Paper. München: Max Planck Institute for the Study of Societies.

Kassenärztliche Vereinigung Nordrhein (2012). Gute Versorgung. Gut organisiert. Die Geschichte der KV Nordrhein, Düsseldorf.

Kaufmann F-X (2003) Sozialpolitisches Denken. Frankfurt: Edition Suhrkamp.

Knappe E (1999) Wettbewerb in der Gesetzlichen Krankenversicherung. Baden-Baden: Nomos Verlag.

Knappe E, Arnold R (2002) Pauschalprämie in der Krankenversicherung, Ein Weg zu mehr Effizienz und mehr Gerechtigkeit, vbw – Vereinigung der Bayerischen Wirtschaft e.V., München.

Knappe E, Schulz-Nieswandt F, Kurscheid C, Weissberger D (2003) Vertragssystemwettbewerb zur Neuordnung des Sicherstellungsauftrages zwischen kollektiv- und individualvertragsrechtlicher Perspektive und das Problem der Integrationsversorgung im bundesdeutschen Gesundheitswesen auf der Grundlage von Tarifwahlfreiheiten der Versicherten, Gutachten im Auftrag der KBV, Köln, Trier.

Kurscheid C, Hartweg H-R (2009) Gesundheitsversorgung in Deutschland unter Berücksichtigung neuer Versorgungsformen. In: Hellmann W, Eble S Gesundheitsnetzwerke managen. Berlin: MWV-Verlag, S. 3–15.

Kurscheid C, Beivers A (2012) Vernetzte Versorgung – Modell für die Gesundheitsversorgung im demografischen Wandel. In: Hellmann W (Hrsg.) Handbuch Integrierte Versorgung, Strategien Konzepte Praxis, 38. Aktualisierung. Heidelberg: Medhochzwei Verlag.

Neubauer G (2006) Nach der Gesundheitsreform 2007 ist vor der Gesundheitsreform 2011. In: Chefarzt Aktuell 6/2006, S. 112–115.

Neubauer G (2007) Von der Sozialversicherung zur Gesundheitswirtschaft. In: Adam H, Behrens C, Göpffarth D, Jochimsen B (Hrsg.) Öffentliche Finanzen und Gesundheitsökonomie, Nomos Verlag 2007, Festschrift Professor Henke, S. 200–211.

Neubauer G (2007a) Auswirkungen der demografischen Veränderungen auf die Gesundheitsversorgung in Deutschland. In: Feng X, Popescu A (Hrsg.), Infrastrukturprobleme bei Bevölkerungsrückgang. Berlin: BWV Berliner Wissenschafts-Verlag, S 233–251.

Neubauer G, Beivers A (2008) Die Prinzipien der Sozialen Marktwirtschaft als Kompass zur Neuordnung der Gesundheitsversorgung in Deutschland: Am Beispiel der vertragsärztlichen Versorgung. In: Funk L (Hrsg.) Anwendungsorientierte Marktwirtschaftslehre und Neue Politische Ökonomie – Wirtschaftspolitische Aspekte von Strukturwandel, Sozialstaat und Arbeitsmarkt. Marburg: Metropolis Verlag, S. 371–393.

Neubauer G, Pfister F (2008a) Preisbildung bei ambulant und stationär erbrachten Gesundheitsleistungen. In: Jahrbücher für Nationalökonomie und Statistik, Gesundheitsökonomie, Band 227, Franz W et al. (Hrsg.). Stuttgart: Lucius & Lucius Verlagsgesellschaft, S. 621–635.

Niehoff J-U (2007) Gesundheitssicherung, Gesundheitsversorgung, Gesundheitsmanagement: Grundlagen, Ziele, Aufgaben, Perspektiven. Berlin: Medizinisch Wissenschaftliche Verlagsgesellschaft.

Noweski M (2008) Ausreifung von Politikfeldern: Metapher oder Theorie?, Discussion Paper, ISSN 1866–3842, Veröffentlichungsreihe der Forschungsgruppe Public Health, Berlin.

Oberender P, Zerth J (2007) Weshalb das Gesundheitswesen ein Kartellrecht braucht: Plädoyer für eine Wettbewerbsordnung im Gesundheitswesen. In: Ulrich V, Ried W (Hrsg.) Effizienz, Qualität und Nachhaltigkeit im Gesundheitswesen – Theorie und Politik

39

öffentlichen Handelns, insbesondere Krankenversicherung, Festschrift zum 65. Geburtstag von Eberhard Wille. Baden-Baden: Nomos Verlagsgesellschaft, S. 389–410.

Opielka M (2004) Sozialpolitik, Grundlagen und vergleichende Perspektiven. Hamburg: Rowohlt-Verlag GmbH.

Reiners H (2011) Mythen der Gesundheitspolitik, 2. Auflage. Bern: Verlag Hans Huber.

Rosenbrock R, Gerlinger T (2009) Gesundheitspolitik: Eine systematische Einführung, 2. Auflage. Bern: Verlag Hans Huber.

Schulenburg J-M, Greiner W (2007) Gesundheitsökonomik, 2., überarbeitete Auflage. Tübingen: Mohr Siebeck Verlag.

Schulz-Nieswandt F (2003) Strukturelemente einer Ethnologie der medizinisch-pflegerischen Behandlungs- und Versorgungspraxis. Eurotrans Weiden u. Regensburg

Schulz-Nieswandt F (2006) Sozialpolitik und Alter. Stuttgart: Kohlhammer Verlag.

Schmid J (2002) Wohlfahrtsstaaten im Vergleich. Soziale Sicherung in Europa: Organisation, Finanzierung, Leistungen und Probleme. 2. Aufl., Leske + Budrich Opladen

Simon M (2013) Das Gesundheitssystem in Deutschland: Eine Einführung in Struktur und Funktionsweise, 4. vollst. überarb. Auflage. Bern: Verlag Hans Huber.

Vereinigung der Bayerischen Wirtschaft e.V. [vbw] (2008) Wettbewerb im Gesundheitswesen – Handlungsleitlinien für eine zukunftsfähige Krankenversicherung; Impulspapier der vbw – Vereinigung der Bayerischen Wirtschaft e.V; München.

Zdrowomyslaw N, Dürig W (1997) Gesundheitsökonomie, 3. Aufl. München: Oldenbourg Verlag.

3 Gesundheitspolitik – Herausforderungen für die Zukunft

Eva-Marie Torhorst

3.1 Zusammenfassung

Das deutsche Gesundheitswesen ist eines der leistungsfähigsten, aber auch teuersten der Welt. Durch die Aufsplittung in unterschiedliche Leistungssektoren hat sich eine Anreizstruktur etabliert, in der das an sich sinnvolle individuelle Vorteilsstreben der Akteure nicht automatisch dem Nutzen und der Wirksamkeit des gemeinschaftlich finanzierten Gesundheitswesens oder dem Patientennutzen zuträglich ist. Stattdessen stehen die Partikularinteressen der einzelnen Akteure und Akteursgruppen und damit der Wettbewerb um Menge und Budgets im Vordergrund. In dieser Situation steht nicht der Patientennutzen als Gradmesser für den Erfolg des Gesundheitswesens im Mittelpunkt. Ohne Bezug auf Qualitätsziele in der Versorgung werden unter dem Motto »viel hilft viel – fragt sich nur wem?« Leistungen erbracht.

Mit dieser Situation sind nicht nur die Patienten unzufrieden, sondern vielfach auch die Ärztinnen und Ärzte. Der Zwang, sich mit der Optimierung ihrer abrechenbaren Leistungen und der Erfüllung von Dokumentationsanforderungen zu beschäftigen, statt sich in einer partnerschaftlichen Beziehung der Genesung ihrer Patienten zu widmen, steht nicht selten im Gegensatz zum Berufsethos der Betroffenen. Dieser Zustand wird von vielen als zunehmend belastend empfunden.

Die größte und wichtigste Herausforderung für Gesundheitspolitik und Selbstverwaltung ist es vor diesem Hintergrund, systematisch auf die überprüfbare Steigerung des Patientennutzens zu fokussieren. Dazu gehört es, Fehlanreize abzubauen und eine wirkungsvolle Anreizstruktur zu etablieren, innerhalb derer es sich für die einzelnen Akteure lohnt, Patientennutzen zu realisieren. Um dieses Ziel zu erreichen sind verschiedene Bausteine notwendig, die in zersplitterter Versorgungslandschaft und regulativem Umfeld große Herausforderungen an Gesundheitspolitik und Selbstverwaltung stellen.

Die Hauptherausforderung liegt darin, den Patientennutzen systematisch in den Mittelpunkt zu stellen. Dabei gilt es, ein Modell zu realisieren, das eine an Gesundheitszielen orientierte Steuerung des Markgeschehens über Anreize sowie die Setzung eines Ordnungsrahmens beinhaltet, in dem die Verfolgung einzelwirtschaftlicher Interessen und eine effiziente Versorgung der Bevölkerung nicht zu Zielkonflikten bei allen Beteiligten führt.

Zentrale Voraussetzung für die Etablierung dieser Strukturen ist es, Transparenz über Ergebnisqualität und Kosten zu entwickeln, die Versorgung auf komplette Krankheitsbilder auszurichten sowie interdisziplinäre Zusammenarbeit zu organisieren. Dazu gehören auch die systematische Kooperation von Leistungserbringern im Gesundheitswesen mit der Pflege, die Stärkung der Gesundheitskompetenz der Patientinnen und Patienten, und Programme für die Alltagsbegleitung chronischer Erkrankungen. Auf der anderen Seite sind erhebliche Fehlanreize zwischen den Leistungsgesetzen zu bereinigen. Mittelfristig ist eine Zusammenführung der Leistungsgesetze der Krankenversicherung und der Pflege anzustreben.

3.2 Einleitung

Das deutsche Gesundheitswesen vollbringt im internationalen Vergleich erstaunliche Leistungen: Es sorgt für einen mehr oder weniger umfassenden Krankenversicherungsschutz für fast 82 Millionen Menschen. Es folgt einem Solidarprinzip, das eine Basis-Versorgung unabhängig von der individuellen Leistungsfähigkeit ermöglicht. Zudem stellt es einen wichtigen Wirtschaftszweig dar, in dem ca. 5 Mio. Menschen beschäftigt sind.

Dennoch bringt es die erheblichen eingesetzten Mittel von jährlich ca. 190 Mrd. Euro alleine im Rahmen der gesetzlichen Krankenversicherung nicht in vollem Ausmaß zur Entfaltung. Es bestehen erhebliche Defizite bei der Kosten- und Leistungseffizienz und -transparenz. Besonders große Defizite bestehen beim Nachweis eines Patientennutzens.

Dabei mangelt es nicht an Versuchen, das Gesundheitswesen umzugestalten: Unter dem Stichwort »Evolution statt Revolution« werden seit vielen Jahren und unter Beteiligung aller wechselnd im Parlament vertretenen Fraktionen große Anstrengungen unternommen, das Gesundheitswesen effizienter zu gestalten. Allein seit 1975 gab es je nach Lesart zwischen fünfzehn und zwanzig große Gesundheitsreformen[6]. Bis heute stehen dabei vor allem Fragen der Kostenbegrenzung im Vordergrund. Dazu zählen Ausschlüsse von Versicherungsleistungen, Eigenbeteiligungen für die Patienten, Vergütung im Fallpauschalensystem und Mehrmengenabschläge für Krankenhäuser, Budgetierung ärztlicher Leistungen und Rabattregelungen für Medikamente. Der erwünschte Effekt, die Gesamtkosten zu senken oder zumindest ein weiteres Ansteigen der Kosten zu verhindern, wurde jedoch nicht erreicht.

Im internationalen Vergleich tritt immer deutlicher zutage, dass im Bereich der Qualität der Gesundheitsversorgung gemessen an den Behandlungsergebnissen erhebliche Verbesserungsbedarfe bestehen. Die Fragen nach einer am Patientennutzen ausgerichteten effizienten Ressourcenallokation konnten bis heute nicht zufriedenstellend adressiert werden. Neuere Publikationen identifizieren das Pro-

---

6 Vgl. z. B. http://www.gesetzlichekrankenkassen.de/reformen/reformen.html

blem im Fehlen einer übergeordneten Reformstrategie und empfehlen eine Ausrichtung an Prinzipien der Neuen Institutionenökonomik (einführend: Homann und Suchanek 2000). In der Umsetzung soll systematisch der Patientennutzen als Zielgröße ins Visier genommen werden (z. B.: Porter und Guth 2012; Heinrich-Böll-Stiftung 2013).

Um dieses Ziel erreichen zu können, sind weitreichende ordnungspolitische Interventionen notwendig, die jede Bundesregierung vor immense Herausforderungen stellen wird. Dabei wird es nicht genügen, weiterhin Vergütungselemente zwischen den einzelnen Leistungserbringern hin und her zu schieben. Vielmehr müsste die Struktur der Leistungserbringung grundlegend verändert werden. Die Umorientierung des deutschen Gesundheitswesens auf Patientennutzen als zentrale Größe kann jedoch durch alleinige Anstrengungen auf Seiten des Gesetzgebers nicht gelingen. Nur wenn auch seitens der Versicherer, der Leistungserbringer und der Gremien der Selbstverwaltung die bereits heute bestehenden Möglichkeiten für Qualitätsverbesserungen in der Patientenversorgung genutzt werden und eine Bereitschaft für die Beseitigung von Fehlanreizen besteht, kann das Gesundheitswesen in seinen Wirkungen substanziell verbessert werden.

3.3 Problemfelder der Gesundheitsversorgung

3.3.1 Fehlanreize im Gesundheitswesen

Die Ökonomisierung im Gesundheitswesen wird von vielen Leistungserbringern als problematisch erlebt. Ärztinnen und Ärzte, Pflegekräfte sowie Vertreterinnen und Vertreter nichtmedizinischer Heilberufe fühlen sich mehr und mehr von ihren Kernaufgaben der Patientenversorgung entfremdet und betriebswirtschaftlichen Zwängen verpflichtet.

Durch Anforderungen der Selbstverwaltung, das Einrichtungsmanagement und Fehlanreize in den Vergütungsstrukturen sehen sie sich zunehmend gezwungen, administrativen Aufgaben, der Dokumentation und der Optimierung der Kosten-Einnahmestruktur – beispielsweise durch Codierung oder dem Anbieten von individuellen Gesundheitsleistungen (IGeL) – einen großen Teil ihrer beruflichen Aufmerksamkeit und Zeit zu widmen. Häufig führt das bei den Betroffenen zu tiefen inneren Konflikten. Die meisten haben ihren Beruf erlernt und üben ihn aus, weil sie sich den Menschen sowie deren möglichst optimalen Versorgung und Genesung verpflichtet fühlen. Aktuelle Fehlstellungen in den Rahmenbedingungen führen aber dazu, dass sich die Menschen in den Gesundheitsberufen zwischen ihrem beruflichen Selbstverständnis im Heilberuf und ihren eigenen ökonomischen Interessen entscheiden müssen (Heinrich-Böll-Stiftung 2013).

Es zeigt sich, dass die Vergütungssystematik im Gesundheitswesen inhärente Fehlanreize zementiert: immer größere Mengen zu erbringen, aufwendige Diagnoseverfahren anzuwenden oder der Codierung große Aufmerksamkeit zu schenken, beeinflusst direkt die Verdienstmöglichkeiten der Leistungserbringer, während Aspekte des Patientennutzens oder der Qualität der Leistungserbringung außen vor bleiben.

Die Splittung des Versichertenmarkts in privat und gesetzlich Versicherte erweist sich als Verstärker für diese Fehlentwicklung: vermeintlich lukrative Privatpatienten werden gesetzlich Versicherten vorgezogen, während die Private Krankenversicherung (PKV) gleichzeitig mit gravierenden Problemen zu kämpfen hat. Für privat Versicherte steigen die Beiträge mit zunehmendem Lebensalter und Morbidität zum Teil drastisch an. Ebenso hat sich die Entwicklung der abgerechneten Kosten entkoppelt: Die Pro-Kopf-Laborkosten bei gesetzlich Versicherten lagen im Jahr 2008 bei durchschnittlich 26 Euro, die der privat Versicherten bei 129 Euro. In nur vier Jahren haben sich laut wissenschaftlichem Institut des Verbands der Privaten Krankenversicherer die Ausgaben für privat Versicherte um 19 Prozent erhöht. Ein möglicher Grund: Ärzte können Laborleistungen bei Privatpatienten separat und ohne Beschränkung bzw. Kontrolle abrechnen. Analog gilt das im Bereich der Radiologie: Die Ausgaben für ambulante Diagnostik betrugen bei gesetzlich Versicherten im Jahr 2006 27 Euro, bei Privatpatienten 99 Euro. Von gesundheitsschädlicher Überversorgung ist nicht nur die Rede, wenn zu viel Diagnostik zu einer erhöhten Strahlenbelastung führt. Die Untersuchungen können auch erheblich dazu beitragen, dass Schmerzen chronisch werden (Niehaus 2010).

Auch im stationären Bereich lassen sich gravierende Fehlanreize feststellen: Neuere Veröffentlichungen, vor allem im Bereich der Auswertungen von Versichertendaten durch die Krankenkassen, zeigen einen besorgniserregenden Trend: die Zahl der Operationen in deutschen Krankenhäusern steigt stetig. Im Jahr 2011 zeigte sich erneut ein deutlicher Anstieg der Zahl der Krankenhausfälle von 310.000, bzw. 1,7 Prozent im Vergleich zum Vorjahr. Damit wurde das Rekordniveau von 18,3 Millionen Fällen jährlich erreicht. Die Zahl der Wirbelsäulenoperationen hat sich laut Krankenhaus-Report 2013 bei den AOK-Versicherten zwischen 2005 und 2010 mehr als verdoppelt. Der Zuwachs bei den Behandlungen ist jedoch laut Deutscher Gesellschaft für Orthopädie nicht allein mit der demografischen Entwicklung zu erklären (Klauber, Geraedts, Friedrich und Wasem 2013).

Im Folgenden werden einige Beispiele für suboptimale Anreizstrukturen in der Gesundheitsversorgung erläutert. Die Ausführungen zeigen Ansatzpunkte, wie die Akteure durch gemeinsames Handeln bereits unter den bestehenden gesetzlichen Rahmenbedingungen Maßnahmen zur Stärkung von Transparenz und Qualität in der Leistungserbringung und zur stärkeren Ausrichtung auf den Patientennutzen beitragen können.

3.3.2 Stationärer Bereich – Beispiel Total-Endoprothesen (TEP)

In der Vergütungsgestaltung der stationären Krankenhausversorgung besteht eine Anreizwippe, die immer auch einen Fehlanreiz in sich birgt: während Fallpauschalen zur Erhöhung der Fallzahlen und damit zu einer Mengenausweitung anreizen, bieten Tagespauschalen Anreize zur Verlängerung der Liegezeiten. Damit sind vielfältige Folgen für die Behandlungsqualität verbunden.

Besonders deutlich werden diese problematischen Konstellationen am Beispiel der Totalendoprothetik (TEP):

In Deutschland werden jährlich etwa 400.000 künstliche Hüft- und Kniegelenke implantiert. Neuere Studien, wie die durch Wissenschaftler des IGES-Instituts durchgeführte regionale Vergleichsstudie »Faktencheck-Gesundheit« (Nolting, Zich, Deckenbach und Klemperer 2013) zeigen, dass dabei erhebliche regionale Unterschiede feststellbar sind: Die Wahrscheinlichkeit, eine Knie-Totalendoprothese zu erhalten, liegt in Bayern signifikant höher als beispielsweise im Nachbarland Baden-Württemberg. Die regionalen Unterschiede lassen sich weder aus der Morbidität der Bevölkerung noch aus dem medizinischen Fortschritt oder den Einzugsgebieten spezialisierter Einrichtungen hinreichend erklären. Ähnlich wie die Autoren des Krankenhausreports der Barmer GEK (Bitzer, Grobe, Neusser, Schneider, Dörning und Schwartz 2010) legen die Autoren des »Faktencheck-Gesundheit« den Schluss nahe, dass die individuelle Nutzenkalkulation der Krankenhäuser zu einer Ausweitung der Leistungsmenge führen könnte.

Bei erfolgreichem Eingriff erhalten viele Patienten nach Krankheit oder Unfall ihre Mobilität und Lebensqualität zurück – ein großer Patientennutzen. Tauchen Komplikationen oder Qualitätsmängel auf, haben die Patienten hingegen mit einem langen Leidensweg und wenigen weiteren Behandlungsoptionen zu rechnen. Für die Vermeidung von Komplikationen beim Gelenkersatz ist ein hohes Maß an Spezialisierung, Kompetenz und Erfahrung erforderlich. Um einen Qualitätswettbewerb zwischen den Leistungserbringern zu etablieren, hat die Deutsche Gesellschaft für Orthopädie und Orthopädische Chirurgie (DGOOC) gemeinsam mit der Arbeitsgemeinschaft Endoprothetik der Deutschen Gesellschaft für Orthopädie und Unfallchirurgie (DGOU) und dem Berufsverband der Fachärzte für Orthopädie und Unfallchirurgie e.V. (BVOU) Anfang 2012 eine Möglichkeit zur Zertifizierung medizinischer Einrichtungen im Bereich des Gelenkersatzes entwickelt: Das auf diesem Gebiet weltweit erste Zertifizierungssystem »EndoCert«[7]. Klinische Einrichtungen können sich als »EndoProthetik-Zentrum (EndoCert)« (EPZ) oder »EndoProthetikZentrum der Maximalversorgung (EndoCert)« (EPZmax) zertifizieren lassen. Kriterien für die Zertifizierung sind mindestens zwei gut ausgebildete und erfahrene Hauptoperateure, die alle Operationen verantworten und jeweils mindestens 50 (EPZ), beziehungsweise 100 (EPZmax) Operationen im Bereich des Gelenkersatzes jährlich durchführen. Die Endoprothetik-Zentren sind gehalten, klare Struktur- und Prozesskriterien einzuhalten, zahlreiche Qualitätsindikatoren wie beispielsweise Röntgenergebnisse nach der Operation zu messen, sowie Weiterbildung und Forschung zu fördern. Sie verpflichten sich darüber hinaus zur regelmäßigen Bewertung und Überprüfung ihrer klinischen Versorgungsqualität bei Gelenkersatzoperationen

---

7 Vgl. http://www.endocert.de/ (aufgerufen am 17.03.2014)

durch externe Fachleute in Anlehnung an die Vorgehensweisen bei DIN ISO-Normen.

Die Zertifizierung beinhaltet also eine Verpflichtung auf eine von den Fachgesellschaften erarbeiteten Mindestmenge, ähnlich den Vorgaben durch den gemeinsamen Bundesausschuss (G-BA), um Qualität und Transparenz in der Patientenversorgung zu erhöhen und auf diese Weise für mehr Patientennutzen bei effizientem Mitteleinsatz zu sorgen.

Die EndoCert-Zertifizierung beschreibt ein gelungenes Beispiel, wie bereits unter den geltenden gesetzlichen Bestimmungen Initiativen zur Verbesserung des Patientennutzens umgesetzt werden können. Die Zertifizierung ist darauf ausgerichtet, zwischen den Leistungserbringern einen Qualitätswettbewerb anzuregen und so dafür zu sorgen, dass Leistungsanbieter, welche die Qualitätskriterien auf Dauer nicht erfüllen, aus dem Wettbewerb ausscheiden werden.

3.3.3 Fehlanreize im ambulanten Bereich

Die Zahl der in Deutschland tätigen Ärztinnen und Ärzte liegt so hoch wie nie. Dennoch ist die Unzufriedenheit bei Ärzten wie Patienten denkbar hoch. Zwar liegt in Deutschland die Zahl der Arztbesuche pro Versichertem und Jahr deutlich über dem europäischen Durchschnitt. Allerdings sind die damit verbundenen Arztkontakte besonders kurz. Durchschnittlich verwendet ein Arzt nur 8 Minuten pro Konsultation (Koch, Gehrmann und Sawicki 2007).

Für die niedergelassenen Ärztinnen und Ärzte lohnt es sich besonders, hohe Fallzahlen zu erbringen. Durch die Motivation, Patientenzahlen zu steigern und Leistungsangebote auszuweiten, entsteht eine Diskrepanz zwischen Rentabilität und Patientennutzen. Die heute übliche Vergütungssystematik erzeugt bei den niedergelassenen Arztgruppen massiven Druck, Kosten in andere Leistungssysteme zu verlagern. Beispiele dafür sind die »Freitagnachmittag-Einweisungen« oder stationäre Einweisungen zur Wundversorgung.

Diese Fehlstellungen werden durch das Verhalten der Versicherer begünstigt. Sie versuchen jeweils, die Kosten je Behandlungsleistung oder Fachgruppe zu begrenzen, und bewerten und vergüten nicht je Indikation in Bezug auf effiziente Leistungserbringung. Hinzu kommt ein Mangel an nutzenorientiertem Wettbewerb zwischen den Leistungserbringern um bessere Versorgung und überlegene Behandlungsergebnisse im Sinne eines Qualitätswettbewerbs, um die beste Behandlung für ein bestimmtes Krankheitsbild zum niedrigsten Preis zu erreichen. Stattdessen konzentriert sich die Konkurrenz zwischen den Leistungserbringern auf den Wettbewerb um Budgets und Mengen. Dieser Wettbewerb findet zwischen Quasimonopolen in geografisch abgegrenzten, geschützten Räumen statt. Um ihre Ergebnisse zulasten der Wettbewerber zu verbessern, verlagern sie ihre Kosten auf andere Leistungserbringer oder den Staat.

Die stark reglementierten Zulassungsverfahren verhindern dabei, dass besonders erfolgreiche Leistungserbringer expandieren, gleichzeitig schützen sie leistungsschwache Anbieter davor, in die Qualität ihrer Leistung investieren zu müssen. Es besteht zudem bemerkenswert wenig Kosten- und Qualitätstransparenz, sowohl auf Seiten der Leistungserbringer als auch auf Seiten der Kassen. Das führt dazu, dass Ärztinnen und Ärzte immer größere Portfolien an Leistungen anbieten, ohne sich im Klaren darüber zu sein, dass erst gewisse Mindestmengen für eine effiziente Leistungserbringung sorgen. Solange Wettbewerb ohne messbare Ergebnisse und verbindliche Qualitätsverfahren stattfindet, wird sich an dieser Situation nichts Gravierendes ändern (Porter und Guth 2012).

3.4 Auf zu neuen Ufern – Gesundheitspolitik am Steuer. Anreizgestaltung mit dem Fokus auf dem Patientennutzen

Die Reformen der letzten 20 Jahre haben gezeigt, dass die Kürze der Legislaturperioden von vier bis fünf Jahren einer nachhaltigen Entwicklung im Weg steht. Viele Regierungen sind bereits der Versuchung erlegen, durch kurzfristige Geschenke an einzelne Interessensgruppen und plakativen Aktionismus scheinbare Handlungsfähigkeit zu beweisen statt langfristig wirksame Umsteuerungen anzugehen. Neuere gesundheitsökonomische Veröffentlichungen legen Entwürfe für einen ordnungspolitischen Rahmen und die Implementierung einer Anreizstruktur vor, die nicht systematisch zu Zielkonflikten bei den Akteuren führt und die Ausrichtung auf den Patientennutzen beinhaltet.

Die Gesundheitskommission der Heinrich-Böll-Stiftung stellt sich in ihrem Bericht der zentralen Frage, wie das Gesundheitssystem gestaltet werden muss und welche Anreize erforderlich sind, damit Versorgungseinrichtungen, Krankenkassen und Versicherte dazu bewegt werden, sich aus eigenem Antrieb am Nutzen für die Versicherten und an Gesundheitszielen auszurichten. Auf diese Weise ließe sich die vielbemühte »unsichtbare Hand des Markts« in der ursprünglichen Diktion implementieren, die von der Neuen Institutionenökonomik wieder aufgegriffen wurde (vgl. Homann und Suchanek 2000). Durch die Orientierung des Anreizsystems auf eine Gemeinwohlkomponente trägt in diesem Systemverständnis jeder Akteur durch seine individuelle Nutzenmaximierung zum Erreichen des Gemeinwohl-Ziels bei. Auf diese Weise ausgestattet durch ein lenkendes Anreizsystem, liegt die Moral in der Rahmenordnung und nicht mehr in der Verantwortung des einzelnen Akteurs, im Zweifelsfall gegen seinen eigenen Vorteil, im Sinne eines höheren Gemeinwohls, zu entscheiden.

Auf diesem konzeptionellen Boden folgt die Gesundheitskommission der Heinrich-Böll-Stiftung in ihren Ausführungen dem Leitbild einer an Gesundheitszielen orientierten Steuerung des Marktgeschehens über Anreize, sowie der Setzung eines Ordnungsrahmens, in dem die Verfolgung einzelwirtschaftlicher Interessen und eine effiziente Patientenversorgung nicht systematisch zu Zielkonflikten bei allen Beteiligten führt (Heinrich-Böll-Stiftung 2013).

Porter und Guth stehen mit ihrem Entwurf ebenfalls auf diesem konzeptionellen Boden und zielen auf den Wandel weg von der Realisierung konkurrierender

Partikularinteressen im Gesundheitswesen hin zu einer konsequenten Ausrichtung auf den Patientennutzen als übergeordnetem Ziel. Dabei gehen sie davon aus, dass nutzenbringender Wettbewerb so angelegt sein muss, dass er die Anbieter belohnt, wenn sie Nutzen stiften. Nach einer ausführlichen Analyse der vorhandenen Versorgungsstrukturen und des gesetzlichen Rahmens sprechen Sie Empfehlungen für die Neuordnung des Gesundheitswesens aus (Porter und Guth 2012).

Die in beiden Ansätzen als Ziel gesetzte marktwirtschaftliche Selbststeuerung benötigt ein Anreizgeflecht, das dazu führt, dass sich die Akteure bereits kurzfristig selbst schaden, wenn sie ihre unternehmerische Freiheit zu Lasten ihrer Patientinnen und Patienten ausnutzen. Der optimale Gesundheitszustand der Versicherten wird in diesen Konzeptionen als ökonomische Zielgröße im Gesundheitswesen gesetzt. Dafür sind koordinierte Veränderungen im Ordnungsrahmen und im Anreizsystem auf unterschiedlichen Interventionsebenen nötig. Die folgenden Lösungsvorschläge und Entwicklungsoptionen für die Gesundheitspolitik sind aus beiden Veröffentlichungen entnommen.

3.4.1 Qualitätstransparenz als Dreh- und Angelpunkt

Zentrale Klammer für die Neuordnung der Anreizstruktur ist die Etablierung eines Qualitätswettbewerbs auf allen Ebenen, der systematisch den Patientennutzen in den Mittelpunkt stellt. *Conditio sine qua non* für dieses Vorhaben ist das Herstellen von Qualitätstransparenz. Nur wenn Patientennutzen transparent und nachvollziehbar dargestellt wird, kann er als Basis für eine neuorientierte Versorgung und Vergütung dienen.

Grundlegende wettbewerbliche Prinzipien wie der Qualitätswettbewerb sind im Gesundheitswesen stark geschwächt. Für die Patientinnen und Patienten ist die Qualität, die einzelne Versorger bieten, nicht eindeutig zu identifizieren. Damit ist es auch nicht möglich, besonders erfolgreiche Versorger zu bevorzugen. In der aktuellen Struktur gibt es – eine kurzfristige Perspektive der Gewinnmaximierung vorausgesetzt – systematische Zielkonflikte zwischen Qualitäts- und Wirtschaftlichkeitszielen sowohl bei Versicherern als auch bei Leistungserbringern. Ein weiteres Problem ist, dass Qualität nicht sektorenübergreifend erfasst wird. Der Fokus liegt auf der Akutversorgung. Leistungen, die im Rahmen von Rehabilitation oder Pflege erbracht werden, fließen nicht in die Betrachtung mit ein.

In Deutschland wird meist Struktur- oder Prozessqualität erhoben. Aus der Sicht der Patientinnen und Patienten ist jedoch die Dimension der Ergebnisqualität entscheidend.

Bei aller Komplexität der Materie empfehlen beide Veröffentlichungen die stärkere Verwendung von Routinedaten der Krankenkassen. Ihre Nutzung für das Herstellen von Qualitätstransparenz würde es den Versicherern ermöglichen, Versorgungsverträge nicht mit dem günstigsten Anbieter, sondern mit dem, der die effizienteste Patientenversorgung bietet, abzuschließen. Als Voraussetzung dafür müssten Versorgungsqualität und -ergebnisse auf Indikatorenbasis transparent gestaltet und als Basis der Vergütung etabliert werden. Die entsprechenden Berichtspflichten wären als Marktzugangsvoraussetzung für Leistungserbringer und Versicherer zu setzen. Denkbar wären hier die Definition der Berichtspflichten durch den gemeinsamen Bundesausschuss (G-BA), die Ausarbeitung und Operationalisierung durch ein Institut analog dem Institut für Qualität und Wirtschaftlichkeit im Gesundheitswesen (IQWiG) und die anschließende Überführung in verbindliche Richtlinien durch den G-BA (Heinrich-Böll-Stiftung 2013).

3.4.2 Ebene der Versicherer

Auch auf Ebene der Versicherer sollte durch entsprechende Rahmensetzung ein Qualitätswettbewerb gefördert werden. Die Bundesregierung könnte hierzu den Sachverständigenrat für das Gesundheitswesen mit der Erarbeitung eines Konzepts und Wettbewerbsrahmens beauftragen, die die relative Verbesserung des Gesundheitszustands der Versicherten der einzelnen Kassen in den Fokus nimmt. Der resultierende Indikator könnte den Versicherten bei der Wahl einer Kasse als Zusatzinformation über zu erwartende Versorgungseffizienz dienen. Analog zur Ebene der Leistungserbringer können hier besonders effiziente Versorgungsprofile und nachgewiesene Behandlungserfolge für bestimmte Krankheitsbilder im Versorgungswettbewerb genutzt werden (Heinrich-Böll-Stiftung 2013).

3.5 Gesundheitsfonds: morbiditätsorientierter Risikostrukturausgleich (morbi-RSA)

Der Gesundheitsfonds beinhaltet als Komponente zum Ausgleich von Unterschieden in der Morbidität der Versicherten bei den unterschiedlichen Versicherern den morbiditätsorientierten Risikostrukturausgleich (morbi-RSA). Dem morbi-RSA mangelt es aktuell an Zielgenauigkeit in den Zuweisungen. Für junge und gesunde Versicherte liegen die Zuweisungen über den durchschnittlichen Versorgungsausgaben, bei chronischen Erkrankungen oftmals darunter (Drösler, Hasfort, Kurth, Schaefer, Wasem und Wille 2011). Auf diese Weise besteht für die Versicherer ein Anreiz zur Risikoselektion bei den Versicherten: nicht der Patientennutzen, sondern die Einnahmesituation der Versicherer steht im Fokus. Hier sollten entsprechende Nachbesserungen erfolgen, die zusätzlich Anreize für verstärkte Aktivitäten im Präventions-, Versorgungs- und Vertragsmanagement sowie zur Sicherstellung der Versorgung in strukturschwachen und ländlichen Regionen und der Stärkung von Prävention schaffen. Ebenso kann die Einführung eines Forschungs- und Entwicklungsbudgets in den Gesundheitsfonds zur Förderung sektorenübergreifender innovativer Versorgungsformen beitragen (vgl. Heinrich-Böll-Stiftung 2013).

3.6 Wettbewerbsverzerrungen im Versicherungsmarkt – Zusammenführen von gesetzlicher (GKV) und privater Krankenversicherung (PKV)

Um den anzustrebenden Qualitätswettbewerb zwischen den einzelnen Kassen zu befördern, müssten zunächst Wettbewerbshemmnisse beseitigt werden.

Die Probleme der Fehlanreize auf Seiten der Leistungserbringer, privat versicherte Patienten bis hin zur gefährlichen Überversorgung zu bevorzugen, wurden bereits angesprochen. Gleichzeitig bestehen in der gesetzlichen Krankenversicherung ungleiche Wettbewerbsbedingungen durch unterschiedliche aufsichtsrechtliche Regelungen (Heinrich-Böll-Stiftung 2013).

Um einen Qualitätswettbewerb zwischen den Versicherern zu etablieren, müsste also ein Wettbewerb um die Realisierung überlegener Gesundheitsergebnisse im Verhältnis zu den eingesetzten Beiträgen erreicht werden. Dieser Wettbewerb kann durch Angebotsdifferenzierung, beispielsweise durch die Spezialisierung auf bestimmte Krankheitsbilder, unterstützt werden. Dabei ist die Integration der Behandlungsergebnisse über die gesamte Behandlungskette anzustreben.

Ein wichtiger Ansatzpunkt für die Transparenz von Behandlungsergebnissen liegt in der sektorenübergreifenden Integration von Krankenakten. Diese dienen als Basis, um Transparenz über besonders exzellente Leistungserbringer herzustellen. Dadurch käme es zu einer Lenkung der Versicherten hin zu den effektivsten Leistungserbringern. Sie müssten die Möglichkeit zur Expansion erhalten, während Leistungserbringer, die nicht effektiv im Sinne der Patientinnen und Patienten versorgen, aus dem Wettbewerb ausscheiden sollten (Porter und Guth 2012).

Diese Möglichkeit besteht im aktuellen Versorgungssystem nur in krassen Fällen ärztlichen Versagens durch Aberkennung der Approbation. Im stationären Bereich verhindert oft die Verquickung mit der Kommunalpolitik notwendige Umstrukturierungen, Zentrenbildung oder das Ausscheiden aus der Versorgung durch das Schließen eines Hauses.

3.7 Zusammenführung von SGBV und SGBXI

Wie bereits dargestellt, bestehen erhebliche Fehlanreize für die effiziente Patientenversorgung durch den Verschiebebahnhof zwischen der Krankenversicherung nach SGBV und der Pflegeversicherung nach SGBXI. Wenn nach einer Akutbehandlung ein Pflegebedarf entsteht, werden die Kosten dafür nicht von der Krankenversicherung übernommen, sondern fallen in den Leistungsbereich der Pflegeversicherung. Aber auch innerhalb der Pflegeversicherung bestehen erhebliche Fehlanreize: wenn in stationären Einrichtungen durch mobilisierende Pflege Mobilität und Eigenständigkeit wiederhergestellt wird, gehen der Einrichtung durch die Herabstufung der Pflegestufe Einnahmen verloren. Ebenso wie in anderen Versorgungsbereichen wären eine kritische Überprüfung der Anreizstruktur und eine Neuausrichtung auf den Nutzen der Pflegebedürftigen wünschenswert.

Problematisch zu sehen wäre allerdings eine vollständige Integration der Pflegeversicherung in die Krankenversicherung, da dies zu einer noch stärkeren Medizinorientierung in der Pflege führen würde. Bei wirkungsvollen Pflegekonzepten stellen die soziale Teilhabe sowie der Erhalt und die Wiederherstellung der Selbstbestimmungsfähigkeit einen zentralen Wert dar (Heinrich-Böll-Stiftung 2013).

Mögliche Ansatzpunkte sind die Schaffung von Anreizen für die Vermeidung von Pflegebedürftigkeit bei den Krankenkassen durch die Honorierung erfolgreicher Prävention, die Rehabilitation von Pflegebedürftigkeit oder eine Aufnahme der Pflegebedürftigkeit in den morbi-RSA. Erzielte Einsparungen durch gelinderte oder vermiedene Pflegebedarfe würden die Einnahmesituation der jeweiligen Kasse verbessern. Ein anderer Ansatz wäre die Bündelung fachpflegerischer, medizinischer und rehabilitativer Leistungen in der Krankenversicherung. Damit würde die sozialrechtliche Trennung von Behandlung, Rehabilitation und Pflege durchbrochen. Leistungen der gesellschaftlichen Teilhabe wie Hauswirtschaft, soziale Betreuung und Assistenz könnten dann stärker in familiäre, kommunale und nachbarschaftliche Zusammenhänge integriert werden. Pflegekassen könnte der Weg in die Trägerschaft rehabilitativer Leistungen eröffnet werden (Heinrich-Böll-Stiftung 2013).

3.7.1 Ebene der Patientinnen und Patienten

Die Lebenserwartung und die Versorgungsqualität hängen nach wie vor stark vom sozio-ökonomischen Status der Patientinnen und Patienten ab. Zum Einfluss auf die Gesundheitschancen liegen im Rahmen von Public Health umfangreiche Untersuchungen vor (vgl. Klemperer, Braun und Rosenbrock 2010).

Vor diesem Hintergrund ist es eine Frage der Versorgungseffizienz, die Patientinnen und Patienten zu Partnern im Gesundheitswesen zu machen und ihr Bewusstsein und ihre Handlungsfähigkeit in Bezug auf die eigene Gesundheit zu stärken. Das bezieht sich einerseits auf die individuelle Gesundheitskompetenz, andererseits auf die Beteiligung von Patientenvertretern an den Gremien im Gesundheitswesen.

Im Bereich der chronischen Erkrankungen hat die Gesundheitskompetenz der Patienten besonders große Bedeutung. Die Phase des Akutgeschehens ist irgendwann weitgehend abgeschlossen. Dann gilt es, im Alltag mit der Erkrankung zurecht zu kommen und in Kooperation mit den begleitenden Heilberufen für gute Versorgungsergebnisse zu sorgen. Für Patientinnen und Patienten ist es jedoch oft sehr schwierig, das für sie passende Angebot zu finden oder die Versorgungsqualität einschätzen zu können. Die Versicherten haben es mit einem hochfragmentierten Gesundheitsmarkt zu tun, auf dem es kaum wissenschaftlich gesicherte und unabhängige Informationsangebote zur Qualität von Gesundheitsleistungen gibt.

3.7.2 Ebene der Leistungserbringer Versorgungsintegration – Versorgungsbrüche an den Sektorengrenzen überwinden

Die zersplitterte Gesundheitsversorgung mit ihren Versorgungsbrüchen entlang der Sektorengrenzen der Leistungsgesetze Krankenversicherung, Pflegeversicherung und Rentenversicherung ist eine besonders schwierige Besonderheit des deutschen Gesundheitswesens. Unterschiedliche Leistungsgesetze schaffen Anreize zu Fehlversorgungen: Wenn wie oben bereits angesprochen ein Patient nach einer Akutbehandlung pflegebedürftig wird, kommt für die weitere Finanzierung nicht die Krankenversicherung, sondern die Pflegeversicherung auf. Bei einer Berufsunfähigkeit springt die gesetzliche Rentenversicherung ein. So lohnt es sich für die einzelnen Akteure nicht, die Behandlungskette mit dem Blick auf das Gesamtergebnis für den Patienten aufeinander abzustimmen. Koordinationsleistungen werden nur in den seltensten Fällen honoriert, sodass die Fallkoordination vom Einsatzwillen des einzelnen Leistungserbringers abhängt oder gleich in den Händen des Patienten selbst liegt. Dabei werden Patientinnen und Patienten bzw. ihre Angehörigen mit der Leistungskoordination weitgehend alleine gelassen. Den richtigen Haus- oder Facharzt aufzuspüren, sich einen Platz bei Psychotherapeuten, Logopäden, Ergotherapeuten zu sichern, für die Weitergabe von Befunden und diagnostischen Daten zu sorgen, die passenden Angebote für Rehabilitation und Pflege zu finden und zu organisieren und darüber hinaus Rechtsansprüche aus unterschiedlichen Leistungsgesetzen zu kennen und den Versicherern gegenüber durchzusetzen, sind Aufgaben, die in einer schweren oder chronischen Erkrankung oft überfordern. Zudem herrschen erhebliche Informationsdefizite zwischen den am Heilungsprozess beteiligten Fachgruppen. Diese Faktoren sorgen dafür, dass kurzfristige symptomorientierte Behandlungsmethoden dominieren und langfristige proaktive Versorgung, die auch Präventionselemente enthält, ins Hintertreffen gerät. Das bedeutet im Resultat eine erhebliche Versorgungsineffizienz.

Im Rahmen von Disease Management Programmen (DMPs) sind bereits wichtige Schritte in Richtung sektorenübergreifender Versorgungsintegration gegangen worden. Die Überlegenheit von koordinierter, qualitätsgesicherter Versorgung in Bezug auf Versorgungseffizienz und Patientennutzen gegenüber nicht-strukturierten Behandlungsprogrammen ist wissenschaftlich weitgehend abgesichert. Folgerichtig wurde der gemeinsame Bundesausschuss (G-BA) 2012 mit dem Versorgungsstrukturgesetz beauftragt, die DMPs in verbindlich anzuwendende Richtlinien zu überführen.[8]

---

8 Vgl. http://www.g-ba.de/institution/themenschwerpunkte/dmp/

Darüber hinaus gibt es weitere erhebliche Bedarfe der Versorgungsintegration, die bis jetzt noch nicht ausreichend in den Fokus der Gesundheitspolitik gerückt sind. Die flächendeckende Versorgung ist längst nicht mehr in allen Regionen gesichert. Die Situation der Ärztinnen und Ärzte steht stark im Fokus von Medien und Öffentlichkeit – die gravierendsten Probleme sind jedoch im Bereich der Pflege zu erwarten. Die übliche Praxisnachfolge gelingt immer seltener. Die freie Arztwahl und die doppelte Facharztschiene sind in einigen Regionen und Fachrichtungen bereits faktisch abgeschafft. Immer weniger Ärztinnen und Ärzte möchten sich lebenslang an eine Praxis binden, die Infrastruktur, vor allem in ländlichen Regionen, bietet oft keinen der Qualifikation angemessenen Arbeitsplatz für den Partner, und wenn Schulen für die Kinder fehlen, kommen schwer überwindbare Hürden hinzu. Diese Entwicklungen sind nicht mit »mehr Geld« zu heilen.

Echte Chancen für die Sicherung der regionalen Gesundheitsversorgung liegen in innovativen Versorgungsformen, die von sektorenübergreifender Kooperation zwischen den Gesundheitsberufen und der Pflege geprägt sind (Gerlach et al. 2012). Besonders in unterversorgten Regionen spielen Kooperationen mit Kommunen als Akteure der Daseinsvorsorge, der öffentliche Gesundheitsdienst, Schulen und Betriebe vor Ort eine Rolle. Ob Ärztenetz, Medizinisches Versorgungszentrum, kommunale Eigeneinrichtungen oder Integrierte Versorgung durch Managementgesellschaften – es sind viele Organisationsformen möglich. Für den Versorgungserfolg ist das von nachgeordneter Relevanz. Die Gesundheitspolitik ist gefordert, hier den Qualitätswettbewerb der Versorgungsmodelle zu stärken und dadurch besonders effiziente Versorgungsformen zu fördern.

Eine weitere Herausforderung ist die Stärkung von Prävention. Dafür zu sorgen, dass Erkrankungen oder Akutgeschehnisse wie stationäre Einweisungen gar nicht erst auftreten, Krankheitsverläufe gelindert oder bei chronischen Erkrankungen ein stabiler Verlauf erreicht werden kann, wird unter den geltenden Rahmenbedingungen nicht ausreichend belohnt. Wo der größte individuelle Nutzen auf der Behandlung möglichst komplexer und schwerer Krankheitsbilder liegt, besteht ein klassischer Fehlanreiz in der Versorgung zugunsten komplexer Akutversorgung und weg von der Begleitung chronischer Erkrankungen.

3.7.3 Versorgungsintegration benötigt Vergütungsinnovation

Versorgungsintegration erfordert auch Innovationen in den Vergütungsmodellen. Dabei sollten solche Vergütungsmodelle befördert werden, die nicht Einzelleistung oder Fallpauschale als Basis für die Vergütung nehmen, sondern den realisierten Patientennutzen belohnen. Voraussetzung dafür ist die Entwicklung eines Kennzahlensystems, anhand dessen Patientennutzen sichtbar gemacht werden kann. Zentraler Ansatz sind hier krankheitsbildbezogene Pauschalvergütungen über die gesamte Behandlungskette. Die Behandlungskette ist dabei analog zur Wertschöpfungskette in der Betriebswirtschaft zu sehen und beschreibt den Prozess der Wertschöpfung von Patientennutzen. Erprobungsräume für Versorgungsinnovationen der Integrierten Versorgung sind aktuell Ärztenetze, Modelle für regionale Vollversorgung sowie Modelle, in denen sektorenübergreifende Kooperationen im Vordergrund stehen.

In ihnen werden bereits Vergütungsmodelle wie prospektive Kopfpauschalen, »shared savings« oder qualitätsorientierte Vergütungsbestandteile wie »pay for performance« erprobt (Institute of Medicine 1999 und 2001). Sie setzen Anreize für die effiziente Behandlung der Patientinnen und Patienten sowie die Gesunderhaltung der Versicherten und die Förderung ihrer Gesundheitskompetenz.

3.8 Schlussfolgerung

Der demografische Wandel, die Verstädterung, die steigende Anzahl chronischer Erkrankungen und die Überlagerung mit Alterserkrankungen und Pflegebedarfen sowie grundlegende Änderungen in den beruflichen Erwartungen der Angehörigen der Gesundheits- und Pflegeberufe führen dazu, dass das deutsche Gesundheitssystem immer deutlicher an seine Grenzen stößt. Fehlende Integration in den Behandlungsabläufen und mangelnde Qualitätstransparenz sorgen dafür, dass die Über-, Unter- und Fehlversorgung, die der Sachverständigenrat der damaligen Bundesregierung 2001 (Fischer et al. 2001) attestierte, noch immer Realität sind.

In erster Linie krankt es daran, dass der Kampf der Einzelakteure um Ressourcen im Gesundheitswesen nicht systematisch zur Erfüllung des Zwecks des deutschen Gesundheitswesens beiträgt: der effektiven Gesundheitsversorgung der Patientinnen und Patienten. Es fehlt die systematische Ausrichtung auf ein übergeordnetes Ziel: den Patientennutzen. Im *status quo* konkurrieren Leistungserbringer wie Versicherer miteinander um die Realisierung ihres größtmöglichen individuellen Nutzens aus den vorhandenen Ressourcen. Das ist an sich wünschenswert, führt aber bei der fehlenden Ausrichtung auf eine Zielsetzung des Gemeinwesens zu kontraindizierten Ergebnissen und externen Effekten. Im Kampf der widerstreitenden Partikularinteressen der einzelnen Akteure bleiben wichtige Aufgaben im Gesundheitswesen unerledigt, so z.B. die Koordination von Behandlungsabläufen oder das Bereitstellen von für die Patientinnen und Patienten nachvollziehbaren Informationen über die Qualität von Leistungen und besonders versierte Leistungserbringer. Ebenso fehlen zentrale Wettbewerbskomponenten: Durch die umfangreichen Kontrahierungszwänge ist es geradezu ausgeschlossen, dass Leistungserbringer und Versicherer, die es an Versorgungseffizienz mangeln lassen, aus dem Wettbewerb ausscheiden. Beim Wettbewerb im Gesundheitswesen handelt es sich zudem um einen Nullsummenwettbewerb. Der Fokus liegt auf dem Verschieben von Kosten zwischen Versicherern und Leistungserbringern. Die Verbesserung von Patientennutzen spielt keine entscheidende Rolle in der Vergütungssystematik und kann so nicht zum handlungsleitenden Anreiz für Leistungserbringer und Kostenträger werden.

Um das übergeordnete Ziel des Patientennutzens als Steuerungselement zu installieren, ist die Gesundheitspolitik gemeinsam mit den Akteuren der Selbstverwaltung gefragt, auf allen Ebenen einen Qualitätswettbewerb zu etablieren und Fehlanreize zu beseitigen. Es ist dringend angezeigt, ein Anreizgeflecht aufzubauen, das die effiziente qualitätsgesicherte Leistungserbringung innerhalb sektorenübergreifender multiprofessioneller Behandlungsketten systematisch belohnt. Fehlverhalten im Sinne von patientenschädlichem Verhalten oder Ressourcenverschwendung soll schnelle und spürbare Konsequenzen nach sich ziehen.

Bedingung für dieses grundlegende Umsteuern im deutschen Gesundheitswesen ist das Schaffen von Qualitätstransparenz. Nur wo Patientennutzen sichtbar gemacht werden kann, kann sie Grundlage für koordinierte Zusammenarbeit und nutzenorientierte Vergütung sein.

Fragen zum Text

1. Welche Aspekte stellen aus Sicht der Autorin die größten Herausforderungen im Gesundheitswesen dar?
2. Benennen und beschreiben Sie bitte typische Problemfelder im Gesundheitswesen.
3. Welche Wettbewerbshemmnisse müssten für einen anvisierten Qualitätswettbewerb beseitigt werden?
4. Mit welchen Instrumenten und Überlegungen lässt sich ein Patientennutzen sichtbar machen?

Literatur

Badura B, Schröder H, Klose J, Macco K (2010) *Fehlzeiten-Report 2009. Arbeit und Psyche: Belastungen reduzieren – Wohlbefinden fördern.* Berlin Heidelberg: Springer Verlag.

Bitzer E, Grobe T, Neusser S, Schneider A, Dörning H, Schwartz F (2010) *Barmer GEK Krankenhausreport 2010. Schwerpunktthema: Trends in der Endoprothetik des Hüft- und Kniegelenks.* Schwäbisch-Gmünd: Asgard-Verlag.

Böcken J, Braun B, Repschläger U (2012) *Gesundheitsmonitor 2011. Bürgerorientierung im Gesundheitswesen.* Gütersloh: Verlag Bertelsmannstiftung.

Braun G, Güssow J, Schumann A, Heßbrügge G (2009) *Innovative Versorgungsformen im Gesundheitswesen. Konzepte und Praxisbeispiele erfolgreicher Finanzierung und Vergütung.* Köln: Deutscher Ärzte-Verlag.

Busse R, Schreyögg J, Tiemann O (2010) *Management im Gesundheitswesen.* Berlin, Heidelberg: Springer-Verlag.

Drösler S, Hasfort J, Kurth B, Schaefer M, Wasem J, Wille E (2011) Evaluationsbericht zum Jahresausgleich 2009 im Risikostrukturausgleich. Wissenschaftlicher Beirat des Bundesversicherungsamtes. Bonn.

Fischer G, Kuhlmey A, Lauterbach K, Rosenbrock R, Schwartz F, Scriba P, et al. (2001) *Sachverständigenrat für die konzertierte Aktion im Gesundheitswesen: Band III – 3. Bedarf, bedarfsgerechte Versorgung, Über-, Unter- und Fehlversorgung.* Berlin: Deutscher Bundestag.

George W, Bonow M (2007) *Regionales Zukunftsmanagement, Band 1: Gesundheitsversorgung.* Lengerich: Pabst Science Publishers.

Gerhardus A, Breckenkamp J, Radzum O, Schmacke M (2010) *Evidence Based Public Health.* Bern: Verlag Hans Huber.

Gerlach F M, Greiner W, Haubitz M, Schaeffer D, Thürmann P, Thüsing G, et al. (2012) *Sondergutachten des Sachverständigenrates zur Begutachtung der Entwicklung im Gesundheitswesen: Wettbewerb an der Schnittstelle zwischen ambulanter und stationärer Gesundheitsversorgung.* Berlin: Deutscher Bundestag.

Grobe T, Dörning H, F W S (2012) *Barmer GEK Arztreport 2012.* St. Augustin: Asgard Verlag.

Heinrich-Böll-Stiftung (Februar 2013) Wie geht es uns morgen? Wege zu mehr Effizienz, Qualität und Humanität in einem solidarischen Gesundheitswesen. Berlin.

Homann K, Suchanek A (2000) *Ökonomik. Eine Einführung. (Reihe: Neue ökonomische Grundrisse).* Tübingen: Mohr Siebeck.

Institute of Medicine (1999) To err is human: Building a safer Health System, Washington D.C.

Institute of Medicine (2001) Crossing the Quality Chasm: A new health system for 21st century, Washington D.C.

Klauber J, Geraedts M, Friedrich J, Wasem J (2013) *AOK-Krankenhausreport 2013. Mengendynamik: Mehr Menge, mehr Nutzen?* Stuttgart: Schattauer.

Klemperer D, Braun B, Rosenbrock R (2010) *Sozialmedizin Public Health – Lehrbuch für Gesundheits- und Sozialberufe.* Bern: Verlag Hans Huber.

Koch K, Gehrmann U, Sawicki P (2007) Primärärztliche Versorgung in Deutschland im internationalen Vergleich: Ergebnisse einer strukturvalidierten Ärztebefragung. *Deutsches Ärzteblatt 110 (38).*

Kolip P, Müller V (2009) *Qualität von Gesundheitsförderung und Prävention.* Bern: Verlag Hans Huber.

Müller de Cornejo G (2005) *Stichwort: Disease-Management.* Bonn Bad Homburg: Komp-Art Verlagsgesellschaft.

Niehaus F (2010) PKV: Der überproportionale Finanzierungsbeitrag privat versicherter Patienten im Jahr 2008. http://www.wip-pkv.de/uploads/tx_nppresscenter/Der_¬ ueberproportionale_Finanzierungsbeitrag_2008.pdf, WIP-Diskussionspapier 5/10.

Nolting H, Zich K, Deckenbach B, Klemperer D (2013) *Bertelsmann Stiftung: Faktencheck Gesundheit. Regionale Versorgungsunterschiede.* Gütersloh: Bertelsmann Stiftung.

Oberender P, Zerth J (2010) *Wachstumsmarkt Gesundheit.* Stuttgart: Lucius & Lucius, UTB.

Porter M E, Guth C (2012) *Chancen für das deutsche Gesundheitssystem.* Berlin Heidelberg: Springer Verlag.

Reiners H (2011) *Mythen der Gesundheitspolitik.* Bern: Verlag Hans Huber.

Repschläger U, Schulte C, Osterkamp N (2011) *Gesundheitswesen aktuell 2011. Beiträge und Analysen.* Düsseldorf: Barmer GEK.

Rosenbrock R, Gerlinger T (2009) *Gesundheitspolitik. Eine systematische Einführung.* Bern: Verlag Hans Huber.

Schlette S, Knieps F (Hrsg.) A. V. (2005) *Versorgungsmanagement für Chronisch Kranke. Lösungsansätze aus den USA und aus Deutschland.* Bonn Bad Homburg: KomPart Verlagsgesellschaft.

Stock J, Szecsenyi J (2007) *Stichwort: Qualitätsindikatoren.* Bonn Frankfurt a. M.: Komp-Art Verlagsgesellschaft.

4 Ethische Dilemmata im Gesundheitswesen

Lilia Waehlert

4.1 Problemstellung

In jüngster Zeit sind zahlreiche Missstände im deutschen Gesundheitssystem in den Blickpunkt der öffentlichen Diskussion gerückt. Fangprämien, also Honorare oder Sachleistungen an niedergelassene Ärzte, Apotheken oder andere Leistungserbringer zur Erlangung von Aufträgen oder Patienten sowie der Göttinger Organspendeskandal sind aktuelle Beispiele dafür (Berndt 2012; Hardenberg und Berndt 2012; Bohsem 2012a; o. V. 2012).

Werden Marktineffizienzen von Vertretern einer Unternehmens- oder Wirtschaftsethik als Berechtigungsgrund für die Bedeutung einer ethischen Betrachtung ökonomischer Marktzusammenhänge angesehen (Kötter 1994; Gerum 1991), erlangen diese im Gesundheitssystem besondere Brisanz: Gesundheit ist ein Gut, welches existentiellen Charakter haben kann und einen hohen Stellenwert in der individuellen und öffentlichen Betrachtung genießt. Als soziale Marktwirtschaft herrscht in Deutschland das Sozialstaatsprinzip vor, welches eine staatlich verfügte Gesundheitsversorgung nach Prinzipien des sozialen Ausgleichs beinhaltet (Kath 1992; SGB V § 1).[9] Die Frage einer gerechten Gesundheitsversorgung stellt in Deutschland somit einen wesentlichen sozialpolitischen Eckpfeiler dar.

Vor diesem Hintergrund ist zu diskutieren, wieso es unter Rahmenbedingungen einer gerechtigkeitsorientierten Gesundheitspolitik zu ethischen Dilemmata kommen kann.

Dieser Thematik widmen sich die nachfolgenden Ausführungen. Konkret geht es um die Beantwortung der folgenden Leitfragen:

1. Was sind die Gründe dafür, dass ethische Dilemmata im deutschen Gesundheitssystem existieren?
2. Wie lassen sich ethische Dilemmata lösen?

Zur Beantwortung der Frage nach den Gründen für ethische Dilemmata im deutschen Gesundheitssystem werden zunächst nach einer kurzen Darstellung des

---

9 So ist im Solidarprinzip der Ausgleich zwischen wirtschaftlich Leistungsfähigeren zu wirtschaftlich weniger Leistungsfähigeren oder aktuell Gesunden zu aktuell Kranken etc. explizit enthalten.

grundsätzlichen Ziels der Ethik Gründe aus philosophischer Sicht angeführt, die als Bedingung für ethische Dilemmata gelten können. In einem zweiten Schritt werden die Rahmenbedingungen, innerhalb derer die Marktakteure im deutschen Gesundheitssystem agieren, näher betrachtet und in ihren Effekten auf das Verhalten der Marktteilnehmer und in der Konsequenz für ethische Dilemmata beleuchtet.

Ganz im Sinne der Anwendungsorientierung der Betriebswirtschaftslehre werden dann in einem weiteren Schritt mögliche Lösungsansätze zur Auflösung derartiger Marktineffizienzen diskutiert.

4.2 Gründe für die Existenz ethischer Dilemmata aus philosophischer Sicht

Nach Aristoteles ist Ethik Teil der praktischen Philosophie, hat damit die Aufgabe, Handeln zu leiten, und wird folglich von ihrer Funktion für die Lebensführung betrachtet (Rohls 1991; Helferich 1992). Von ihrem Grundgedanken her soll Ethik damit dem Menschen nutzen. Als Lehre vom sittlichen Handeln (Schrey 1977) beschäftigt sich die Ethik mit der Wertbezogenheit von Handeln und den Maßstäben, die als moralisch gelten. Grundsätzlich kann man zwischen verschiedenen Richtungen der Ethik unterscheiden: die deskriptive Ethik beschreibt ethische Phänomene in der Realität. Die normative Ethik fragt nach verbindlichen, d. h. allgemeingültigen Normen und kommt damit der Aristotelischen Vorstellung einer praktischen Funktion der Ethik sehr nahe. Die Metaethik beschäftigt sich mit der Möglichkeit von Ethik überhaupt (Nußbaum 1995; Kutschera 1982; Pieper und Thurnherr 1998). Will man gesellschaftliche Zusammenhänge und Sachverhalte, wie das Verhalten von Marktakteuren, kritisch unter dem Gesichtspunkt der Ethik betrachten bzw. analysieren, so ist damit verbunden, über eine reine Beschreibung faktisch geltender Moralen hinauszugehen. Aus diesem Grund sehen viele Kritiker die deskriptive Ethik als einen Grenzfall an, da diese keinen Beitrag zur Lösung der praktischen Aufgabe der Ethik leisten kann (Kutschera 1982). Vor diesem Hintergrund kann als Kern der Ethik die von Kant formulierte Frage »Was soll ich tun?« (Kant 1998, S. 838) identifiziert werden. Aufgabe der Ethik ist es, Soll-Vorstellungen und Prinzipien des Handelns zu erarbeiten und diese kritisch dem So-Sein der Realität gegenüberzustellen (Pieper und Thurnherr 1998; Hermann 1992; Steinmann und Löhr 1994; Kreikebaum 1996).

Der Verweis auf ein Sollen lässt die Frage danach aufkommen, was als »gut«, »gerecht« oder erstrebenswert gelten kann. Zur Beantwortung dieser Frage sind im Laufe der Geschichte der Philosophie eine ganze Reihe höchst unterschiedlicher Antworten entwickelt worden, z. B. naturrechtliche, idealistische und lebensweltliche Ansätze, die sich in ihrem Freiheits- und Wahrheitsverständnis unterscheiden (Waehlert 2010). Hume als Vertreter einer idealistischen Ethik beispielsweise orientiert Moral am eigenen Lustgewinn (Hume 1976), Kant schwebt der pflichtbewusste Mensch vor, sodass allein die Gesinnung Grundlage für Moral sein kann (Kant 1998; Wuchterl 1990), Aristoteles als Beispiel für die naturrechtliche Ethik meint die rechte, d. h. gemäßigte Lebensführung (Helferich 1992; Rohls 1991), wohingegen Nietzsche und Sartre als Vertreter einer lebensweltlichen Ethik Moral an die Freiheit des Menschen ohne jeglichen metaphysischen Bezug binden (Nietzsche 1994; Sartre 1991; Wuchterl 1990). In der Metaethik wird die Vielfalt verschiedener Lösungen aufgegriffen und selbst wieder zum Wissenschaftsprogramm erhoben, indem diese nach der logischen und methodischen Begründbarkeit einer Ethik fragt. Als Leitidee und Zielsetzung der Ethik kann die Frage »Wie erkennen wir zuverlässig, wie wir richtig handeln müssen?« (Senn 2000, S. 279) formuliert werden und somit die Suche nach verbindlichen Handlungsmaßstäben und deren kritischer Reflexion als zentraler Gegenstand der Ethik charakterisiert werden (Kutschera 1982).

4.2.1 Das ethische Fundamentalproblem

Wenn Ethik die Wertgebundenheit von Handeln betrachtet, so ist damit gleichzeitig eine Kopplung an das handelnde Subjekt und seine Handlungsmotivation vorgenommen (Wright 1994; Schrey 1977). Diese Sichtweise ist die der individualethischen Perspektive.[10] Die Bindung von Werten an das Subjekt führt jedoch unmittelbar zum Problem, welcher Wert der richtige sein kann, d. h. allgemeine Verbindlichkeit erlangen kann. Beispielsweise würde man auf die Fragen: »Soll einer 75jährigen Patientin noch ein neues Hüftgelenk eingesetzt werden?«, oder »Darf es erlaubt sein, im Rahmen der Pränataldiagnostik Embryonen nach ihren genetischen Merkmalen auszuwählen?« eine ganze Reihe unterschiedlicher Antworten erhalten. Diese Problematik hat ihre Ursache in einem Wertepluralismus, welcher als vorherrschendes Paradigma in der wissenschaftlichen Debatte betrachtet werden kann und letztlich Ausdruck der Vielfalt philosophischer Ansätze ist.[11] Wertepluralismus führt folglich zum Problem, dass Werte unterschiedlich sind und somit nicht von einer Verbindlichkeit von Werten für alle ausgegangen werden kann.

Als einen möglichen Weg aus dem Dilemma des Wertepluralismus ist eine Lösung entwickelt worden, die auf Apel und Habermas, später Steinmann/Löhr und Ulrich zurückgeht und als diskursethischer Ansatz bezeichnet wird. Dieser zielt – kurz gesagt – darauf ab, ein Verfahren zu implementieren, welches die All-

---

10 Zum Begriff und der Abgrenzung der Individualethik zur Gesellschafts- oder auch Sozialethik vgl. den Sammelband von Pieper und Thurnherr 1998.

11 Die Entwicklung der Philosophie hin zum Wertepluralismus basiert auf der Bindung von Moral an das handelnde Subjekt und findet seinen Niederschlag in vielen modernen Ansätzen der Unternehmensethik, z. B. von Ulrich und Steinmann und Löhr (Ulrich 1994; Steinmann und Löhr 1994). Anzumerken sei, dass es selbstverständlich auch andere Ansichten hierzu gibt, wie sie z. B. in materialen Ethiken formuliert werden. Vgl. zur materialen Ethik Stegmüller 1987; Kreikebaum 1996. Grundsätzlich aber kann man feststellen, dass im Laufe der Entwicklung der Ethik ein Wegfall der Äquivalenz von Wahrheit und Werthaftigkeit und eine Hinwendung zu einem relativen Wertbegriff zu konstatieren ist (Waehlert 2010).

gemeinverbindlichkeit eines Wertes durch einen im Diskurs gefundenen Konsens herstellt (Steinmann und Löhr 1994; Ulrich 1987; Ulrich 1994; Wuchterl 1999; Nußbaum 1995). Werte sind in diesem Sinne nicht an sich richtig, sondern im Rahmen einer bestimmten gesellschaftlichen Gruppe. Diese Entwicklung ist eine logische Konsequenz aus der Annahme einer Werterelativität, die sich aus der Gebundenheit von Werten an die Motivstrukturen individueller Entscheidungsträger ergibt (Leist 1994) und somit die Allgemeingültigkeit von Werten nicht herstellen kann. Durch die Verlagerung der Allgemeingültigkeit auf ein Verfahren zur Herstellung derselben ist es möglich, zwar nicht-materielle Werte zu begründen, sich jedoch auf richtige im Sinne von akzeptierten Werten zu einigen. Die Ausrichtung eines Sollens wird folglich an den gemeinsam gefundenen Konsens darüber, was als »gut«, »gerecht« oder »richtig« zu gelten hat, geknüpft.

Mit dieser Sichtweise ist ein Perspektivenwechsel verbunden: Die Neuzeit der Philosophie lässt sich als eine Hinwendung der individualethischen Sicht zu einer sozialethischen Sicht der Ethik beschreiben, die sich an den gesellschaftlichen Zielen und Bedingungen von Handeln ausrichtet (Schweitzer 1996). Übertragen auf das Gesundheitssystem äußert sich die sozialethische Perspektive zum Beispiel in den zahlreichen politischen Diskussionen über die gerechte Verteilung der Gesundheitsversorgung, über Maßgaben an die Chancengleichheit in Bezug auf den Zugang zu Gesundheitsleistungen und die flächendeckende, wohnortnahe Versorgung in Deutschland, in gesetzlichen Regelungen, die als Rahmenbedingungen für die Akteure im Gesundheitsmarkt gelten oder auch Kosten-Nutzen-Bewertungen von Leistungen, Therapien oder Arzneimitteln, bei denen die Bewertung neuer Arzneimittel oder Therapien im Hinblick auf ihren medizinischen Nutzen im Mittelpunkt stehen. Das Finden solcher institutioneller Regeln, die gesellschaftlich legitimiert sind, ist somit Aufgabe der verschiedenen Organe des Gesundheitssystems, wie z.B. der Verbände und Vereinigungen, der Gesundheitsbetriebe oder unabhängigen Institute, und Gegenstand des öffentlichen Diskurses. Im Ergebnis führt dieser zu den gesetzlichen Rahmenbedingungen, die für alle Akteure im Gesundheitssystem in gleicher Weise gelten und an die sie gebunden sind.

Lässt sich folglich das Problem der individualethischen Perspektive, dass Werte relativ und abhängig sind von kulturellen, zeitlichen, räumlichen und persönlichen Präferenzen, durch eine konsensorientierte Perspektive lösen, taucht auf Ebene der sozialethischen Perspektive nun ein weiteres Problem auf: Dieses äußert sich darin, dass selbst dann, wenn es gelingt, einen Konsens darüber zu erzielen, was als »gute« Gesundheitsversorgung in Deutschland zu gelten hat, damit nicht sichergestellt werden kann, dass sich die Akteure auch tatsächlich an diesen Konsens halten (Wuchterl 1999). Dies ist das Problem jeder sozialethischen Perspektive.

Als typisches Beispiel kann der bereits erwähnte Organspendeskandal angeführt werden. In Deutschland existiert für die Organspende ein ausgeklügeltes System der Organspendevergabe, welches eine Trennung zwischen Organspende, Organverteilung und Organtransplantation vornimmt und diese im Transplantationsgesetz regelt. Ist die Deutsche Stiftung Organspende dafür zuständig, die Informationen über verfügbare Organe zu sammeln, ist die Organverteilung Aufgabe der Stiftung Eurotransplant, die eine Warteliste für alle Patienten der teilnehmenden europäischen Länder führt und die Organe nach festgelegten Kriterien an die Transplantationszentren verteilt. Als Kontrollorgan ist die Bundesärztekammer eingesetzt, die die Korrektheit der beteiligten Institute und des Verfahrens überprüft (Bundesministerium für Gesundheit 2012).

Hintergrund für die gesetzliche Regelung ist die Problematik, dass auf dem Organspendemarkt eine Steuerung der Akteure über den Preis nur schwer, bzw. mit unerwünschten Effekten machbar ist, folglich Marktineffizienzen vorliegen. Organe sind in Deutschland ein extrem knappes Gut, was eine optimale Allokation der Ressource Organ über den Preis verhindert. Zum Beispiel könnte die Folge sein, dass der Preis so hoch würde, dass es sich nur Menschen mit hohem Einkommen leisten könnten, ein Organ zu »kaufen«. Darüber hinaus sind Patienten, die ein Organ benötigen, in einer lebensbedrohlichen Situation, sodass Bedingungen einer rationalen Entscheidung nicht gegeben sind. Ebenso besteht eine hohe Intransparenz. Weder kann von rationalem Verhalten der Akteure ausgegangen werden, noch führte der Preismechanismus zu ausgleichenden Effekten im Sinne eines Einpendelns des Marktgleichgewichts zwischen Angebot und Nachfrage. Aus diesem Grund greift der Gesetzgeber regulierend ein, um neben ökonomischen Steuerungsmechanismen die gewünschten ethischen Steuerungsmechanismen zu implementieren, und entzieht damit die Organverteilung einem Austausch über den Preismechanismus.

Der Skandal um die Organspende hat jedoch gezeigt, dass es trotz eines nach ethischen Kriterien ausgerichteten Verfahrens der Organspendevergabe nicht ausgeschlossen werden kann, dass sich die Marktakteure nicht an das Verfahren halten. Das bedeutet, selbst wenn im Rahmen eines diskursiven Konsenses eine vernünftige Regel gefunden wurde, bedeutet dies nicht, dass die Marktakteure regelkonform agieren. An dieser Stelle fällt die Sozialethik folglich wieder auf die Individualethik zurück, und zwar in dem Sinne, dass jede Sozialethik auf eine Individualethik angewiesen ist (Schweitzer 1996; Waehlert 2010; Kettner 1994).

Diese Problematik kann in Analogie zum gesundheitsökonomischen Fundamentalproblem (▶ Kap. 4.3) als *ethisches Fundamentalproblem* bezeichnet werden. Es manifestiert sich darin, dass Individualethik und Sozialethik einander brauchen, beide jedoch an der jeweils anderen Perspektive scheitern können. Aus sozialethischer Sicht ist man mit dem Problem des Nichtbefolgens von ethisch vernünftigen Regeln konfrontiert, individualethisch mit dem Problem, welcher Wert der richtige ist. Insofern hat jede Ethik einen kontingenten Kern (Waehlert 2010), der sich darin äußert, dass Ethik nach Verbindlichkeit strebt, jedoch gebunden bleibt an den erkenntnistheoretischen Zweifel, dass Werte relativ sind und damit die Befolgung der Regeln vom Subjekt abhängig sind.

4.2.2 Individuelle Entscheidungsfreiheit und Opportunismus als Grundbedingung für ethische Dilemmata

Das ethische Fundamentalproblem identifiziert damit die Wurzel für ethische Dilemmata: und dies ist die individuelle Entscheidungsfreiheit. In Analogie zu von

Schweitzer, der verdeutlicht, dass eine Ethik nur dann sinnvoll gelebt werden kann, wenn diese Ableitungslücke zwischen Individualethik und Sozialethik akzeptiert wird und man anerkennt, dass Basis der Ethik das individuelle Leben ist, welches leben will (Schweitzer 1996), dann gelangt jeder ethische Ansatz unmittelbar zum Freiheitsbegriff. Denn letztlich handelt immer nur das einzelne Subjekt, unabhängig davon, welche Überzeugungen in einer Gesellschaft geteilt werden oder welche Regeln entwickelt wurden. Insofern führt die Auseinandersetzung mit der Ethik auf den Begriff und die Bedingungen der Freiheit zurück, sodass man sagen kann, dass die individuelle Entscheidungsfreiheit als Grundbedingung für die Existenz ethischer Dilemmata herangezogen werden kann und Ursache für das aufgezeigte ethische Fundamentalproblem ist.

Die individuelle Entscheidungsfreiheit als Grundbedingung für die Existenz von ethischen Dilemmata wird nun aus ökonomischer Sicht in folgender Situation interessant, nämlich immer dann, wenn der handelnde Akteur in einer Entscheidungssituation steht, in der er die Wahl hat, sich entweder eigennützig oder aber moralisch zu verhalten.

Bei der eigennützigen Entscheidungsalternative orientiert sich der Akteur an seinem eigenen Vorteil. Er entscheidet sich danach, was ihm den höchst möglichen Nutzen bringt. Dies entspricht dem Rationalprinzip, welches unter Knappheitsbedingungen dem ökonomischen Prinzip entspricht. Dieses besagt, mit knappen Mitteln den höchstmöglichen Nutzen (Maximumprinzip), bzw. einen gegebenen Nutzen mit den geringstmöglichen Mitteln zu erzielen (Minimumprinzip), oder aber ein möglichst günstiges Verhältnis zwischen Input und Output zu erzielen (Optimierungsprinzip, welches in seiner strengen Form als Gewinnmaximierungsprinzip interpretiert werden kann) (Wöhe 2008). Vor diesem Hintergrund lässt sich Eigennutz im Sinne des Erzielens von Konkurrenzvorteilen als vorherrschende Annahme über das »reale« Verhalten von Wirtschaftsakteuren charakterisieren. Der Markt wird als Set von gewinnmaximierenden Akteuren verstanden, deren vorrangiges Ziel der ökonomische Nutzen ist. Homann spricht in diesem Zusammenhang von Gefangenen-Dilemma-Strukturen, die typisch für Wettbewerb sind, und verweist damit auf den Umstand, dass Ziel und Gegenstand von Wettbewerb das Ausnutzen von Wettbewerbsvorteilen unter der Existenz von Informationsasymmetrie ist (Homann 1994).[12] Da die Akteure nicht wissen können, wie sich die anderen Marktteilnehmer verhalten, werden sie ihre Handlungsentscheidung am ökonomischen Prinzip im Sinne des Erzielens von Wettbewerbsvorteilen ausrichten. Dieser Umstand wird von manchen Vertretern einer Unternehmensethik gerade als Grund für die Notwendigkeit einer Ethik in der Ökonomie angeführt: Bei der Annahme eigennützig handelnder Akteure

---

12 Die Existenz von Informationsasymmetrie und die Auswirkung auf das Verhalten der Marktakteure werden in vielen Ansätzen der Betriebswirtschaftslehre thematisiert. Zu nennen sind hier die Neue Institutionen Ökonomie und spieltheoretische Ansätze, die das Entscheidungsverhalten von Akteuren unter Informationsasymmetrie untersuchen und entsprechende Anreizstrategien zu ihrer Lösung vorschlagen (Hayek 1945; Picot, Reichwald und Wigand 1996).

kann sich kein Marktgleichgewicht im Sinne des Gemeinwohls, wie es bei Adam Smith dargelegt ist (Smith 1976), einstellen, vielmehr verleitet Egoismus dazu, Gesetzeslücken auszunutzen oder Schwachstellen zum eigenen Vorteil zu nutzen, sodass Wettbewerb eine »Erosion von Moralstandards« (Steinmann und Löhr 1994, S. 28) inhärent ist.[13] Dies wird als Grund für die Notwendigkeit einer Unternehmensethik betrachtet: »Die Unternehmensethik lebt von der Ineffizienz eines gestörten Marktes« (Kötter 1994, S. 133).

Es kann aber auch sein, dass sich der Akteur nicht am eigenen Vorteil, sondern an anderen Kriterien orientiert. Im Falle des Gesundheitssystems kann es zum Beispiel ein Kriterium sein, dem Patienten helfen zu wollen. Als Beispiel für ein moralisches Ethos kann die Muster-Berufsordnung für Ärzte angeführt werden, in der der Arzt gelobt, bei Aufnahme seiner Tätigkeit sein Leben in den Dienst der Menschlichkeit zu stellen (MBO 2011). Hier steht folglich nicht der persönliche Nutzen, sondern ein altruistisches Motiv im Fokus. Die moralische Entscheidung kann dabei auf die Folgen bezogen sein (teleologische Ethik), auf die Handlung an sich (nur die Art und Weise, wie eine Handlung gewollt wird, d. h. die Mittel sind entscheidend) oder aber auf die Gesinnung (die Absicht muss gut sein, da Folgen unüberschaubar sind) (Kutschera 1982; Nußbaum 1995). Wertleitendes Handlungsmotiv ist hier folglich der gesellschaftliche Nutzen.

Im Glücksfall sind nun beide Entscheidungsalternativen miteinander zu vereinbaren. Problematisch wird die Entscheidungssituation dann, wenn die eigennützige und die moralische Alternative miteinander in Konflikt geraten, moralische und ökonomische Alternativen also zulasten der jeweils anderen Alternative gehen. Die unterschiedlichen Problemsituationen, in die moralische und ökonomische Alternativen geraten können, haben Homann und Blome-Drees im nachfolgenden Schaubild zusammengefasst.

In Anlehnung an Homann und Blome-Drees soll von einem ethischen Dilemma immer dann gesprochen werden, wenn sich die ökonomische Alternative zulasten der moralischen Alternative auswirkt und gemäß der Abbildung ein moralischer Konfliktfall vorliegt. Umgekehrt liegt ein ökonomisches Dilemma dann vor, wenn die moralische Alternative zulasten der ökonomischen Alternative wirkt.[14] Dies wäre also immer dann der Fall, wenn die Wahl zwischen ökonomischer und ethischer Entscheidung zugunsten moralischer Alter-

---

13 Zur Kritik an Adam Smith und anderen am Rationalprinzip orientierten Ansätzen vgl. Kreikebaum 1996; Steinmann und Löhr 1994, die verdeutlichen, dass diese letztlich gedanklich eine andere, dahinterstehende, nicht-egoistische Basis der Wirtschaft voraussetzen. Denn eigennütziges Verhalten wird dort als vernünftiges Verhalten interpretiert. Diese Gleichsetzung vernachlässigt aber die Tatsache, dass es unvernünftiges Verhalten gibt, als auch die Möglichkeit ethischer Reflexion.

14 Es sei an dieser Stelle angemerkt, dass es auch andere Sichtweisen für die Definition eines ethischen Dilemmas gibt. Vgl. hierzu z. B. Klimt o. J., der als ethisches Dilemma die Entscheidung zwischen zwei ethischen Alternativen sieht, bei der die eine zulasten der anderen Alternative geht.

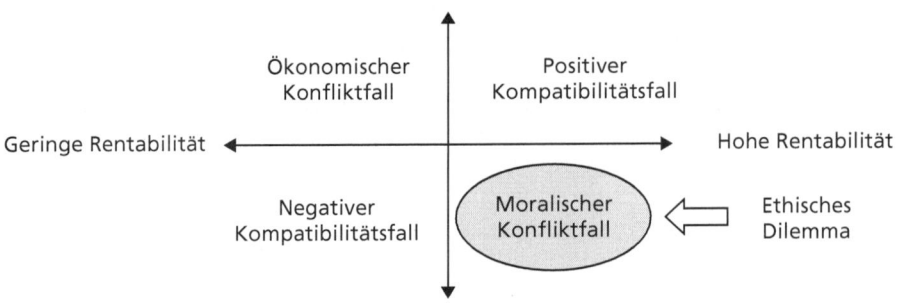

Abb. 4.1: Problemsituationen zwischen moralischer und ökonomischer Alternative nach Homann und Blome-Drees und Einordnung ethischer Dilemmata. Quelle: Homann und Blome-Drees 1992, S. 133 mit Ergänzung des Autors.

nativen ausfällt, im schlimmsten Fall zur Existenzbedrohung des Unternehmens führt.

Die Frage nach der Handlungsentscheidung in realen Situationen wird in der Betriebswirtschaftslehre in aktuell dominierenden Wissenschaftsdisziplinen, wie der Neuen Institutionen Ökonomie und der Spieltheorie thematisiert. Hier wird davon ausgegangen, dass Wirtschaftsakteure opportunistisch handeln (Williamson 1991; Picot, Reichwald und Wigand 1996) und damit die oben skizzierte Grundbedingung der individuellen Entscheidungsfreiheit vorausgesetzt. Dies lässt sich für das dargelegte Problem so interpretieren, dass Wirtschaftsakteure weder per se eigennützig noch per se moralisch handeln. Vielmehr ist in Situationen, in denen sich der einzelne Akteur entscheiden muss, mit beiden Verhaltensstrategien zu rechnen. Opportunismus ist wie auch die Annahme des homo oeconomicus als ein heuristisches Entscheidungskalkül zu verstehen, welches unter Wettbewerbsbedingungen hilft, das Verhalten anderer und das eigene Verhalten zu berechnen.

Wenn grundsätzlich mit beiden Verhaltensstrategien zu rechnen ist, stellt sich anschließend die Frage, was die Entscheidung zugunsten der einen oder anderen Alternative beeinflussen kann.

Hier ist zum einen das individuelle Wertesystem zu nennen. Dieses prägt sicherlich ganz entscheidend, wie ein Akteur sich verhalten wird. Insbesondere in tugendethischen Ansätzen, wie sie überwiegend in der amerikanischen Unternehmensethik favorisiert werden (Grabner-Kräuter 1997), wird das individuelle Wertesystem als entscheidend für das gute Verhalten betrachtet. In Anknüpfung an die Tugendethiken von Aristoteles und Platon, die für moralisches Handeln das Wissen um das Tugendhafte als relevant herausstellen, wird die Erziehung und Ausbildung zum zentralen Aspekt einer Ethik (Geyer 1996; Helferich 1992; Smith 1976). Dies folgt der Auffassung, dass ein Akteur, wenn er um das Gute weiß, auch die moralische Handlung wählen wird.

Natürlich ist die Argumentation zwingend, dass es nicht zu ethischen Dilemmata käme, wenn wir alle gute Menschen wären. Wie weiter oben gezeigt, kann jedoch bei Annahme individueller Entscheidungsfreiheit und Opportunismus nicht davon ausgegangen werden. Darüber hinaus entzieht sich die Ausbildung von Akteuren zur Tugendhaftigkeit der ökonomischen Analyse und kann allenfalls als Voraussetzung oder im Sinne des Herstellens von Rahmenbedingungen, die zu tugendhaftem Verhalten führen, in der Ökonomie diskutiert werden.

Neben dem individuellen Wertesystem ist noch ein weiterer Aspekt anzuführen, der Einfluss darauf hat, wie sich der Akteur verhalten wird. Die Umweltbedingungen oder auch situativen Bedingungen können als mindestens ebenso relevant angeführt werden. Dieses Argument ist in der unternehmensethischen Debatte als »ökonomisches Sachzwangargument« (Ulrich 1995, S. 6) bekannt und meint den Umstand, dass moralisches Verhalten kostet und die Marktteilnehmer es sich unter Wettbewerbsbedingungen nicht leisten können, moralisch zu handeln (Steinmann und Löhr 1994). Philosophische Anknüpfungspunkte hierfür finden sich bei Rousseau und Marx, die die Lebensbedingungen als prägend für das menschliche Verhalten herausstellen und damit die Gründe für oder gegen moralisches Verhalten in Lebensbedingungen verorten (Rousseau 1984; Marx 1975). Zwar ist der Mensch grundsätzlich frei, aber die Lebenspraxis wird von den wirtschaftlichen Verhältnissen geprägt.

Hieraus kann man ableiten, dass die situativen Bedingungen entscheidend dafür verantwortlich sind, ob sich die Marktakteure im Sinne der ökonomischen oder moralischen Alternative verhalten.

Aus diesem Grunde ist es zentral, die situativen Bedingungen im deutschen Gesundheitssystem näher zu betrachten und in ihrem Einfluss auf das Verhalten zu analysieren.

4.3 Merkmale und Rahmenbedingungen des deutschen Gesundheitssystems und ihre Auswirkungen auf ethische Dilemmata

Die Bedingungen im deutschen Gesundheitssystem sind durch das bekannte gesundheitsökonomische Fundamentalproblem zu beschreiben, welches sich verkürzt darin äußert, dass die Ausgaben für Gesundheit rapide angestiegen sind, die Einnahmen jedoch nicht im selben Verhältnis wachsen, sodass dem Gesundheitssystem immer weniger finanzielle Mittel zur Verfügung stehen (Breyer et al. 2005). So beliefen sich die Ausgaben für Gesundheit laut Statistischem Bundesamt für das Jahr 2001 auf 220,3 Mrd. Euro und für das Jahr 2010 auf 287, 3 Mrd. Euro (Statistisches Bundesamt 2012). Dies entspricht einem Anstieg an Gesundheitsausgaben im Zeitraum 2001 bis 2010 von ca. 30 %.

Die Kostenexplosion im Gesundheitssystem wird in der Regel auf höhere Kosten durch demografische Entwicklungen, also z. B. immer mehr ältere Menschen mit einer Zunahme multimorbider Erkrankungen, immer mehr Pflegebedürftige und einem Anstieg an Singlehaushalten mit Auswirkungen auf die Pflegeausgaben und schließlich technologische Entwicklungen zurückgeführt (Thiele 1997; Salfeld et al. 2008; Schulenburg 2007). Diese Faktoren führen vor dem Hintergrund der Arbeitsmarktsituation sowie sinkenden Einnahmen durch weniger Beitragszahler zur Problematik der langfristigen Finanzierbarkeit des Gesundheitssystems. Als Folge davon lastet ein zunehmender Kostendruck auf dem deutschen Gesundheitssystem, der sich in einem zunehmenden Wettbewerbsdruck auf die Leistungserbringer manifestiert.

Als Reaktion hierauf hat der Gesetzgeber eine ganze Reihe von Gesetzen erlassen, um die Ausgaben im Gesundheitssystem zu begrenzen (Berger und Stock 2007). Der Gesundheitsmarkt kann als hochgradig regulierter Markt bezeichnet werden, der das Verhalten der Marktakteure, Leistungserbringer und Leistungsnachfrager, in Richtung Kostendämpfung steuern soll.

Auf Anbieterseite sind hier insbesondere die Vergütungssysteme zur Verhaltenssteuerung von Bedeutung. So werden im Krankenhausbereich seit 2004 nicht mehr tagesgleiche Pflegesätze als Vergütungsgrundlage herangezogen, sondern diagnosebezogene Fallpauschalen, sogenannte Diagnosis Related Groups (DRG). Beim DRG-System handelt es sich um ein fallgruppenbasiertes Klassifikationssystem, bei dem eine feste Pauschale für eine bestimmte Diagnose gezahlt wird. Dazu werden einzelne Fälle nach medizinischen Kriterien, wie der Hauptdiagnose, möglicher Nebendiagnosen oder nach Schweregraden der Erkrankung einer Fallgruppe zugeordnet. Der Erlös ermittelt sich dabei über einen zugrunde liegenden Basisfallwert, der mit einem Kostengewicht multipliziert den tatsächlichen Erlös ergibt (Zweifel et al. 2009; Neubauer et al. 2010). Die Vergütung von Krankenhäusern über feste Pauschalen für eine Diagnose hat zur Folge, dass für Krankenhäuser starke Anreize gesetzt werden, die Kosten für den Aufenthalt eines Patienten zu reduzieren. Dies bedeutet einerseits, dass Anreize bestehen, nur das notwendige Maß an Leistungen durchzuführen und andererseits die Länge des Patientenaufenthaltes, die sogenannte Verweildauer, zu verkürzen. Betrachtet man hierzu die Datenlage zur Entwicklung der Verweildauer, so lässt sich dieser Effekt bestätigen: lag die durchschnittliche Verweildauer im Jahr 1994 noch bei 12 Tagen, so befand sich 2011 ein Patient nur noch durchschnittlich 7,7 Tage im Krankenhaus (Gesundheitsberichterstattung des Bundes 2012). Vergleicht man diesen Wert mit der gesonderten Entwicklung der Verweildauer im Vorsorge- und Rehabilitationsbereich, in welchem noch nach tagesgleichen Pflegesätzen vergütet wird, so stellt man fest, dass sich die Verweildauer hier praktisch nicht verändert hat: im Jahr 2000 lag sie bei 25,8 Tagen, im Jahr 2010 bei 25,4 Tagen (Deutsche Krankenhausgesellschaft 2012). Diese Zahlen verdeutlichen eindrucksvoll, dass die Art der Vergütung starke Auswirkungen auf das Verhalten der Anbieter hat. Neben Effekten einer Fehlsteuerung im Leistungsangebot im Sinne einer Über- oder Unterversorgung und der Problematik, dass Kliniken, die ihre Kosten nicht über die Erhöhung von Fallzahlen ausgleichen können und dadurch in ökonomische Schwierigkeiten geraten können (Czap 2010), werden durch eine fallpauschalartige Vergütung Anreize gesetzt, die Kosten bei der Leistungserstellung zu reduzieren und gleichzeitig die Fallzahlen zu maximieren.[15]

Ähnliches findet sich auch im ambulanten Bereich. Hier erfolgt die Vergütung seit 2009 über sogenannte Regelleistungsvolumina, die die abrechenbare Menge an Leistungen pro Arzt festlegen und somit einer Mengenbeschränkung gleichkommen. Für diese festgelegte Menge erhält der Arzt die volle Vergütung. Liegt er über seinem Regelleistungsvolumen, so wird er abgestaffelt vergütet (KBV 2010). Die Vergütung wiederum wird über ein zugrunde liegendes Punktwertesystem, den sogenannten Einheitlichen Bewertungsmaßstab, ermittelt, der die Leistungen in ihrem Verhältnis zu anderen Leistungen definiert und hierfür Punktewerte festlegt. In den Punktwerten enthalten ist der ökonomische Aufwand, der mit einer Leistung verknüpft ist (KBV 2012a). Damit soll den unterschiedlichen Kosten einer Praxis Rechnung getragen werden. Dies zeigt sich entsprechend in den Daten zur Honorarverteilung im ambulanten Bereich, bei der beispielsweise ein Radiologe mit hohen Praxiskosten auf ein jährliches Honorar von durchschnittlich 388.200 Euro kommt, wohingegen ein Neurologe bei durchschnittlich 157.000 Euro jährlich liegt (KBV 2012b). Die Leistungen selbst sind dabei zu Pauschalen zusammengefasst, für die – ähnlich wie im stationären Bereich – eine feste Vergütung vorgegeben ist. Für den Arzt ist die Anzahl an Leistungen pro Quartal folglich nicht interessant, da er nur bis zu einer bestimmten Menge pro Patient/Fall vergütet wird und Mehrleistungen nicht zu proportionalen Mehreinnahmen führen. Mit dieser Form der Vergütung hat der Gesetzgeber Verhaltenseffekte im Sinne einer angebotsinduzierten Nachfrage, womit die Ausweitung der Leistungsmenge aufgrund eigener Interessen des Arztes gemeint ist (Breyer et al. 2005), unterbunden und somit die gewünschten Kostendämpfungseffekte erzielt. Das Honorarsystem im ambulanten Bereich setzt Anreize dafür, den Aufwand bei der Leistungserbringung (z.B. durch Reduktion der Dauer des Patientengesprächs) zu reduzieren.

Umgekehrt werden auf Seiten der *Nachfrager* nach Gesundheitsleistungen durch das gesetzliche Versicherungssystem starke Anreize gesetzt, sich nicht kosteneffizient zu verhalten (Berger und Stock 2007). Durch das Sachleistungsprinzip und die Bezahlung einer Versicherungsprämie unabhängig von der in Anspruch genommenen Leistung durch den Patienten findet eine Entkopplung von Preis und Leistung statt (Czap und Waehlert 2011), d.h. eine Aushebelung einer Preissteuerung von Angebot und Nachfrage. In der Folge führt das gesetzliche Versicherungssystem zu den in der Literatur beschriebenen Phänomenen des Moral Hazard und der Adverse Selection. Moral Hazard hängt eng mit dem dargestellten opportunistischen Verhalten zusammen und bezieht sich auf Vertragsbeziehungen. Unter Bedingungen von Informationsasymmetrie, die sich darin äußert, dass die Vertragspartner über die eigenen Fähigkeiten, Absichten und

---

15 Diese Thematik wird auch in der Öffentlichkeit stark diskutiert. Siehe hierzu z.B. den Beitrag von Bohsem 2012b.

Leistungen besser informiert sind als ihr Gegenüber, beschreibt moral hazard das Risiko, dass ein Vertragspartner sein Verhalten zu Lasten des anderen ändert (Breyer et al. 2005). Übertragen auf das Versicherungsverhältnis zwischen Krankenkasse und Versicherungsnehmer/Patient führt der Versicherungsschutz zu einer Erhöhung der Nachfrage nach Gesundheitsleistungen (Schulenburg und Greiner 2000; Berger und Stock 2007). Auch dies lässt sich anhand der Zahlenlage bestätigen: so steigen die jährlichen Arztkontakte in Deutschland an und liegen zurzeit bei 18 Arztkontakten pro Patient und Jahr (Barmer GEK 2010). Dies hat seine Ursache zum einen in der Preiselastizität der Nachfrage (Breyer et al. 2005). Diese ist im Falle eines vollständigen Versicherungsschutzes gleich Null. Dies liegt aber auch daran, dass die Finanzierungsverantwortung durch das gesetzliche Versicherungssystem aufgehoben ist, da die Behandlung des Patienten und die Bezahlung dafür voneinander abgekoppelt sind (Berger und Stock 2007). Es besteht für die Nachfrager nach Gesundheitsdienstleistungen folglich kein Anreiz, sich kosteneffizient zu verhalten, sondern im Gegenteil, Gesundheitsdienstleistungen überdurchschnittlich hoch in Anspruch zu nehmen. Dabei kann davon ausgegangen werden, dass dieser Effekt umso deutlicher ausfallen wird, je umfassender der Versicherungsschutz ist.

Der Fall der Adverse Selection bezeichnet das Problem, dass dem Prinzipalen (also der Versicherung) die Leistung (hier die Gesundheit) des Versicherungsnehmers nicht bekannt ist (Hajen et al. 2006; Berger und Stock 2007). Als Folge davon wird sich der Prinzipal in der Vertragsbeziehung dahingehend absichern, dass er dem Versicherungsnehmer nur eine durchschnittliche Belohnung anbieten wird. Es kommt zu einer Negativauslese: insbesondere die Versicherungsnehmer werden eine Vertragsbeziehung eingehen, die eine schlechte Gesundheitsentwicklung erwarten und die Versicherungsnehmer, die ihre gesundheitliche Entwicklung positiv einschätzen, werden tendenziell keinen Vertrag wählen, sich nur grundversichern oder gar austreten (Berger und Stock 2007). Dies entspricht der Prämienkalkulation im Rahmen der privaten Krankenversicherungen: diese ermitteln die Prämien auf Basis des Durchschnittsrisikos ihrer Versicherten. Geht man davon aus, dass vermehrt Versicherungsnehmer in die Versicherung eintreten, die eine hohe Krankheitsanfälligkeit erwarten, schlägt sich dies in der Berechnung der Versicherungsprämien nieder, die Prämien werden sich verteuern.

Die Beispiele verdeutlichen, dass der Gesetzgeber durch die Vergütung im Gesundheitssystem und das bestehende Versicherungssystem eine Reihe von Anreizen induziert hat, die erheblichen Einfluss auf das Verhalten der Anbieter und Nachfrager von Gesundheitsleistungen haben. Man kann aus diesem Grunde von *systeminduzierten Anreizen* sprechen, die zum Teil beabsichtigte, zum Teil jedoch nicht beabsichtigte Verhaltenswirkungen haben. Diese Anreize treffen auf eine hohe Informationsasymmetrie zwischen nahezu allen Parteien: Leistungserbringern, Kassen, Patienten bzw. Nachfragern. Die Intransparenz in einem komplexen Markt erhöht die Problematik unbeabsichtigter Handlungsfolgen oder nicht rationalen Verhaltens, da Folgen entweder nicht bewusst, nicht beabsichtigt oder nicht kalkulierbar sind. So ist es dem einzelnen Nachfrager nach Gesundheitsleistungen unter Umständen gar nicht bewusst, dass er durch sein Verhalten die Kosten für die Allgemeinheit erhöht. In Bezug auf das Vergütungssystem sind ebenfalls nicht intendierte Nebeneffekte die Folge. Zwar findet, wie beschrieben, eine Kostenreduktion statt, diese wirkt jedoch auch in Richtungen, die der Gesetzgeber nicht intendiert hat. Durch den Druck, die Kosten zu reduzieren, kommt es zum Beispiel zu einer Ausweitung von Leistungen, die sich lohnen und einer Reduktion von Leistungen, die sich nicht lohnen (Scheppach et al. 2011). Dies führt dazu, dass abrechnungsfähige oder lukrative Leistungen maximiert werden und für diese Leistungen der eigene Leistungsanteil ausgedehnt wird. Bei Leistungen, die hohe Kosten verursachen (z. B. bei komplizierten, aufwendigen Fällen, für die keine besondere Vergütung existiert), ist tendenziell zu vermuten, dass solche Fälle eher vermieden oder abgeschoben werden. Konkret kann das Vergütungssystem dazu führen, dass Patienten eher vom ambulanten in den stationären Bereich verwiesen werden oder wiederum früher aus dem Krankenhaus in Nachsorgeeinrichtungen entlassen werden, um die Herstellkosten zu reduzieren. Dieses Verhalten wird mit der Strategie des »Cost-Shiftings« bezeichnet, die das »Abschieben« von solchen Patienten auf angrenzende Sektoren meint, die schlechte Deckungsbeiträge liefern oder besonders aufwändig sind (Oberender und Heissel 2001). Es kann davon ausgegangen werden, dass diese Tendenz umso höher sein wird, je größer der Kostendruck ist, der im Gesundheitssystem herrscht.

Ebenso kann vermutet werden, dass Leistungen, die z. B. Selbstzahlerleistungen sind, deutlich mehr angeboten werden. Es kommt in der Folge zu Verlagerungseffekten in den Erlösstrukturen der Leistungsanbieter. Geringere Einnahmen durch gesetzliche Regelungen werden durch Einnahmen aus anderen Quellen kompensiert. Das Verhindern einer angebotsinduzierten Nachfrage durch die Beschränkung von Leistungsmengen kann so zu einer »neuen« angebotsinduzierten Nachfrage und damit zu einer Verlagerung der angebotsinduzierten Nachfrage auf z. B. den Selbstzahlermarkt führen. Ist dies eine Tendenz, die vor dem Hintergrund knapper finanzieller Ressourcen sicherlich ein Weg sein kann, um die Finanzierbarkeit des Gesundheitssystems weiter zu gewährleisten, führt dies jedoch auch dazu, dass Leistungen angeboten werden, deren medizinischer Nutzen unter Umständen nicht erwiesen oder gegeben ist und als Über- oder Fehlversorgung interpretiert werden muss. Da primäre Gesundheitsdienstleistungen, also die unmittelbare Dienstleistung am Patienten, einen starken Anteil an Vertrauenseigenschaften aufweisen (Berger und Stock 2007),[16] wird der Patient bereit sein, diese auch anzunehmen. Auch zu berücksichtigen ist, dass Patienten mit höherem Einkommen bevorzugt werden. Dies wiederum führt zur Diskussion einer Zwei-Klassen-Medizin (Bartens 2009).

Als Folge der dargestellten Bedingungen im Gesundheitssystem hat eine Managementkultur Einzug in das Gesundheitssystem gefunden. Dies äußert sich zum Beispiel in neuen Berufsgruppen (Kodierfachkräfte, Controller) und Änderungen

---

16 So können Produkte und Dienstleistungen anhand verschiedener Eigenschaften charakterisiert werden: man unterscheidet Such-, Informations- und Vertrauenseigenschaften, die in der Regel alle bei einem Produkt vorkommen, jedoch in unterschiedlicher Ausprägung (Meffert et al. 2008).

im Rollenbild von Ärzten (der Arzt als Mediziner und Manager) (Schmidt-Rettig 2007), der Einführung von Kostenrechnungssystemen und Controllinginstrumenten in Kliniken oder der gezielten Schulung von Ärzten im Hinblick auf ökonomische Kompetenzen. Ebenso finden sich erste Ansätze für eine leistungsorientierte und erfolgsabhängige Vergütung angestellter Ärzte (Böhmann 2012) und sind damit Ausdruck einer zunehmenden Kosten-, Leistungs- und Wettbewerbsorientierung im Gesundheitssystem.

Als Schlussfolgerung kann die These formuliert werden, dass die vorherrschenden Bedingungen im Gesundheitssystem zu einer zunehmenden Ökonomisierung des Gesundheitssystems im Sinne eines »ökonomischen Imperialismus«(Nutzinger 1994, S. 204) führen. Aus diesem Grunde kann angenommen werden, dass damit eine Verschiebung des medizinischen Ethos zugunsten eines ökonomischen Ethos einhergeht, sodass mit einer Zunahme ethischer Dilemmata im deutschen Gesundheitssystem zu rechnen ist.

Wie die Darstellung der Bedingungen im deutschen Gesundheitssystem gezeigt hat, werden durch regulierende Maßnahmen eine Reihe von systembedingten Anreizen gesetzt, die einen ökonomischen Imperialismus unterstützen und im Hinblick auf die *moralische* Handlungsalternative als *Fehlanreize* interpretiert werden müssen. Es ist davon auszugehen, dass Akteure in Entscheidungssituationen sich unter diesen Bedingungen tendenziell *eher* an ökonomischen als an moralischen Kriterien orientieren.

4.4 Lösungsansätze

Vor diesem Hintergrund stellt sich die Frage nach den Lösungsmöglichkeiten ethischer Dilemmata. Sinnvoll erscheint eine Auflösung ethischer Dilemmata in der Art, dass es zu positiven Synergien zwischen ethischer und ökonomischer Alternative kommt. Im Sinne Homanns geht es folglich um das Herstellen positiver Kompatibilitätsfälle (▶Kap. 4.2.2), bei denen moralische und ökonomische Alternative sich nicht gegenseitig behindern, sondern verstärken. Eine Gegenreaktion im Sinne einer Verstärkung ökonomischer Dilemmata wäre vor dem Hintergrund der aufgezeigten Ökonomisierung des Gesundheitssystems sicher der falsche Weg. In diesem Falle käme die Ethik einer »Domestizierung« (Ulrich 1991, S. 193) der Ökonomie gleich (Ulrich 1994; Kreikebaum 1996) und wird im Zweifelsfalle eher zu Widerständen und noch mehr ethischen Dilemmata führen. Eine Lösung ist aus diesem Grunde eher dann wahrscheinlich, wenn moralische und ökonomische Alternativen zusammenwirken.

Konkret lassen sich zur Auflösung ethischer Dilemmata zwei Wege unterscheiden: Zum einen gibt es die Möglichkeit, auf Ebene der Spielregeln solche Regeln und Kontrollmechanismen zu implementieren, die die Akteure, die sich gegen die Regeln verhalten, bestrafen, und solche Akteure, die die Regeln einhalten, belohnen. Dies ist der Lösungsweg, der z. B. von Homann vorgeschlagen wird

(Homann 1994). Mögliches Umsetzungsbeispiel wäre die Neuregelung der Honorarverteilung im ambulanten Bereich in der Form, dass die Punktewerte zugunsten der sprechenden Medizin verändert werden, d. h. nicht nur die Kosten als Grundlage für die Punkteverteilung herangezogen werden, sondern in gleicher Weise qualitätsbezogene Kriterien, wie die für den Patienten wichtige Betreuung durch den Arzt oder die Kooperation mit anderen Leistungserbringern.

Eine andere Möglichkeit, welche bereits angedacht und teilweise auch umgesetzt wird, würde darin bestehen, den Patienten stärker an den Kosten der eigenen Gesundheitsversorgung zu beteiligen und bei kostenbewusstem Verhalten Beiträge zurückzuerstatten, wie es in der privaten Krankenversicherung üblich ist. Dies wird jedoch nur dann die gewünschten Effekte bringen, wenn gleichzeitig Informationsasymmetrien abgebaut und mehr Transparenz im System geschaffen wird. Überlegungen, auch den gesetzlich Versicherten eine Kostenaufstellung ihrer erfolgten Behandlung zur Verfügung zu stellen, bilden eine Möglichkeit hierzu.

Zu bedenken ist jedoch das in Kapitel 4.2.1 aufgezeigte ethische Fundamentalproblem, dass jede Sozialethik auf eine Individualethik angewiesen ist. Dies bedeutet, dass Lösungsmöglichkeiten, die auf Ebene der Spielregeln angesiedelt sind, immer auch darauf angewiesen sind, dass der einzelne Akteur sie einhält und vernünftige Einsicht für moralisches Handeln zeigt.

Aus diesem Grund ist ein zweiter Weg, der in der unternehmensethischen Debatte vorgestellt worden ist, bedenkenswert: dieser ist auf Ebene der Akteure angesiedelt und betrifft somit die »Spielzüge« (Homann 1992, S. 79). Vertreter dieser Lösungsmöglichkeit, zu nennen sind insbesondere Ulrich sowie Steinmann und Löhr, sehen in der Selbstverantwortung der Akteure den Weg, zu einer Integration von Markt und Moral zu gelangen (Ulrich 1991; Steinmann und Löhr 1994) und rekurrieren damit auf das Problem, dass jede Regel auch die Bereitschaft zur Einhaltung dieser Regel voraussetzt. Wieland macht deutlich, dass unter komplexen Bedingungen traditionelle Steuerungsmechanismen wie Kontrolle, Hierarchie etc. an Effizienz verlieren und dafür zunehmend weiche Steuerungsfaktoren wie Moral und Vertrauen von Bedeutung sind und insofern als Substitute fungieren (Wieland 2001).

Dieser Gedankengang verweist auf einen grundsätzlichen Aspekt, der für die Frage einer Lösung ethischer Dilemmata wichtig ist: In komplexen Strukturen mit einer Vielzahl von Akteuren, Interessen und Zielen versagen übliche Kontroll- und Anreizmechanismen. Als Folge dessen eignen sich andere Mechanismen wie Moral oder Vertrauen mehr, um den komplexen Bedingungen gerecht zu werden. Sie sind effizienter, da die Kosten zur Überwachung und Kontrolle der Akteure bei Zunahme von Komplexität ebenfalls zunehmen, sodass sich die Frage nach einem effizienten Organisationsdesign stellt. Dies spricht stark dafür, zur Lösung ethischer Dilemmata auf die Selbstverantwortung der Akteure zu setzen und Anreizmechanismen zu finden, die Moral und Vertrauen befördern.

Wie gezeigt, bilden diskursethische Ansätze (Ulrich 1991; Steinmann und Löhr 1994) hier einen möglichen Lösungsweg, da sie individualethische und sozialethische Momente vereinen. Jede Unternehmensethik folgt einem bestimmten Ethikkodex, der die Spielregeln definiert. Die individualethische Komponente wird jedoch dadurch miteinbezogen, dass dieser Ethikkodex durch die Mitarbeiter anerkannt und dialogisch aufgebaut wird und somit die Bereitschaft, sich an die gemeinsam definierten Regeln zu halten, erhöht wird. Aus diesem Grunde steht bei dieser Alternative das Herstellen von Rahmenbedingungen im Vordergrund, die moralisches Verhalten belohnen oder befördern.

Als konkretes Beispiel kann das Einführen von Bonisystemen bei der Vergütung angestellter Ärzte herangezogen werden. Durch die gegebene Vergütungsstruktur im deutschen Gesundheitssystem besteht, wie gezeigt, für die Akteure ein hoher Anreiz, die Fallzahlen besonders lohnenswerter Leistungen zu steigern. Dieser Anreiz spiegelt sich in Bonisystemen in der Form wider, dass angestellte Ärzte einen Bonus in Abhängigkeit von der Menge der erbrachten Fälle erhalten. Wie der Organspendeskandal gezeigt hat, kann dies im negativen Falle dazu führen, die Fallzahlen durch unmoralische Methoden zu erhöhen. Eine Lösungsmöglichkeit könnte darin bestehen, wie es die Deutsche Krankenhausgesellschaft vorschlägt, für besonders lohnenswerte Leistungen eine Mengenbegrenzung durch z. B. ein festes Jahresbudget vorzusehen, um damit den unerwünschten Effekten einer übermäßigen Fallzahlerhöhung entgegenzuwirken (Hardenberg und Berndt 2012). Dies führt jedoch wiederum zu einer Erhöhung des Kostendrucks auf die Akteure und damit wieder zu einer Erhöhung der Wahrscheinlichkeit ethischer Dilemmata. Eine andere Lösungsmöglichkeit der Verknüpfung moralischer und ökonomischer Alternative könnte darin bestehen, angestellte Ärzte in Abhängigkeit von ihrer Erfolgsquote zu entlohnen, d.h. qualitative Anreize zu setzen. Wie beispielsweise Lindenthal et al. es vorschlagen, setzt sich das Gehalt eines Arztes bei dieser Variante aus einem erfolgsunabhängigen »Grundgehalt« X und einem erfolgsabhängigen Anteil zusammen (Lindenthal et al. 2004). Dabei ist der erfolgsabhängige Anteil aufgeteilt in einen variablen Anteil in Höhe von 100 – X und einem Bonus, der nur dann gewährt wird, wenn die Qualität der Patienten-

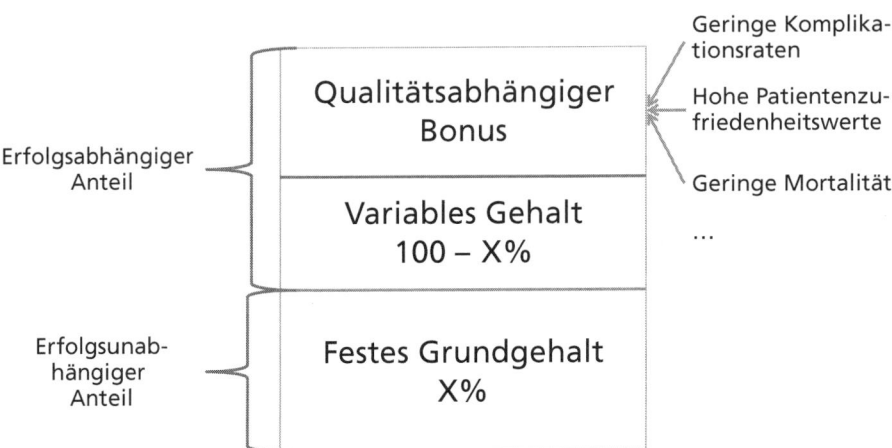

Abb. 4.2: Erfolgsabhängige Vergütung bei angestellten Ärzten. Quelle: eigene Erstellung in enger Anlehnung an Lindenthal et al. 2004, S. 134 mit Ergänzungen der Autorin.

behandlung sehr hoch war. Für die Qualitätsbeurteilung können dabei bekannte Qualitätskennzahlen, wie Komplikationsrate, Mortalität oder die Anzahl an Patientenbeschwerden herangezogen werden (Zapp 2010).

Solche Modelle erfordern in den Gesundheitseinrichtungen selbst einen organisatorischen und kulturellen Rahmen, der medizinisch-ethisches Verhalten ermöglicht und positive Anreize setzt. Waters verweist hier auf sogenannte »organizational blocks« (Waters 1991, S. 283), die moralisches Verhalten verhindern (Waters 1991; Steinmann und Löhr 1994). Beispielsweise führen stark ausgeprägte hierarchische Strukturen dazu, dass unter Umständen Handlungsalternativen ausgeführt werden, weil es angeordnet ist, selbst wenn sie gegen Regeln oder Moral verstoßen.

Ausgeprägte Hierarchien und strikte Rollen- und Entscheidungsmodelle sind typisch in Gesundheitseinrichtungen. Es bestehen große Abhängigkeiten des Personals von den vorgesetzten Chefärzten. Diese traditionellen Strukturen in Gesundheitseinrichtungen lassen somit großen Spielraum für Verhaltensweisen, die nicht durch moralische (natürlich auch ökonomische) Interessen, sondern durch personenbezogene Interessen geprägt sind und insofern abhängig sind vom Goodwill der Führungskraft. Eine Auflösung solcher Abhängigkeiten wäre z. B. in vom Chefarzt unabhängigen Ausbildungs- und Weiterbildungsstrukturen zu sehen.

Diese Problematik stark ausgeprägter Hierarchien wird in Kliniken noch dadurch verstärkt, dass auf Führungsebene unterschiedliche »Kultursysteme« aufeinandertreffen. Meist findet sich ein Führungsdreigestirn aus ärztlicher Leitung, kaufmännischer Leitung und pflegerischer Leitung, die unterschiedliche Interessen und Ziele haben (Schmidt-Rettig 2007). Langfristig kann ein Klima der Courage und Stärkung eigenverantwortlichen Handelns und eine Kultur der gegenseitigen Wertschätzung, eingebettet in ein gemeinsames, unternehmensethisches Grundprogramm, welches das Wertesystem der Einrichtung definiert und klare Regeln bei Fehlverhalten implementiert, zu einer Kompatibilität von ökonomischer und moralischer Alternative führen. Patientensicherheitssysteme (CIRS = Critical Incident Reporting Systems) sind technische Lösungen, um bei Vermutung von Fehlverhalten, welches die Patientensicherheit betrifft, anonym Meldung zu erstatten. Allerdings fördert ein solches anonymes System eine Kultur des Misstrauens; hier sind die Vorteile eines solchen Systems gegenüber den Nachteilen gut abzuwägen. Wie gezeigt wurde, sind gerade in komplexen Strukturen Moral und Vertrauen effiziente Mechanismen der Verhaltenssteuerung. Diese werden aber in einer Kultur der Misstrauensorganisation kaum vorkommen. Positive Effekte eines solchen Systems müssen folglich mit negativen Effizienzeffekten durch den Verlust von Moral und Vertrauen abgewogen werden. Weitere Implementierungsmöglichkeiten bieten sich in Form von Ethikabteilungen, Ombudsmannsystemen oder Mentorensystemen, die funktionierende Beispiele aus anderen Branchen sind und in gleicher Weise auf Gesundheitseinrichtungen übertragen werden können. Diese werden aber nur dann auf Akzeptanz stoßen, wenn sie in einem kulturellen Rahmen stattfinden, in dem Ethik nicht als Regulativ für eine »eigensinnig gewordene ökonomische Sachlogik« (Ulrich 1991, S. 193) auftaucht, sondern als grundsätzlich koexistierende Variante der Ökonomie.

Wesentlich hierbei ist es, dass bei diesen Maßnahmen nicht kurzfristige Ergebnisse zu erzielen sind. Prozesse des organisationalen Wandels sind langfristiger Natur und erfordern einen permanenten Lernprozess. Wie im Kapitel 4.2.2 gezeigt wurde, sprechen jedoch viele Argumente für die These, *dass sich eine Auflösung ethischer Dilemmata langfristig nur auf Ebene der Akteure vollziehen lässt.*[17] Denn jede Sozialethik ist darauf angewiesen, dass sich die Akteure an die gefundenen Regeln halten. Darüber hinaus sind Gesetze und Regeln zeit- und kontextbezogen und können die Fülle möglicher Zuwiderhandlungen nicht abbilden. Aus diesem Grund muss legales Handeln nicht gleichbedeutend mit legitimem Handeln sein, sodass sich moralisches Handeln immer auch an der Selbstverantwortung der Akteure in Auseinandersetzung mit ihrer Umwelt bemisst. Für Unternehmen ist aus diesem Grund die Legitimierung wirtschaftlicher Handlungsweisen in Bezug auf ihre Umwelt ein entscheidender Faktor (Ulrich 1991; Steinmann und Löhr 1994). Dies verdeutlichen Steinmann und Löhr, die aus diesem Grund auf den Legitimationszusammenhang zwischen unternehmerischer Freiheit einerseits und schrittweiser Legitimation andererseits verweisen, der auf eine Vereinheitlichung unternehmerischer und gesellschaftlicher Interessen abzielt (Steinmann und Löhr 1994). Auf individueller Ebene ist der einzelne Akteur gemeint, der in konkreten Handlungssituationen konkrete Entscheidungen treffen muss.[18]

Eine Auflösung ethischer Dilemmata kann dann erfolgen, wenn es gelingt, die Gleichzeitigkeit moralischer und ökonomischer Alternative als Ausdruck betriebswirtschaftlicher Rationalität zu verankern, ganz im Sinne Ulrichs, der von einer »neuen betriebswirtschaftlichen Vernunft« (Ulrich 1987, S. 6; Kreikebaum 1996) spricht. Wirtschaftliches Handeln ist in diesem Sinne erst dann rational, wenn sowohl die ökonomische als auch die moralische Dimension der Handlung in die Entscheidung einbezogen werden.

Eine derartige Rationalität, die auf die integrative Sicht von moralischer und ökonomischer Alternative setzt, lässt sich auch durch den Zweck von Gesundheitseinrichtungen begründen, der in der positiven Beeinflussung der Gesundheit des Patienten liegt (SGB V § 107 Abs. 1). Sie findet Ausdruck im Stakeholderansatz, der versucht, die verschiedenen Interessen eines Unternehmens zu berücksichtigen. Dies findet sich im Ansatz Ulrichs wieder, der eine Unternehmensethik vorschlägt, welche das Unternehmen in seiner ordnungs- und gesellschaftspolitischen Verantwortung sieht und in kritischem Dialog mit der Öffentlichkeit steht. Damit wandelt sich die Rolle von Unternehmen in Richtung einer gesellschaftsdienlichen, quasi-öffentlichen Institution (Ulrich 1987), bei der Stakeholder und das Unternehmen in einen Dialog treten mit dem Ziel, das unternehmerische Verhalten mit den Interessenlagen der Stakeholder abzustimmen und so zu einer Legitimierung unternehmerischen Handelns im Sinne der Lebensdienlichkeit zu gelangen.

---

17 Mit Akteursebenen sind dabei sowohl Unternehmen gemeint, aber auch die individuellen Entscheidungsträger innerhalb von Unternehmen. Erstere Ebene spricht die spezifische Perspektive der Unternehmensethik an, letztere die individualethische.

18 Dies wird leichter gelingen, wenn der einzelne Akteur im Sinne der Unternehmensethik in den Prozess der Wertefindung eingebunden wird.

4.5   Fazit

Zusammengefasst ist festzuhalten, dass das Gesundheitssystem nicht nur mit einem ökonomischen Fundamentalproblem konfrontiert ist, sondern auch mit einem ethischen. Dies äußert sich in einer Lücke zwischen individualethischem und sozialethischem Ansatz und manifestiert sich in der individuellen Entscheidungsfreiheit, Regeln zu brechen, Kompromisse über Bord zu werfen und Werte zu missachten. Hieraus resultiert die Annahme opportunistischen Verhaltens als anzunehmender Verhaltensstrategie von Wirtschaftsakteuren. Aufgrund der vorherrschenden Rahmenbedingungen im deutschen Gesundheitssystem kommt es zu einer Verschiebung des Wertesystems im Sinne eines ökonomischen Imperialismus, sodass mit einer Zunahme ethischer Dilemmata zu rechnen ist. Diese Tendenz wird durch systeminduzierte Anreize im deutschen Gesundheitssystem gefördert. Aufgrund der Lücke zwischen sozialethischer und individualethischer Perspektive ist eine langfristige Auflösung ethischer Dilemmata nur über die Stärkung der Selbstverantwortung der Akteure unter flankierenden institutionellen und organisatorischen Rahmenbedingungen möglich. Aufgrund der Komplexität des Gesundheitsmarkts und seiner Zusammenhänge werden traditionelle Steuerungsmechanismen an ihre Grenzen stoßen. Diese Problematik wird noch verstärkt durch hohe Informationsasymmetrien zwischen den Marktteilnehmern und einer Vielzahl unbeabsichtigter Handlungsfolgen. Es bedarf folglich einer ökonomisch und ethisch basierten (Um-)Steuerung des Gesundheitssystems im Sinne einer betriebswirtschaftlichen Vernunft auf Ebene der Handlungsakteure, die die moralische und ökonomische Alternative im Sinne positiver Kompatibilitätsfälle miteinander verbindet. Auf Ebene der Rahmenordnung bedarf es wettbewerbsfördernder und ethisch kompatibler Anreize und Regelungen, die dieses betriebswirtschaftlich vernünftige Verhalten fördern.

Abschließend ist anzumerken, dass eine weitere Erhöhung des ökonomischen Drucks auf die Akteure im Gesundheitsmarkt die aufgezeigte Problematik eher verschärfen wird. Maßnahmen zur Gegensteuerung erzeugen bei gleichzeitiger Dominanz der ökonomischen Perspektive in einem komplexen Marktgeschehen neue ethische Dilemmata, sodass eine langfristige Lösung nur durch die Bereitschaft zu einem offen geführten Dialog zwischen allen betroffenen Akteuren aus Politik, Ärzteschaft, Verbänden und von Patientenseite möglich erscheint.

Fragen zum Text

1. Welche möglichen Wege aus dem Dilemma des Wertepluralismus können als Lösung aufgezeigt werden?
2. Für welche bestimmten Verhaltensweisen von Marktakteuren ist der Organspendeskandal ein Beispiel?

3. Was veranlasst Vertreter der Neuen Institutionen Ökonomie und der Spieltheorie zu der Annahme, dass Akteure opportunistisch handeln?
4. Von welchen Akteuren taucht im ambulanten Sektor mit welcher Motivation opportunistisches Verhalten auf?
5. Auf welchen Wegen lassen sich ethische Dilemmata auflösen?
6. Diskutieren Sie bitte Vor- und Nachteile von Patientensicherheitssystemen (CIRS) im Kontext von verantwortlichem Handeln.

Literatur

Barmer GEK (2010) Arztreport 2010 (https://www.barmer-gek.de/barmer/web/Portale/¬ Versicherte/Rundum-gutversichert/Infothek/Wissenschaft-Forschung/Reports/¬ Reports_202010/Arztreport2010/Arztreport2010.html?w-cm=CenterColumn_¬ t305172&w-prv=search, Zugriff am 14.12.2012).

Bartens W (2009) Medizin mit dem Preisschild: Ständige Kosten-Nutzen-Berechnungen untergraben das ärztliche Ethos. In: Süddeutsche Zeitung, Nr. 13, 17./18.01.2009: S. 22.

Berger H, Stock C (2007) Grundlagen der Gesundheitsökonomie. In: Schmidt-Rettig B, Eichhorn S (Hrsg.) Krankenhausmanagementlehre. 1. Aufl., Stuttgart: Kohlhammer. S. 3–36.

Berndt Ch (2012) Arzt ohne Grenzen. In: Süddeutsche Zeitung, 68. Jhg., Nr. 184, Freitag, 10. August 2012: S. 3.

Böhmann D (2012) Bonuszahlungen für Fallzahlen? Wider die ökonomischen Determinanten ärztlichen Handelns. In: Forschung & Lehre 12/12, Saarwellingen. S. 992–993.

Bohsem G (2012a) Organspende-Betrug – Bahr will Kliniken schließen. In: Süddeutsche Zeitung, 28. August 2012, 68. Jhg., 35. Woche, Nr. 198: S. 1.

Bohsem G (2012b) In Deutschland wird so viel operiert wie nie. In: Süddeutsche Zeitung vom 8./9. Dezember 2012, 63. Jhg., 49. Woche, Nr. 281: S. 1.

Breyer F, Zweifel P, Kifmann, A (2005) Gesundheitsökonomie. 5. Aufl., Berlin: Springer.

Bundesministerium für Gesundheit (2012) Informationen zur Regelung der Organspende, der Vermittlungsentscheidung für Organe und Transplantation sowie zur Kontrolle und Überwachung. (http://www.bmg.bund.de/praevention/organspende/regelung-der-¬ organspende.html, Zugriff am 12.12.2012).

Czap H (2010) Erwartete Deckungsbeiträge von DRGs und Pfaden. In: Hentze J, Huch B, Kehres E (Hrsg.) Krankenhaus-Controlling. Konzepte, Methoden und Erfahrungen aus der Krankenhauspraxis. 4. Aufl., Stuttgart: Kohlhammer. S. 201–211.

Czap H, Waehlert L (2011) Strategic Decision Support System for Healthcare Institutions (SDSSHI): Need an Design-Considerations. In: International Transactions on Systems Science and Applications, Vol. 7, No. 1 / 2, November 2011: S. 1–9.

Deutsche Krankenhausgesellschaft (2012) Foliensatz Krankenhausstatistik (http://www.¬ dkgev.de/dkg.php/cat/62/aid/8693/title/Aktueller_Foliensatz_Krankenhausstatistik, Zugriff am 10.11.2012).

Gerum E (1991) Unternehmensethik und Unternehmensverfassung. In: Steinmann H, Löhr A (Hrsg.) Unternehmensethik. 2. Aufl., Stuttgart: Schäffer- Poeschel. S. 141–152.

Gesundheitsberichterstattung des Bundes (2012) Krankenhäuser und Vorsorge- oder Rehabilitationseinrichtungen (Anzahl und aufgestellte Betten, Pflegetage, Fallzahl, durchschnittliche Verweildauer in Tagen. (http://www.gbe-bund.de/oowa921-install¬ /servlet/oowa/aw92/dboowasys921.xwdevkit/xwd_init?gbe.isgbetol/xs_start_¬ neu/&p_aid=i&p_aid=60933620&nummer=581&p_sprache=D&p_indsp=-&p_¬ aid=22289722, Zugriff am 05.12.2012).

Geyer C F (1996) Philosophie der Antike. 4. neubearbeitete Aufl., Darmstadt: Primus Verlag.

Grabner-Kräuter S (1997) State of the art der amerikanischen Business-Ethics-Forschung. In: zfbf 49 (3/1997): S. 210–235.

Hajen L, Paetow H, Schumacher H (2006) Gesundheitsökonomie. Strukturen – Methoden – Praxisbeispiele. 3. Aufl., Stuttgart: Kohlhammer.

Hardenberg von N, Berndt Ch (2012) Organversagen, Süddeutsche Zeitung, Freitag, 10. August 2012, Nr. 184: S. 2.

Hayek von FA (1945) The Use of Knowledge in Society. In: American Economic Review, Nr. 4: S. 33–54.

Helferich Ch (1992) Geschichte der Philosophie. Von den Anfängen bis zur Gegenwart und Östliches Denken. 2. Aufl., Stuttgart: Metzler.

Hermann B (1992) Wirtschaftsethik – Stand der Forschung. In: Albach H (Hrsg.) Unternehmensethik: Konzepte – Grenzen – Perspektiven, Wiesbaden: Gabler. S. 1–33.

Homann K (1994) Marktwirtschaft und Unternehmensethik. In: Blasche S, Köhler WR, Rohs P (Hrsg.) Markt und Moral: die Diskussion um die Unternehmensethik. St. Gallener Beiträge für Wirtschaftsethik, Bd. 13, Bern: Haupt. S. 109–130.

Homann K (1992) Marktwirtschaftliche Ordnung und Unternehmensethik. In: Albach H (Hrsg.) Unternehmensethik: Konzepte – Grenzen – Perspektiven, Wiesbaden: Gabler. S. 77–92.

Homann K, Blome-Drees F (1992) Wirtschafts- und Unternehmensethik. Göttingen: Vandenhoeck & Ruprecht.

Hume D (1976) Untersuchung über die Prinzipien der Moral. Hamburg: Meiner.

Kant I (1998) Kritik der reinen Vernunft. Nach der ersten und zweiten Originalausgabe. Hamburg: Meiner Verlag.

Kath D (1992) Sozialpolitik. In: Vahlens Kompendium der Wirtschaftstheorie und Wirtschaftspolitik, Bd. 2, 5. Aufl., München: Vahlen. S. 405 ff.

KBV (2010) (Hrsg.) Honorarreform. Regelung zur Honorarverteilung ab Juli 2010. (http://¬daris.kbv.de/daris/doccontent.dll?LibraryName=EXTDARIS^DMSSLAVE&System¬Type=2&LogonId=5f6848311af045e3e638fc1fa5197ea6&DocId=003761436&Page¬=1, Zugriff 13.12.2012).

KBV (2012a) (Hrsg.) Einheitlicher Bewertungsmaßstab für ärztliche Leistungen. Berlin. (http://www.kbv.de/ebm2012/EBMGesamt.htm, Zugriff am 13.12.2012).

KBV (2012b) Grunddaten 2011 zur vertragsärztlichen Versorgung. Honorar je Arzt 2010 – gesamtes Bundesgebiet. (http://www.kbv.de/media/sp/Grunddaten_2011.pdf, Zugriff am 14.10.2013): S. 40.

Kettner M (1994) Rentabilität und Moralität. Offene Probleme in Karl Homanns Wirtschafts- und Unternehmensethik. In: Blasche S, Köhler W R, Rohs P (Hrsg.) Markt und Moral: Die Diskussion um die Unternehmensethik. St. Gallener Beiträge für Wirtschaftsethik, Bd. 13, Bern: Haupt. S. 241–267.

Klimt H (o.J.): Ethische Konflikte im Gesundheitswesen. (http://www.socialpolitik.org/¬docs/oldtag/2005/Kliemt%20Vortrag.pdf, Zugriff am 14.12.2012).

Kreikebaum H (1996) Grundlagen der Unternehmensethik. Stuttgart: Schäffer-Poeschel.

Kötter R (1994) Unternehmensethik – Ethik oder Theorie der Konfliktbewältigung?. In: Blasche S, Köhler WR, Rohs P (Hrsg.) Markt und Moral: die Diskussion um die Unternehmensethik. St. Gallener Beiträge für Wirtschaftsethik, Bd. 13, Bern: Haupt. S. 131–144.

Kutschera von F (1982) Grundlagen der Ethik. Berlin, New York: de Gruyter.

Leist A (1994) Metaethischer Nonkognitivismus und moralische Aufmerksamkeit. In: Apel KO, Kettner M (Hrsg.) Mythos Wertfreiheit? Neue Beiträge zur Objektivität in den Human- und Kulturwissenschaften. 1. Aufl., Frankfurt am Main, New York: Campus Verlag. S. 175–197.

Lindenthal J, Sohn St, Schöffski O (2004) Praxisnetze der nächsten Generation: Ziele, Mittelverteilung und Steuerungsmechanismen. Norderstedt: Books on Demand GmbH.

Marx K (1975) Frühe Schriften. Bd. 2. In: Lieber HJ (Hrsg.) Marx Werke. 2. Aufl., Darmstadt: Wissenschaftliche Buchgesellschaft.

MBO (2011) Musterberufsordnung für die deutschen Ärztinnen und Ärzte. (www.¬ bundesaerztekammer.de/downloads/MBO_08_20111.pdf, Zugriff am 14.12.2012).

Meffert H, Burmann Ch, Kirchgeorg M (2008) Marketing. 10. Aufl., Wiesbaden: Gabler.

Neubauer G, Ujlaki R, Beivers A (2010) Finanzmanagement in Krankenhäusern. In: Busse R, Schreyögg J, Tiemann O (Hrsg.) Management im Gesundheitswesen. Berlin Heidelberg, New York: Springer. S. 235–248.

Nietzsche F (1994) Also sprach Zarathustra und andere Schriften. Werke in drei Bänden, Bd. 2. Köln: Könemann Verlagsgesellschaft.

Nußbaum R (1995) Umweltbewusstes Management und Unternehmensethik: umweltbewusstes Management als Ausdruck erfolgsstrategischer und ethischer Rationalität. Bern, Stuttgart, Wien: Haupt.

Nutzinger HG (1994) Unternehmensethik zwischen ökonomischen Imperialismus und diskursiver Überforderung. In: Blasche S, Köhler WR, Rohs P (Hrsg.) Markt und Moral: die Diskussion um die Unternehmensethik. St. Gallener Beiträge für Wirtschaftsethik, Bd. 13, Bern: Haupt. S. 181–214.

Oberender P, Heissel A (2001) Die Beziehung der Leistungsanbieter 2010. In: Kreyher, VJ (Hrsg.) Gesundheits- und Medizinmarketing – Chancen, Strategien und Erfolgsfaktoren. Heidelberg: Hüthig Jele Rehm. S. 281–298.

o.V. (2012) Empörung über Fangprämien von Ärzten. In: Zeit online. (http://www.¬ zeit.de/gesellschaft/zeitgeschehen/2012–05/aerzte-kliniken-studie-praemien, Zugriff am 12.12.2012).

Picot A, Reichwald R, Wigand RT (1996) Die grenzenlose Unternehmung. 2. Aufl., Wiesbaden: Gabler.

Pieper A, Thurnherr U (1998) (Hrsg.) Angewandte Ethik. München: Beck.

Rohls J (1991) Geschichte der Ethik. Tübingen: Mohr Siebeck.

Rousseau JJ (1984) Diskurs über die Ungleichheit. Paderborn, München, Wien, Zürich: UTB/Schöningh.

Salfeld R, Hehner S, Wichels R (2008): Modernes Krankenhausmanagement. Berlin, Heidelberg, New York: Springer.

Sartre J-P (1991) Das Sein und das Nichts. Versuch einer phänomenologischen Ontologie. 1. Aufl. der Neuübersetzung, Reinbek bei Hamburg: Rowohlt.

Scheppach M, Emmert O, Schöffski M (2011) Pay for Performance (P4P) im Gesundheitswesen. Leitfaden für eine Einführung. Schriften zur Gesundheitsökonomie 19. Burgdorf: Herz.

Schmidt-Rettig B (2007) Leitungsstrukturen. In: Schmidt-Rettig B, Eichhorn S (Hrsg.) Krankenhausmanagementlehre. 1. Aufl., Stuttgart: Kohlhammer. S. 217–250.

Schrey H-H (1977) Einführung in die Ethik. Darmstadt: Wissenschaftliche Buchgesellschaft.

Schulenburg von JM, Greiner W (2000) Gesundheitsökonomik. Tübingen: Mohr Siebeck.

Schulenburg von JM (2007) Die Entwicklung der Gesundheitsökonomie. In: Schöffski O, Schulenburg J.-M. Graf v. d. (Hrsg.) Gesundheitsökonomische Evaluationen. 3. Aufl., Berlin/Heidelberg: Springer. S. 13–22.

Schweitzer von A (1996) Kultur und Ethik, Nachdruck der Sonderausgabe München 1990. München: Beck.

Senn M (2000) Ethik und Recht bei Kant und Spinoza. In: Hammacher K, Reimers-Tovote I, Walther M (Hrsg.) Zur Aktualität der Ethik Spinozas. Medizin/Psychiatrie – Ökonomik – Recht – Religion. Würzburg: Königshausen & Neumann. S. 279–316.

Smith A (1976) The Theory of Moral Sentiments. Oxford: Clarendon Press.

Statistisches Bundesamt (2013) Entwicklung der Gesundheitsausgaben in Deutschland (nominal) 2002 – 2011 in Milliarden Euro. Wiesbaden. (https://www.destatis.de/DE/Zah¬ lenFakten/GesellschaftStaat/Gesundheit/_Grafik/GesundheitsausgabenNominal.html, Zugriff am 08.11.2013).

Stegmüller W (1987) Hauptströmungen der Gegenwartsphilosophie. Bd. 2, 8. Aufl., Stuttgart: Kröhner.

Steinmann H, Löhr A (1991) Einleitung: Grundlagen und Problembestände einer Unternehmensethik. In: Steinmann H, Löhr A (Hrsg.) Unternehmensethik, 2. überarbeitete und erweiterte Aufl., Stuttgart: Schäffer-Poeschel. S. 3–32.

Steinmann H, Löhr A (1994) Grundlagen der Unternehmensethik. 2. Aufl., Stuttgart: Schäffer-Poeschel.

Thiele G (1997) Einleitung. In: Greulich A, Thiele G, Thiex-Kreye M (1997) Prozeßmanagement im Krankenhaus. 1. Aufl., Heidelberg: Decker. S. 3–9.

Ulrich, P (1987) Die neue Sachlichkeit oder: Wie kann die Unternehmensethik betriebswirtschaftlich zur Sache kommen? Forschungsstelle für Wirtschaftsethik an der Hochschule St. Gallen für Wirtschafts- und Sozialwissenschaften, Nr. 18, St. Gallen.

Ulrich P (1991) Unternehmensethik – Führungsinstrument oder Grundlagenreflexion? In: Steinmann H, Löhr A (Hrsg.) Unternehmensethik. 2. Aufl. Stuttgart: Schäffer-Poeschel. S. 189–210.

Ulrich, P (1994) Integrative Wirtschafts- und Unternehmensethik – ein Rahmenkonzept. In: Blasche S, Köhler WR, Rohs P (Hrsg.) Markt und Moral: die Diskussion um die Unternehmensethik. St. Gallener Beiträge für Wirtschaftsethik, Bd. 13, Bern: Haupt. S. 75–107.

Waehlert L (2010) Grenzen der Unternehmensethik. Ein sozialexistentialistischer Erklärungsansatz. Saarbrücken: Südwestdeutscher Verlag für Hochschulschriften.

Waters J A (1991) Catch 20.5: Corporate Morality as an Organizational Phenomenon. In: Steinmann, H, Löhr, A (Hrsg.) Unternehmensethik. 2. Aufl. Stuttgart: C.E. Poeschel. S. 281–300.

Wieland J (2001) Eine Theorie der Governanceethik. In: zfwu, 2/1 (2001): S. 8–33 (http://¬zfwu.de/fileadmin/pdf/1_2001/WielandHomann.pdf, Zugriff am 14.12.2012).

Williamson OE (1991) Comparative Economic Organization: The Analysis of Discrete Structural Alternatives. In: Administrative Science Quarterly, Nr. 36, 1991: S. 269–296.

Wöhe A (2008) Einführung in die Allgemeine Betriebswirtschaftslehre. 23. Aufl., München: Vahlen.

Wright von GH (1994) Normen, Werte, Handlungen. 1. Aufl., Frankfurt am Main: Suhrkamp.

Wuchterl K (1990) Grundkurs: Geschichte der Philosophie. 2. Aufl., Bern, Stuttgart, Wien: Haupt.

Wuchterl K (1999) Methoden der Gegenwartsphilosophie. 3. Aufl., Bern, Stuttgart, Wien: Haupt.

Zapp W (2010) (Hrsg.): Kennzahlen im Krankenhaus. Lohmar, Köln: Josef Eul Verlag.

Zweifel P, Breyer F, Kifmann M (2009) Health economics. 2. Aufl., Berlin, Heidelberg, New York: Springer.

5 Qualität und Wettbewerb – Die guten Leistungserbringer müssen profitieren!

Stefan Weber

5.1 Vorbemerkung

Die gesetzliche Krankenversicherung ist in den letzten 20 Jahren in regelmäßigen Abständen Gegenstand größerer oder kleinerer gesetzgeberischer Maßnahmen gewesen. Immer wieder wurde im Vorfeld solcher Maßnahmen die Ausgestaltung der wettbewerblichen Ordnung der gesetzlichen Krankenversicherung diskutiert und dann z. T. vom Gesetzgeber auch verändert[19]. Als Ziel einer Intensivierung des Wettbewerbs wird – neben der Verbesserung der Effizienz der Versorgung – vor allem die Verbesserung der Qualität der Versorgung genannt.

Im folgenden Beitrag soll das Thema Qualität und Wettbewerb näher beleuchtet werden. Im Hinblick auf den Wettbewerb ist dabei zu unterscheiden, wer miteinander in Konkurrenz steht: Zum einen stehen die gesetzlichen Krankenkassen in Konkurrenz um die Versicherten (sog. Versicherungsmarkt), zum anderen die Leistungserbringer in Konkurrenz um die Patienten (sog. Behandlungsmarkt). Des Weiteren stehen die Leistungserbringer im Rahmen der Versorgung der gesetzlichen Krankenversicherung im Wettbewerb um Leistungsverträge mit den Krankenkassen (sog. Leistungs- oder Vertragsmarkt) (Wasem und Geraedts 2011; Sachverständigenrat zur Begutachtung der Entwicklung im Gesundheitswesen 2012).

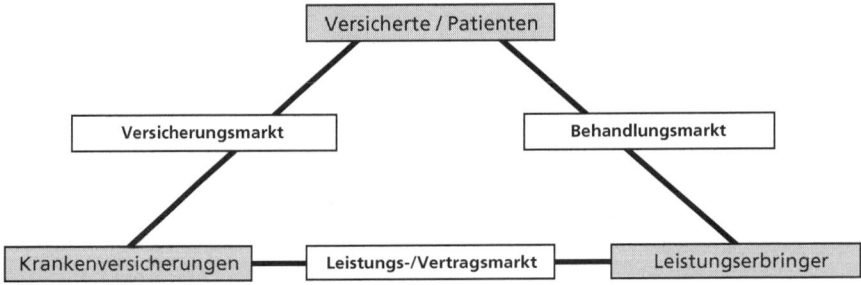

Abb. 5.1: Darstellung in Anlehnung an Wasem/Geraedts (2011), S. 6.

---

19 Es ist allerdings zu beobachten, dass bei den letzten gesetzlichen Maßnahmen die Stärkung des Wettbewerbs zwar in den politischen Statements zu Gesetzesvorhaben im Gesundheitswesen und auch in den Einleitungen zu den Gesetzesbegründungen einen wichtigen Punkt darstellt, dass aber in den konkreten Gesetzesmaßnahmen eine solche »Stärkung« bei nüchterner Betrachtung kaum zu erkennen ist.

Hier soll es schwerpunktmäßig um den Behandlungsmarkt und den Vertragsmarkt gehen. Allerdings sind die Märkte im »realen« Leben eng miteinander verknüpft, sodass auch der Versicherungsmarkt teilweise mit betrachtet werden muss.

Ein weiterer Aspekt, den es im weiteren in der Analyse zu beachten gilt, ist, dass bezogen auf das Thema »Qualität« unterschieden werden muss zwischen Regelungen, die Aspekte des Themas Qualität für alle Beteiligten einheitlich regeln (institutioneller Rahmen), und Aspekte, die Gegenstand des Wettbewerbs sein können.

Die wissenschaftliche Diskussion um die Ausgestaltung eines Qualitätswettbewerbs fokussiert sich dabei vor allem auf drei Aspekte, nämlich auf die Frage, ob und ggfs. wie Selektivverträge mit einer qualitätsorientierten Vergütung die Qualität der Versorgung verbessern können (»Pay for Performance« oder auch »P4P«) (Amelung und Zahn 2009; BQS 2012; Emmert 2008; Mehrotra et al. 2011; Sachverständigenrat zur Begutachtung der Entwicklung im Gesundheitswesen 2008b; Schrappe und Gültekin 2011). Des Weiteren wird gefragt, ob und wie erhobene Qualitätsdaten veröffentlicht werden und für die jeweiligen Nutzer, d. h. vor allem Patienten, aber auch Krankenkassen und Leistungserbringer (z. B. einweisende Ärzte), nutzbar gemacht werden können und welche Effekte die Veröffentlichungen haben (Sachverständigenrat zur Begutachtung der Entwicklung im Gesundheitswesen 2008b; Wasem und Geraedts 2011; Geraedts und de Cruppé 2011). Schließlich muss die Frage beantwortet werden, welche Qualitätsparameter erhoben werden (BQS 2012; Mansky 2011).

Der folgende Beitrag beschäftigt sich vor allem mit den ersten beiden Fragen. Er soll aufzeigen, dass Selektivverträge zwar ein geeignetes Instrument sind, um die Qualität zu verbessern. Unter den gegebenen Rahmenbedingungen können Selektivverträge hier aber keine relevante Wirkung entfalten. Darüber hinaus muss »gute« bzw. »schlechte« Qualität auch ihren Niederschlag im Vergütungssystem der Regelversorgung finden. Selektivverträge können dabei helfen, Qualitätsinitiativen rechtlich zu gestalten. Der Grundgedanke, Qualität wettbewerblich zu fördern, muss aber in der Regelversorgung angelegt sein. Des Weiteren soll aufgezeigt werden, dass Krankenkassen bei der Kommunikation der Qualität der Leistungserbringung eine wesentliche Rolle spielen können und müssen.

Bevor jedoch auf diese Punkte eingegangen wird, soll zunächst kurz dargestellt werden, was mit Qualität überhaupt gemeint ist bzw. gemeint sein soll und wie Qualität gemessen werden kann.

5.2   Qualität und deren Messung

5.2.1   Qualitätsbegriff

Der Qualitätsbegriff wird im SGB V mehrfach verwendet. So regelt § 2 Abs. 1 S. 3 SGB V, dass »*Qualität und Wirksamkeit der Leistungen dem allgemein anerkannten Stand der medizinischen Erkenntnisse zu entsprechen und den medizinischen Fortschritt zu berücksichtigen haben.*« Nach § 70 SGB V Abs. 1 S. 2 »*muss die Versorgung der Versicherten ausreichend und zweckmäßig sein, darf das Maß des Notwendigen nicht überschreiten und muss in der fachlich gebotenen Qualität sowie wirtschaftlich erbracht werden.*« Eine Definition bzw. Beschreibung des Begriffs »Qualität« findet sich nur an wenigen Stellen, z. B. in § 106a Abs. 2a Ziff. 3 SGB V, wonach Qualität die Übereinstimmung der Leistungen mit den anerkannten Kriterien für ihre fachgerechte Erbringung, insbesondere mit den in den Richtlinien des Gemeinsamen Bundesausschusses enthaltenen Vorgaben sei (Wünschmann 2010, S. 17).

In der Literatur wird deshalb auf allgemeine Qualitätsdefinitionen, z. B. die Definition der DIN EN ISO 9000[20] zurückgegriffen und dabei aber auch immer die Übertragbarkeit auf das Gesundheitswesen diskutiert. Weitgehend einig scheint man sich zu sein, dass die Qualität einer (medizinischen) Leistung nach den Dimensionen »Struktur-, Prozess- und Ergebnisqualität« betrachtet und beurteilt werden kann.

Strukturqualität meint dabei die im Zeitablauf relativ konstanten und für die Leistungserstellung notwendigen Ressourcen, konkret bezogen z. B. auf Arztpraxen und Kliniken die persönliche Qualifikation der Ärzte und des Personals sowie die Vorhaltung apparativer, technischer und räumlicher Ausstattungskapazitäten des Behandlungsorts (Burger und Nottinger 2011, S. 155), Prozessqualität bezieht sich auf alle Maßnahmen in der Leistungserbringung und den Versorgungsablauf, konkret die Prozesse, die in der Diagnostik, Therapie, Pflege oder Hotelversorgung eines Patienten durchgeführt werden (Burger und Nottinger 2011, S. 155). Mit Ergebnisqualität wird der Outcome, also die auf die medizinischen Interventionen zurückzuführenden Veränderungen des Gesundheitszustands beschrieben (z. B. die Verbesserung des Gesundheitszustands, Befinden und Lebensqualität der Patienten, eine Beschleunigung des Heilungsprozesses etc.) (Burger und Nottinger 2011, S. 156).

Auffällig in der gesamten Qualitätsdiskussion ist, dass die Kunden-/Patientenperspektive bislang eine untergeordnete Rolle spielt. Gerade in einem (auch) wettbewerblich organisierten System erscheint dies überraschend und auch nicht angebracht. Hier wird deshalb nachdrücklich dafür plädiert, auch im Gesund-

---

20 Diese beschreibt Qualität als »Vermögen einer Gesamtheit inhärenter Merkmale eines Produkts, eines Systems oder eines Prozesses zur Erfüllung von Forderungen von Kunden und anderen Parteien.«

heitswesen stärker mit einem kundenorientierten Qualitätsansatz zu arbeiten, der Qualität als die Fähigkeit definiert, die Erwartungen der Kunden zu erfüllen (Burger und Nottinger 2011; vgl. auch Buchholz 2011; Brinkmann et al. 2007; Klemperer 2009).

Die neue DIN-Norm 15224 – Dienstleistungen in der Gesundheitsversorgung – Qualitätssicherungssysteme greift diesen Gedanken erfreulicherweise prominent auf[21]. Die vom Deutschen Institut für Normung (DIN e.V.) entwickelte Norm legt Anforderungen an ein Qualitätsmanagementsystem fest, indem eine Organisation

- ihre Fähigkeit nachweisen muss, gleichbleibend Dienstleistungen der Gesundheitsversorgung zu erbringen, die sowohl die Anforderung der Kunden als auch anwendbare, gesetzlich festgelegte und behördliche Anforderungen und berufliche Standards erfüllen und
- beabsichtigt, die Kundenzufriedenheit durch die effektive Anwendung des Systems zu verbessern.

Eingeschlossen sind die kontinuierliche Verbesserung des Managementsystems, der Prozesse der Gesundheitsversorgung und der klinischen Prozesse und die Zusicherung, die Anforderungen hinsichtlich der Qualitätsmerkmale einzuhalten: das sind angemessene, richtige Versorgung; Verfügbarkeit; Kontinuität der Versorgung; Wirksamkeit und Effizienz; Gleichheit; evidenzbasierte/wissensbasierte Versorgung; auf den Patienten, einschließlich der körperlichen und geistigen Unversehrtheit ausgerichtete Versorgung; Einbeziehung der Patienten; Patientensicherheit und Rechtzeitigkeit sowie Zugänglichkeit.

Die DIN-Norm weist ein neues Qualitätsverständnis auf, das insbesondere die Kunden- und Patientenperspektive stärker in den Vordergrund rückt.

5.2.2 Messbarkeit von Qualität – Qualitätsindikatoren

Qualitätsmessung ist die quantitative Bestimmung der Qualität (Stuppardt 2011, S. 135). Dazu wird i. d. R. eine Reihe von sog. Qualitätsindikatoren herangezogen. Unter dem Begriff des Qualitätsindikators ist ein quantitatives Maß zu verstehen, das zur Bewertung der Qualität von Leistungsergebnissen, Strukturen und Prozessen im Gesundheitswesen Anwendung findet (Stuppardt 2011, S. 135). Zutreffend wird darauf hingewiesen, dass die Herausforderung in der Festlegung der Indikatoren darin begründet liegt, dass ein Indikator nie ein direktes Maß der Qualität sein könne. Indikatoren seien vielmehr eher Werkzeugkästen, mit

---

21 Die DIN-Norm 15224 wurde vom Technischen Komitee CEN/TC 362 »Projekt-Komitee – Qualitätsmanagementsysteme im Gesundheitswesen« unter Beteiligung deutscher Experten erarbeitet. Im Deutschen Institut für Normung e.V. war hierfür der Normenausschuss Medizin, Arbeitsausschuss »Qualitätsmanagementsysteme im Gesundheitswesen« zuständig.

denen die qualitative gesundheitliche Versorgung im Qualität- und Versorgungs-management bewertet werden könne und deren Gewinnung einerseits einen fachlich-wissenschaftlichen Konsens und andererseits statistisch-methodische Kompetenz und praktische Alltagsakzeptanz erfordere. Bei Qualitätsindikatoren handelt es sich also um gut messbare Parameter zur indirekten Abbildung spezifischer Qualität (Stuppardt 2011, S. 136).

Bei der Anwendung von Qualitätsindikatoren sind nach Stock und Szecsenyi (2007) folgende Aspekte zu beachten:

- Aus welcher Quelle kommen die Indikatoren? Hier ist zu beachten, dass letztlich für den effektiven Einsatz eines Indikators neben seiner fachlichen Herleitung (z. B. wissenschaftlich erstellte Indikatorensysteme) entscheidend ist, dass die in der Praxis beteiligten Akteure ihn auch als relevant empfinden (Stock und Szecsenyi 2007).
- Wie erfolgen Auswahl und Definition der Indikatoren, durch den Gesetzgeber oder durch den Konsens der beteiligten Leistungserbringer, oder sind die Krankenkassen in diese Entscheidung eingebunden? Wie werden die Zielwerte, beziehungsweise Referenzbereiche festgelegt?
- Wie wird die Messung durchgeführt? Damit ist die Frage der Erhebung und Auswertung der Daten angesprochen (Stock und Szecsenyi 2007; Porter und Guth 2012; Stuppardt 2011).
- In welcher Form erfolgt die Berichterstattung?
- Wie erfolgen die Bewertung des Ergebnisses und die Festlegung von Konsequenzen?

Insgesamt muss man feststellen, dass die Diskussion, aber auch die praktische Umsetzung von Qualitätsmessung in Form von Qualitätsindikatoren in den letzten Jahren erheblich an »Fahrt aufgenommen« hat (Mansky 2011). Nichtsdestotrotz kritisieren Porter und Guth (2012), dass in Deutschland keine wirklich umfassende Ergebnismessung existiere. Als wesentliche Gründe nennen Porter und Guth (2012) das mangelnde Engagement und Interesse der Krankenkassen am Thema Qualitätsmessung, die Annahme der Patienten, dass die Qualität der Leistungserbringer allgemein gut sei sowie darüber hinaus, dass es auch bei den Leistungserbringern wenig Anreize und Interesse gebe, die Ergebnisse zu messen (Porter und Guth 2012, S. 235).

Dieser Kritik am deutschen Gesundheitswesen kann man durchaus zustimmen, beschreibt sie doch sehr pointiert mögliche Ansatzpunkte zur Verbesserung des kritisierten Zustands. Bevor jedoch hierauf näher eingegangen wird, soll zunächst auf den aktuellen institutionellen Rahmen bezogen auf das Thema Qualitätssicherung eingegangen werden.

5.3 Maßnahmen der Qualitätssicherung und Qualitätsprüfungen (Institutioneller Rahmen)

Burger und Nottinger (2011, S. 159) bemerken zu Recht, dass auffalle, dass das Thema Qualitätssicherung im Gesundheitswesen ein vom Gesetzgeber verordnetes Thema sei, indem die Leistungserbringer (Ärzte, Krankenhäuser etc.) zur Umsetzung von Qualitätssicherungsmaßnahmen gesetzlich verpflichtet werden (Fischer und Jakob 2009; Kastenholz und Gruhl 2010; Pfeiffer 2011). Mit anderen Worten: Der Gesetzgeber scheint Qualität vor allem durch staatliche Regulierung sicherstellen zu wollen und nicht (auch) durch ein Wettbewerbssystem, das konsequent auf eine Verbesserung der Qualität ausgerichtet ist. Bevor dies und mögliche Alternativen diskutiert werden, sollen zunächst der im SGB V normierte institutionelle Rahmen für Maßnahmen der Qualitätssicherung und Qualitätsprüfungen kurz skizziert werden.

Maßgebliche Normen im SGB V finden sich im Neunten Abschnitt »Sicherung der Qualität der Leistungserbringung« des Vierten Kapitels des SGB V »Beziehungen der Krankenkassen zu den Leistungserbringern« in den §§ 135 ff. SGB V.

Die §§ 135, 137c, 137e SGB V i.V.m. den entsprechenden Richtlinien des Gemeinsamen Bundesausschusses gemäß § 92 Abs. 1 Satz 2 Nr. 5 SGB V befassen sich mit der Zulassung, Bewertung und Erprobung neuer Untersuchungs- und Behandlungsmethoden zu Lasten der gesetzlichen Krankenversicherung.

Nach § 135a Abs. 1 SGB V sind die Leistungserbringer zur Sicherung und Weiterentwicklung der Qualität der von ihnen erbrachten Leistungen verpflichtet. Die Leistungen müssen dem jeweiligen Stand der wissenschaftlichen Erkenntnis entsprechen und in der fachlich gebotenen Qualität erbracht werden. § 135a Abs. 2 SGB V regelt, dass Vertragsärzte etc. verpflichtet sind, sich an speziellen einrichtungsübergreifenden Maßnahmen der Qualitätssicherung zu beteiligen sowie einrichtungsintern ein Qualitätsmanagement einzuführen und weiterzuentwickeln (Wünschmann 2010).

§ 136 SGB V regelt die Aufgaben und Befugnisse der Kassenärztlichen Vereinigungen im Hinblick auf das Thema Qualität. Besonderes Augenmerk verdient hier § 136 Abs. 4 SGB V, wonach die Kassenärztlichen Vereinigungen zur Förderung der Qualität der Versorgung mit einzelnen Krankenkassen oder deren Verbänden unbeschadet der Regelungen der §§ 87a bis 87c SGB V gesamtvertragliche Vereinbarungen schließen können, in denen für bestimmte Leistungen einheitlich strukturierte und elektronisch dokumentierte besondere Leistungs-, Struktur- oder Qualitätsmerkmale festgelegt werden, bei deren Erfüllung die an dem jeweiligen Vertrag teilnehmenden Ärzte Zuschläge zu den Vergütungen erhalten. In den Verträgen ist ein Abschlag von den nach § 87a Abs. 2 Satz 1 SGB V vereinbarten Punktwerten für die an dem jeweiligen Vertrag beteiligten Krankenkassen und die von dem Vertrag erfassten Leistungen, die von den an dem Vertrag nicht teilnehmenden Ärzten der jeweiligen Facharztgruppe erbracht werden, zu vereinbaren, durch den die Mehrleistungen nach Satz 1 für die beteiligten

Krankenkassen ausgeglichen werden. Die Kassenärztlichen Vereinigungen könnten also über den § 136 Abs. 4 SGB V einen zur Umverteilung von Honoraren führenden Qualitätswettbewerb zwischen den Ärzten initiieren. Bislang haben die Kassenärztlichen Vereinigungen jedoch – mit Ausnahme der Kassenärztlichen Vereinigung in Bayern mit ihrer Qualitätsoffensive – von dieser Möglichkeit kaum Gebrauch gemacht (Wünschmann 2010).

§ 137 SGB V regelt die Befugnisse des Gemeinsamen Bundesausschusses zum Erlass von Richtlinien, die der Ausfüllung und dem Konkretisieren der gesetzlichen Vorgaben zur Qualitätssicherung und zum Qualitätsmanagement dienen sollen. So regelt z.B. § 137 Abs. 3 Satz 1 Nr. 4 SGB V die Befugnis des Gemeinsamen Bundesausschusses hinsichtlich der Vorgaben und Anforderungen an die von den Krankenhäusern alle 2 Jahr zu veröffentlichenden Qualitätsberichte (Hess 2011; Ballast 2011; Buchholz 2011; Fahlbusch und Nobmann 2011).

§ 137a SGB V regelt die Umsetzung der Qualitätssicherung und Darstellung der Qualität (Wünschmann 2010). Das in diesem Rahmen beauftragte AQUA-Institut (Szecsenyi 2011) hat folgende Aufgaben:

- Entwickeln von möglichst sektorübergreifend abgestimmten Indikatoren und Instrumenten für die Messung und Darstellung von Versorgungsqualität,
- Entwickeln der notwendigen Dokumentation für die einrichtungsübergreifende Qualitätssicherung,
- Beteiligung an der Durchführung der einrichtungsübergreifenden Qualitätssicherung und
- Veröffentlichung der Ergebnisse der Qualitätssicherungsmaßnahmen.

§ 137b SGB V überträgt dem Gemeinsamen Bundesausschuss die Aufgabe, alle für die Vertragsärzte und Krankenhäuser erforderlichen Qualitätsanforderungen festzulegen (Wünschmann 2010). § 137d SGB V regelt die Qualitätssicherung bei der ambulanten und stationären Vorsorge oder Rehabilitation. Die §§ 137f, 137g SGB V regeln die Strukturierten Behandlungsprogramme (Disease-Management-Programme), u.a. die an diese Programme zu stellenden Qualitätsanforderungen (Fahlbusch und Nobmann 2011). Regelungen für Heilmittel bzw. Hilfsmittel enthalten die §§138, 139 SGB V. Die §§ 139a, 139b SGB V schließlich regeln Einzelheiten zum Institut für Qualität und Wirtschaftlichkeit (IQiWG).

5.4 Qualität und Wettbewerb

5.4.1 Qualitätswettbewerb – Status Quo

Während die Regelungen zur Qualität auf der institutionellen Ebene sehr ausdifferenziert und detailliert sind, ist der Zusammenhang zwischen Wettbewerb und Qualität in den rechtlichen Rahmenbedingungen des SGB V nicht klar konzipiert und geregelt[22].

Die einzelnen Leistungserbringer stehen zwar, soweit sie das gleiche Leistungsspektrum abdecken, in Konkurrenz zueinander. Insofern sollte man eigentlich annehmen, dass die Leistungserbringer selbst ein großes Interesse haben müssten, gegenüber ihren »Kunden«, den Patienten, und auch den Krankenkassen, die als potenzielle Partner für Selektivverträge in Frage kommen, sowie auch gegenüber ihren jeweiligen Zuweisern (z. B. die Krankenhäuser gegenüber den einweisenden Ärzten) ihre Qualität transparent zu machen.

Solche Initiativen der Leistungserbringer sind jedoch nur zum Teil zu beobachten. Dies mag vielfache Ursachen haben. Zunächst werden nicht alle Leistungserbringer die Qualität ihrer Arbeit systematisch messen, bzw. messen können. Darüber hinaus haben natürlich die Leistungserbringer nur ein Interesse, die Ergebnisse ihrer Qualitätsmessungen zu veröffentlichen, wenn diese entsprechend gut ausfallen[23] (Neudam und Haeske-Seeberg 2011; Sichert 2010).

Schließlich bieten die Rahmenbedingungen wenig Anreize, sich im Wettbewerb durch eine entsprechende »Vermarktung« der eigenen Qualität zu differenzieren. Insbesondere die budgetorientierten Vergütungsregelungen im ambulanten und stationären Sektor belohnen es i. d. R. nicht (unmittelbar), wenn ein Leistungserbringer zu Lasten eines anderen Leistungserbringers Marktanteile gewinnt (Emmert 2008; Klusen et al. 2011).

Am ehesten sind deshalb umfangreichere Aktivitäten der Leistungserbringer im Hinblick auf die Kommunikation ihrer Leistungsfähigkeit und ihrer Qualitätsergebnisse da zu beobachten, wo ein hoher Anteil von privat versicherten Patienten oder Selbstzahler (z. B. auch ausländische Patienten) als Zielgruppe für

---

22 Wasem und Geraedts 2011, S. 4: »Seit Anfang der 90er Jahre des vergangenen Jahrhunderts ist Wettbewerb einer der zentralen Begriffe in den gesundheitspolitischen Diskursen geworden. Eine genaue Analyse zeigt allerdings rasch, dass hiermit bisweilen sehr unterschiedliche Konzepte verbunden sind. Entsprechend verschieden sind auch die praktischen Konsequenzen, die zur »Stärkung des Wettbewerbs« gefordert werden. Qualität wird regelmäßig als eines der Ziele angegeben, die mit Wettbewerb verfolgt werden sollen. **Der Link vom Wettbewerb zur Qualität bleibt dabei allerdings häufig unklar.**« (Hervorhebung durch Verfasser)

23 Man liegt sicherlich auch nicht falsch mit der Vermutung, dass selbst Leistungserbringer, die ihre Qualität messen und auch gute Ergebnisse erzielen, oft nicht die notwendigen Fähigkeiten und Ressourcen haben, die Qualitätsergebnisse für die Patienten und Zuweiser entsprechend aufzubereiten.

die medizinischen Leistungen in Frage kommt, oder wo die medizinischen Kernleistungen mit privat abzusichernden Zusatzleistungen verbunden sind. In diesen Fällen machen sich zusätzliche Patienten zugleich auch in Umsatzsteigerungen bemerkbar.

Auch die Patienten scheinen bislang überwiegend davon auszugehen, dass sie bei allen Leistungserbringern »gleich gute« Qualität bekommen (Porter und Guth 2012). Dies lässt sich auf mehrere Ursachen zurückführen: Zum einen werden die Patienten von den Leistungserbringern aufgrund deren zurückhaltender Kommunikation nicht mit dieser Thematik konfrontiert. Im Gegenteil wird in der öffentlichen Diskussion seitens der Politik, aber vor allem auch der die Leistungserbringer vertretenden Institutionen und Verbände (die alle Leistungserbringer, d. h. die »besseren« und die »schlechteren« Leistungserbringer vertreten müssen oder wollen) immer wieder suggeriert, dass es Qualitätsunterschiede bei den Leistungserbringern nicht gäbe, bzw. dass Deutschland ein durchgehend hohes Qualitätsniveau habe. Zum anderen dürften die Ursachen bei den Patienten selbst liegen, die – aus unterschiedlichen Gründen – die Auseinandersetzung mit der Thematik der unterschiedlichen Qualität der Leistungserbringer vermeiden (z. B. wird gerade bei den älteren Patienten der Glaube an den »Gott in Weiß« dazu führen, die Fähigkeiten der eigenen Ärzte gar nicht erst in Frage zu stellen.). Allerdings ist auch hier in den letzten Jahren zunehmend ein anderer Trend erkennbar. Das Interesse von Patienten an Bewertungsportalen für Leistungserbringer sowie an entsprechenden Printveröffentlichungen (z. B. Focus´ Ärzte- und Kliniklisten) zeigen, dass es durchaus ein wachsendes Bedürfnis der Patienten an Orientierung gibt und die Patienten über die Qualität der Leistungserbringer Informationen wünschen (Ballast 2011; Dierks 2009; Emmert 2008; Fischer und Jakob 2009; Geraedts und de Cruppé 2011; Klusen et al. 2011; Kofahl et al. 2009; Marstedt 2007; Nebling und Fließgarten 2009; Neudam und Haeske-Seeberg 2011; Porter und Guth 2012; Sachverständigenrat zur Begutachtung der Entwicklung im Gesundheitswesen 2012; Unterhuber und Wenning 2008; Wasem und Geraedts 2011; Wilkes 2012).

Seitens der Krankenkassen werden erst in den letzten Jahren zunehmend Initiativen ergriffen, das Thema Qualität der Leistungserbringung und der Leistungserbringer aufzugreifen. Zu nennen sind hier z. B. die Aktivitäten im Zusammenhang mit der Weißen Liste sowie das Engagement bei der Entwicklung von Qualitätsindikatoren und deren Integration in Verträge (Mansky 2011; Malzahn et al. 2011). Insgesamt spielt die Förderung der Qualität im Rahmen von Selektivverträgen aber immer noch eine untergeordnete Rolle. Dies liegt u. a. auch daran, dass Leistungserbringer, die höhere Qualitätsstandards und bessere Ergebnisse bieten, diese zu Recht[24] mit entsprechenden Vergütungsaufschlägen verknüpft haben wollen. Da Qualitätssteigerungen aber i. d. R. nicht sofort, sondern oft erst mittel- bis langfristig – wenn überhaupt – zu Einsparungen führen und

---

24 In der Regel sind Qualitätssteigerungen zunächst mit entsprechenden Investitionen verbunden.

diese zudem oft nur schwer nachweisbar sind, scheuen sich viele Krankenkassen vor einem entsprechenden vertraglichen Engagement.

Weiterhin muss eine Krankenkasse nach der Logik des morbiditätsorientierten Risikostrukturausgleichs darauf achten, dass ihre Ausgaben die Zuweisungen aus dem Risikostrukturausgleich nicht überschreiten. Vergütungsaufschläge für höhere Qualitätsstandards oder bessere medizinische Ergebnisse bedeuten zunächst einmal unmittelbar Mehrausgaben bei der Krankenkasse, da eine Refinanzierung über die Regelversorgung, z. B. über die Bereinigung i. d. R. nicht möglich ist. Sofern der Vertrag nicht auf die Kodierqualität abzielt, erhöhen sich auch die Einnahmen nicht automatisch. Gleichzeitig führen die Mehrausgaben für die Qualitätssteigerung nicht unmittelbar zu Einsparungen anderer Leistungsausgaben, sodass sich die Wettbewerbsposition der Krankenkasse zumindest kurzfristig verschlechtert. Oft wird es zwar so sein, dass die Investitionen in Qualität mittel- bis langfristig zu Einsparungen führen, die die Investitionen kompensieren. Diese sind aber nun einmal »unsicher«, während die Mehrausgaben »sicher« sind.

Hinzu kommt, dass Leistungserbringer ihr Verhalten nicht nur für die Patienten des Selektivvertragspartners ändern werden, sondern für alle Patienten, zumindest wenn sie die Qualitätsverbesserungen in ihre Standardprozesse integrieren. Dann würden aber die Investitionen der Leistungserbringer lediglich von einzelnen Kassen finanziert, profitieren würden hingegen – und um dies klarzustellen – richtigerweise alle Patienten. Nicht dieses Ergebnis ist nicht wünschenswert, sondern die jetzigen Rahmenbedingungen, insbesondere im Hinblick auf den morbiditätsorientierten Risikostrukturausgleich (Klusen und Pütz 2006; Roppel 2009; Wille et al. 2007), und das Vergütungssystem der Leistungserbringer, auf das später noch eingegangen wird.

Verschiedentlich wird vorgebracht, dass sich eine Investition der Krankenkassen in die Qualität der Leistungserbringung auch deshalb nicht lohne, weil diese Investition den Patienten, also den kranken Versicherten zugutekomme, während sich der Wettbewerb der Krankenkassen vor allem auf die gesunden und dann oft auch noch wechselbereiten Versicherten konzentriere. Diese würden aber davon ausgehen, dass die Behandlungsqualität der Leistungserbringer unabhängig von der Kassenzugehörigkeit gut sei. Zudem spiele für gesunde Versicherte die Qualität der Behandlung im Krankheitsfall und das Engagement der Krankenkasse im Hinblick auf die Versorgung eine untergeordnete Rolle. Die gängige Meinung begründet damit die Notwendigkeit des morbiditätsorientierten Risikostrukturausgleichs, der auch kranke Versicherte für die Krankenkassen zu »interessanten« Kunden machen soll (Cassel 2006).

Studien der SBK (Siemens-Betriebskrankenkasse) zeigen jedoch, dass es auch für gesunde Versicherte sowohl wichtig ist, welche Leistungen die Krankenkasse im Krankheitsfall gewährt, als auch wie sie im Krankheitsfall unterstützt und ob sie bei den Leistungserbringern qualitativ gut behandelt werden (Rheingold 2008). Mit anderen Worten: es findet sehr wohl ein Rückschluss von der Qualität der Krankenkasse auf die mögliche Behandlungsqualität der Leistungserbringer statt. Insofern würden sich Investitionen der Krankenkassen in die Qualität der Leistungserbringer durchaus lohnen.

5.4.2 Pay for Performance als Lösungsweg?

In den letzten Jahren ist die Frage, wie Qualität in der Versorgung gefördert werden kann, vor allem unter dem Stichwort »Pay for Performance« diskutiert worden. Pay for Performance bezeichnet eine erfolgs-, qualitäts- oder leistungsorientierte Vergütung und ist vor allem in den USA eine der bedeutendsten Entwicklungen der letzten Jahre (Amelung und Zahn 2009, S. 7; Klusen et al. 2011, S. 98). Es ist ein Konzept, das mit Hilfe von externen Anreizen versucht, eine Qualitätsverbesserung in der Gesundheitsversorgung zu erreichen (Klusen et al. 2011; Sachverständigenrat zur Begutachtung der Entwicklung im Gesundheitswesen 2008b). Nach *Amelung und Zahn (2009)* verknüpfen moderne Pay for Performance-Ansätze immer die Komponenten »erfolgsorientierte Vergütung« und »public reporting«, d. h. die Kombination von monetären und nicht monetären Anreizen (2009). Bezogen auf die Vergütung kann Pay for Performance als eine spezielle strategische Form der Vergütung verstanden werden (BQS 2012, S. 17). Pay for Performance-Verfahren koppeln die Vergütung von Versorgern im Gesundheitswesen an das von diesen erbrachte, durch Kennzahlen dargestellte Leistungsniveau. Durch differenzierende finanzielle Anreize sollen Versorger motiviert werden, ihre Versorgungspraxis im Hinblick auf Qualität und Effizienz des Gesundheitssystems nachhaltig und umfassend zu optimieren und weiterzuentwickeln.

Ein jüngst veröffentlichtes Gutachten des BQS-Instituts hat den Stand von Pay for Performance-Ansätzen im deutschen Gesundheitswesen untersucht (BQS 2012). Im Zentrum stand dabei die Evidenz und die Realisierung von Pay for Performance-Ansätzen sowie die Darlegung der Grundlagen für eine künftige Weiterentwicklung. Zusammenfassend wird festgehalten, dass Pay for Performance-Ansätze in einer Reihe von Projekten im Rahmen von Selektivverträgen in Deutschland erprobt werden (BQS 2012). Häufig arbeiten diese Projekte gleichzeitig mit nicht-monetären Anreizen, wie z. B. Edukation, Benchmark mit Feedback oder Public Reporting (BQS 2012). Die Wirksamkeit von Pay for Performance-Ansätzen im Sinne einer speziellen strategischen Form der Vergütung konnte aber auch in internationalen Studien nicht zweifelsfrei nachgewiesen werden (BQS 2012). Nichtsdestotrotz sehen die Gutachter die Hauptanwendungsbereiche von Pay for Performance-Ansätzen sowohl in der Förderung exzellenter Qualität und neuer Versorgungsstrukturen, als auch im Sanktionieren anhaltend defizitärer Versorgungsqualität (BQS 2012).

Festzuhalten bleibt aber auch, dass Pay for Performance-Ansätze, d. h. finanzielle Anreize für »gute« oder »bessere« Qualität, vor allem ein Thema von Selektivverträgen sind und auf dieser Ebene angewendet werden, bzw. angewendet werden sollen. Die Frage, inwieweit diese Einzug in die Regelversorgung halten sollen, wird weitgehend nicht diskutiert (für den Krankenhausbereich Mansky 2011).

5.5 Rahmenbedingungen für Qualitätswettbewerb – Selektivverträge

Schon mehrfach wurde angesprochen, dass die Krankenkassen Qualität nur sehr verhalten fördern. Hier wird insbesondere darauf verwiesen, dass man insbesondere die selektivvertraglichen Möglichkeiten dafür nutzen könnte. Im Grundsatz ist diese Position nachvollziehbar, trotzdem verkennt sie, welche Hürden im Detail selektivvertragliche Lösungen in der Praxis haben. Bevor diese kurz dargestellt werden, soll ein Überblick über die selektivvertraglichen Regelungen, insbesondere im ambulanten Bereich, gegeben werden.

5.5.1 Selektivvertragliche Regelungen

Das SGB V bietet eine ganze Reihe von Möglichkeiten, Vereinbarungen mit Leistungserbringern jenseits der Regelversorgung abzuschließen: Neben den Strukturverträgen nach § 73a SGB V und den strukturierte Behandlungsprogrammen nach § 137f SGB V (DMPs), die bereits einige selektivvertragliche Elemente enthalten, sind hier vor allem die Modellvorhaben, die besondere hausärztliche und fachärztliche Versorgung sowie die Integrationsversorgung zu nennen (Paquet 2011; Bogan 2012; Hensel 2010).

Nach § 63ff. SGB V können die Krankenkassen und ihre Verbände im Rahmen ihrer gesetzlichen Aufgabenstellung zur Verbesserung der Qualität und der Wirtschaftlichkeit der Versorgung Modellvorhaben zur Weiterentwicklung der Verfahrens-, Organisations-, Finanzierungs- und Vergütungsformen der Leistungserbringung durchführen oder nach § 64 vereinbaren. Bei Modellvorhaben kann von den maßgeblichen Vorschriften des SGB V etc. abgewichen werden. Im Rahmen von Modellvorhaben können Vereinbarungen mit Leistungserbringern geschlossen werden, die Spielräume sind relativ groß – allerdings sieht das Gesetz eine Befristung von 8 Jahren vor sowie gemäß § 65 SGB V eine wissenschaftliche Begleitung.

Nach § 73b SGB V haben die Krankenkassen ihren Versicherten eine besondere hausärztliche Versorgung (hausarztzentrierte Versorgung) anzubieten. Dabei ist sicherzustellen, dass die hausarztzentrierte Versorgung eine Reihe von Anforderungen, wie z. B. die Teilnahme der Hausärzte an strukturierten Qualitätszirkeln zur Arzneimitteltherapie etc., genügt, die über die vom gemeinsamen Bundesausschuss sowie in den Bundesmantelverträgen geregelten Anforderungen an die hausärztliche Versorgung nach § 73 SGB V hinausgehen. Kommen freiwillige Vereinbarungen zwischen Krankenkassen und den nach § 73b Abs. 4 S. 1 SGB V privilegierten Verbänden nicht zustande, kann durch ein entsprechendes Schiedsverfahren ein Vertrag erzwungen werden.

Nach § 73c SGB V können die Krankenkassen ihren Versicherten die Sicherstellung der ambulanten ärztlichen Versorgung durch Abschluss von Verträgen anbieten. Gegenstand der Verträge können Versorgungsaufträge sein, die sowohl die versichertenbezogene gesamte ambulante ärztliche Versorgung, als auch einzelne Bereiche der ambulanten ärztlichen Versorgung umfassen (Besondere ambulante ärztliche Versorgung).

Nach § 140a SGB V können die Krankenkassen abweichend von den übrigen Regelungen des 4. Kapitels des SGB V Verträge über eine verschiedene Leistungssektoren übergreifende Versorgung der Versicherten oder eine interdisziplinär-fachübergreifende Versorgung abschließen (Integrierte Versorgung). Die Verträge zur integrierten Versorgung sollen eine bevölkerungsbezogene Flächendeckung der Versorgung ermöglichen. Vertragspartner von integrierten Versorgungsverträgen können nach § 140 b Abs.1 SGB V Ärzte und Zahnärzte oder deren Gemeinschaften, Krankenhäuser, medizinische Versorgungszentren, Praxiskliniken etc., aber auch pharmazeutische Unternehmen und Hersteller von Medizinprodukten sein (Sachverständigenrat zur Begutachtung der Entwicklung im Gesundheitswesen 2012 und 2008a).

Des Weiteren können auf der Basis des § 136 Abs.4 SGB V von der Regelversorgung abweichende Vereinbarungen geschlossen werden.

5.5.2 Verbesserungspotenziale bei den selektivvertraglichen Regelungen

Das heutige System der Selektivverträge bietet weitreichende Möglichkeiten, mit den Leistungserbringern qualitätsfördernde Verträge zu schließen. Es gibt jedoch eine Reihe von Kritikpunkten an den aktuellen Regelungen.

5.5.2.1 Bürokratische Hürden für Selektivverträge

Selektivverträge sind ein Wettbewerbsinstrument. Insbesondere sollen dadurch Innovationen entstehen, bzw. gefördert werden. Die Anwendung des sehr formalistischen Vergaberechts (vgl. § 69 Abs.2 S.4 SGB V inVerbindung mit dem 4. Teil des GWB, § 73 Abs.3 Satz 3 SGB V) verträgt sich nur schwerlich mit einem Vertragsentstehungsprozess, der eine gemeinsame Entwicklung von Leistungserbringern und Krankenkassen vorsieht (Meyer-Hofmann et al. 2012).

Auch die mit dem Versorgungsstrukturgesetz – GKV – VStG eingeführte Pflicht, Verträge nach §§ 73c, 140a SGB V der zuständigen Aufsichtsbehörde vorzulegen und das Recht, diese Verträge zu beanstanden, sowie darüber hinaus die Verpflichtung, Verträge nach §§ 73b, 73c, 140a SGB V den Landesaufsichtsbehörden vorzulegen (vgl. § 71 Abs.4 Satz 2 bis 4, Abs.5 SGB V), sind bürokratische Innovationshindernisse, insbesondere auch, weil die zuständigen Aufsichtsbehörden die Wirtschaftlichkeit eines Vertrages dargelegt haben wollen. Das heißt aber, dass Qualitätssteigerungen ohne (vermutete) Einsparungen danach an sich nicht mehr vereinbart werden dürften. Schließlich lassen sich auch deutliche Unterschiede zwischen Bundes- und Landesaufsicht hinsichtlich der Zulässigkeit bestimmter Vertragsinhalte bei den Verträge nach §§ 73b, 73c, 140a SGB V feststellen.

5.5.2.2 Inkonsistenter Gesetzesrahmen

§ 73b SGB V sieht auf der Seite der Leistungserbringer ein faktisches Vertragsabschlussmonopol zugunsten eines bestimmten Vertragspartners vor. Dies widerspricht dem Wettbewerbsgedanken, da dieser gerade Vertragsabschlussfreiheit impliziert. Im Gegenzug macht auch hier, wie auch bei § 73c SGB V die Beschränkung auf wirtschaftliche Verträge keinen Sinn, zumindest wenn man auch Qualitätsverbesserungen fördern will.

Grundsätzlich kritisch ist auch, dass die Krankenhäuser nur bei Integrationsverträgen und Modellvorhaben als Selektivvertragspartner in Frage kommen und es keine anderen Möglichkeiten gibt, Krankenhäuser in das selektivvertragliche Geschehen einzubeziehen (Coenen et al. 2012; Göbel und Wolff 2012; Mohrmann und Koch 2011; Mohrmann und Koch 2013; Neubauer 2010; Sichert 2010).

5.5.2.3 Hürde Budgetbereinigung

Die nach den §§ 73b Abs. 7, 73c Abs. 6, 140d SGB V vorgeschriebene Budgetbereinigung in ihrer jetzigen Form ist ebenfalls eine Hürde für Selektivverträge. Bis Ende 2008 wurde der wettbewerbliche Suchprozess zumindest im Rahmen integrierten Versorgung dadurch gefördert, dass mit § 140d SGB V alt die Möglichkeit des pauschalierten Abzugs in Höhe von 1 % der Gesamtvergütung für die vertragsärztliche Versorgung und der Krankenhausrechnungen bestand (sog. Anschubfinanzierung) (Hensel 2010; Sachverständigenrat zur Begutachtung der Entwicklung im Gesundheitswesen 2008a). Heute unterliegen Selektivverträge in der vertragsärztlichen Versorgung den komplizierten und oft aufwendigen Bereinigungsverfahren mit den Kassenärztlichen Vereinigungen (Sachverständigenrat zur Begutachtung der Entwicklung im Gesundheitswesen 2012; Bogan 2012; Monopolkommission 2010). Diese Bereinigungsverfahren bergen zudem die Gefahr, dass nicht alle Leistungen, die jetzt über den Selektivvertrag erbracht und auch in der Regelversorgung erbracht worden wären, vollständig über die Bereinigung refinanziert werden können.

In den letzten Jahren wurde deshalb eine Reihe von Vorschlägen gemacht, entweder die Bereinigung zu vereinfachen (Sachverständigenrat zur Begutachtung der Entwicklung im Gesundheitswesen 2012), oder die Integrierte Versorgung auf anderem Wege finanziell zu fördern. Die Vorschläge reichen von einer Verlängerung bzw. Wiedereinführung und Aufstockung der Anschubfinanzierung über einen sog. Innovationsfonds (Greß 2010; Cassel et al. 2008a; Cassel et al. 2008b) bis hin zu einer befristeten Kreditfinanzierung (Sachverständigenrat zur Begutachtung der Entwicklung im Gesundheitswesen 2012). Alle diese Vorschläge sind dann sinnvoll, wenn es allein darum ginge, die Integrierte Versorgung zu fördern. Einen Qualitätswettbewerb setzen sie nur unvollständig in Gang, da die Förderung von bestimmten Projekten nur sehr selektiv Anreize setzt und insbesondere keine systematische Differenzierung zwischen Leistungserbringern, die »gute« Qualität und solchen, die »schlechtere« Qualität liefern, vorsehen. Solche Ansätze sollten deshalb (nur) ergänzend zu dem hier gemachten Vorschlag in Erwägung gezogen werden.

5.5.2.4 Risiko von zusätzlichen Ausgaben

Bereits erwähnt wurde das – auch aufgrund der unzureichenden Bereinigungs-regelungen – bestehende wirtschaftliche Risiko von Selektivverträgen. Kranken-kassen können mit Leistungserbringern Verträge, die eine über den Standard hi-nausgehende Qualität beinhalten, faktisch nur gegen eine zusätzliche Vergütung vereinbaren. Die Leistungserbringer, die in Qualität investieren, erwarten einen entsprechenden »Return on Investment«. Aus Krankenkassensicht lohnt sich ein solches Engagement selbst dann, wenn ein Teil der Vergütung über die Berei-nigung »refinanziert« werden kann, jedoch nur, wenn die Qualitätssteigerung mit entsprechenden Einsparungen verbunden ist. In der Regel ist dies aber zu-mindest nicht unmittelbar der Fall, sondern die möglichen Einsparungen liegen oft weit in der Zukunft. Da die Krankenkassen jedoch Mehrausgaben vor dem Hintergrund drohender Zusatzbeiträge möglichst vermeiden müssen, werden die Krankenkassen auch solche Verträge weitestgehend vermeiden – zumindest, wenn diese ein relevantes Volumen haben sollen. Unter den Bedingungen des Gesundheitsfonds, bzw. des morbiditätsorientierten Risikostrukturausgleichs, hat damit aber diese langfristige Perspektive bei den Krankenkassen erheblich an Bedeutung verloren.

5.6 Rahmenbedingungen für Qualitätswettbewerb: Verbindung von Regelversorgung (Kollektivvertragssystem) und Selektivverträgen

Um einen Wettbewerb um eine bessere Qualität in der Versorgung zu initiieren, müssen das Honorar- und Vergütungssystem in der Regelversorgung und die Selektivverträge anders als bisher enger miteinander verschränkt werden. Der Grundgedanke des folgenden Vorschlags ist, dass Wettbewerb mit dem Ziel von Effizienz-, aber vor allem Qualitätssteigerungen und damit eine Differenzierung zwischen »guten« und »schlechteren« Leistungserbringern auch in der Regelver-sorgung spürbar werden muss. Die auf institutionellem Weg festgelegten Quali-tätsstandards (▶ Kap. 5.3) können dabei als Mindeststandards gelten, d.h. diese müssen für alle Leistungserbringer gelten und sollten keine Differenzierung in der Vergütung auslösen. Das Instrument der Selektivverträge sollte dazu dienen, Projekte und damit Leistungserbringer zu fördern, die über die Mindeststandards hinaus investieren, indem diese durch eine bessere Vergütung belohnt werden und Leistungserbringer, die diese Investitionen nicht tätigen, Vergütungsanteile in der Regelversorgung verlieren.

Das aktuelle Vergütungssystem in der ambulanten Regelversorgung führt heute nämlich dazu, dass Ärzte, die eine nachweislich bessere Qualität bieten als der Durchschnitt, in der Regel das gleiche Honorar bekommen wie Ärzte mit durchschnittlicher oder unterdurchschnittlicher Qualität, da der EBM nur in sehr begrenztem Maße Qualitätszuschläge vorsieht. Die Kassenärztlichen Vereinigungen könnten zwar über den § 136 Abs. 4 SGB V einen zur Umverteilung von Honoraren führenden Qualitätswettbewerb zwischen den Ärzten initiieren. Bislang haben die Kassenärztlichen Vereinigungen jedoch von dieser Möglichkeit kaum Gebrauch macht (BQS 2012; Wünschmann 2010).

Gleiches gilt auch für den stationären Bereich. Auch hier ist die Vergütung nicht an die geleistete Qualität des einzelnen Krankenhauses geknüpft (Mansky 2011).

Ziel eines Honorierungssystems in der Regelversorgung muss es aber sein, Anreize für eine Verbesserung der Qualität im Regelsystem zu setzen. Konkret bedeutet dies eine Abkehr von Regelungen, die die Vergütung auf ein bundeseinheitliches »Mittelmäßigkeitsniveau« festschreiben. Als gedankliches Vorbild kann dabei die Vorschrift des § 136 Abs. 4 SGB V gelten. Diesem sind weitere Möglichkeiten an die Seite zu stellen, um eine qualitätsorientierte Umverteilung der Honorare zu gestalten. Dies kann über die Selektivverträge geschehen.

Konkret wird deshalb für den Bereich der ambulanten Versorgung folgender Weg vorgeschlagen: Wenn in Selektivverträgen nach §§ 73b, 73c und 140a SGB V Zuschläge an Qualitätskriterien, die über die definierten Qualitätskriterien und Versorgungsstandards in der Regelversorgung hinausgehen, bzw. sich von diesen spürbar und messbar unterscheiden[25], geknüpft werden, dann können diese Zuschläge im Sinne einer zusätzlichen Vergütung – anders als heute – zukünftig in die Bereinigung eingebracht werden. Damit ein solcher Wettbewerb um Qualitäts- und Versorgungsverbesserungen jedoch dauerhaft initiiert wird, wird die Bereinigung nicht nach den heutigen Regeln durchgeführt, sondern es wird – angelehnt an die bis zum 31.12.2008 geltende Anschubfinanzierung bei Integrierten Versorgungsverträgen – ein pauschaler Vorwegabzug in Höhe von z. B. bis zu 3 Prozent auf die Gesamtvergütung zugelassen (Cassel et al. 2008a)[26]. Dieser Vorwegabzug darf nur für Verträge verwendet werden, die höhere Anforderungen an die Struktur-, vor allem aber an die Prozess- und Ergebnisqualität vorsehen als die Regelversorgung. Um hier einen größtmöglichen Spielraum zu eröffnen, sollte keine fachgruppenspezifische Honorarbereinigung stattfinden.

Für Selektivverträge, die den genannten Kriterien nicht entsprechen, kann die 3 Prozent-Regelung nicht angewendet werden, hier gelten die bisherigen Bereinigungsregelungen. Die Selektivverträge, die der 3 Prozent-Regelung unterliegen, sind zwingend zu evaluieren. Die Ergebnisse der Evaluierung müssen spätestens 5 Jahre nach Vertragsstart vorliegen. Positiv evaluierte Verträge haben Anspruch darauf, dass der Gemeinsame Bundesausschuss die Übernahme in die Regelver-

---

25 Vgl. auch § 73b Abs. 2 SGB V
26 Die Höhe des Vorwegabzugs ist natürlich eine politische Entscheidung, die sich vor allem daran orientieren sollte, wie viele Prozentpunkte des Gesamtumsatzes in Qualitätsinnovationen investiert werden sollen.

sorgung prüft. Die Entscheidung über die Übernahme trifft der Gemeinsame Bundesausschuss.

Für den Bereich der stationären Versorgung ist ebenfalls wieder ein Vorwegabzug für Integrationsverträge, die Qualitätssteigerungen gegenüber der Regelversorgung vorsehen, in Höhe von max. 1 Prozent der Krankenhausrechnungen vorzusehen (Verträge nach §§ 73a und b SGB V betreffen die Krankenhäuser nicht).

Die gesetzliche Regelung könnte z. B. folgendermaßen aussehen:

§ 73 d SGB V
Förderung des Qualitätswettbewerbs

(1) ¹Zur Förderung der Qualität in der ambulanten Versorgung kann jede Krankenkasse jeweils Mittel bis zu 3 vom Hundert von der nach § 85 Abs. 2 an die Kassenärztliche Vereinigung zu entrichtenden Gesamtvergütung einbehalten, soweit die einbehaltenen Mittel zur Förderung der Qualität in der ambulanten Versorgung nach §§ 73b – geändert –, 73 c und 140a, b SGB V verwendet werden. ²Eine Förderung der Qualität liegt vor, wenn und soweit die Verträge nach §§ 73b – geändert –, 73 c und 140a, b SGB V eine Verbesserung der Struktur-, Prozess- oder Ergebnisqualität in der ambulanten Versorgung vorsehen, die über die definierten Qualitätsstandards nach § 137 SGB V hinausgehen, bzw. solche Qualitätsstandards erstmals schaffen. ³Eine Förderung der Qualität liegt ebenfalls vor, wenn und soweit die Verträge nach § 140b SGB V zu einer sektorübergreifenden oder interdisziplinär-fachübergreifenden Verbesserung der Qualität der Versorgungsprozesse führen. ⁴Eine Förderung der Qualität liegt auch vor, wenn und soweit zur Verbesserung der Struktur-, Prozess- oder Ergebnisqualität die Vereinbarung von Leistungen nach § 140b Abs. 3 S. 4 SGB V notwendig ist.

(2) Zur Förderung der Qualität in der Versorgung kann jede Krankenkasse darüber hinaus jeweils Mittel bis zu 1 vom Hundert von den Rechnungen der einzelnen Krankenhäuser für voll- und teilstationäre Versorgung einbehalten, soweit die einbehaltenen Mittel zur Umsetzung von Verträgen nach § 140b SGB V verwendet werden und diese zu einer sektorübergreifenden oder interdisziplinär-fachübergreifenden Verbesserung der Qualität der Versorgungsprozesse führen.

(3) ¹Die einbehaltenen Mittel dürfen nur für voll- oder teilstationäre und ambulante Leistungen der Krankenhäuser und für ambulante vertragsärztliche Leistungen verwendet werden; dies gilt nicht für Aufwendungen für besondere Integrationsaufgaben. ²Die einbehaltenen Mittel dürfen auch für Vergütungen verwendet werden, die die mit einer Verbesserung der Struktur-, Prozess- oder Ergebnisqualität in der ambulanten Versorgung verbundenen Mehraufwendungen (Qualitätszuschläge), die mit einer Integration verbundenen Aufwendungen (Integrationszuschläge) oder die Mehrleis-

tungen nach Abs. 1 Satz 4 (Leistungszuschläge) abdecken. [3]Eine Finanzierung von Leistungen der Regelversorgung kann erfolgen, wenn und soweit diese für die Durchführung eines Vertrags nach Abs. 1 erforderlich sind.

(4) Für Verträge nach §§ *73b – geändert –*, 73 c und 140a, b SGB V, die die Voraussetzungen des Abs. 1 nicht erfüllen, gelten ausschließlich die in den jeweiligen Vorschriften geregelten Bereinigungsregelungen.

(5) [1]Die Verträge nach Abs. 1 sind zu evaluieren. [2]Die Ergebnisse der Evaluation müssen spätestens 5 Jahre nach Vertragsstart vorliegen. [3]Der Evaluationsbericht ist dem Spitzenverband Bund, der Deutschen Krankenhausgesellschaft und der Kassenärztlichen Bundesvereinigung sowie dem Gemeinsamen Bundesausschuss zur Verfügung zu stellen. [4]Positiv evaluierte Verträge haben Anspruch darauf, dass der Gemeinsame Bundesausschuss die Übernahme in die Regelversorgung prüft. Die Entscheidung über die Übernahme in die Regelversorgung trifft der Gemeinsame Bundesausschuss.

(6) [1]Die vertragsschließende Krankenkasse muss einen Vertrag bei der Kassenärztlichen Vereinigung, in dessen Geltungsbereich der Vertrag geschlossen wird, anzeigen. [2]Die Kassenärztliche Vereinigung ist zur Geheimhaltung der Inhalte des Vertrags gegenüber Dritten verpflichtet. [3]Bei Streitigkeiten, ob Verträge die Voraussetzungen der Abs. 1 erfüllen oder ob die einbehaltenen Mittel entsprechend den Vorgaben des Abs. 3 verwendet werden, kann auf Antrag der Kassenärztlichen Vereinigung, in dessen Geltungsbereich der Vertrag geschlossen wird, das Schiedsamt nach § 89 SGB V entscheiden. [4]Der Antrag muss spätestens 3 Monate nach Anzeige des Vertrages gestellt werden.

(7) [1]Werden die Mittel nach Abs. 1 nicht für die in Abs. 1 genannten Zwecke verwendet, sind die nicht verwendeten Mittel an die Kassenärztlichen Vereinigungen spätestens 27 Monate nach Abschluss des Jahres zurückzuzahlen. [2]Abs. 6 Satz 3 gilt entsprechend. [3]Werden die Mittel nach Abs. 2 nicht für die in Abs. 2 genannten Zwecke verwendet, sind die nicht verwendeten Mittel an die Krankenhäuser spätestens 27 Monaten nach Abschluss des Jahres zurückzuzahlen. Die Aufteilung des nicht verbrauchten Betrags auf die einzelnen Krankenhäuser erfolgt im Verhältnis des auf ein einzelnes Krankenhaus entfallenden Umsatzvolumens der Krankenkasse zum Umsatzvolumen aller Krankenhausgaben dieser Krankenkassen in dem Jahr, in denen die Mittel einbehalten wurden.

Darüber hinaus sollten aber auch im Krankenhausbereich die selektivvertraglichen Spielräume erweitert werden (Stichwort »Elektiv wird selektiv«) sowie ein System etabliert werden, das zu qualitätsorientierten Differenzierungen in der Vergütung führt (Mansky 2011). Gleichzeitig muss dann aber, um missbräuchliche Absprachen zwischen einzelnen Krankenkassen und Leistungserbringern zu verhindern, das Kartellrecht konsequent auch auf das Verhältnis der Krankenkassen zueinander angewendet werden (Becker und Schweitzer 2012).

Soweit das im Vorwegabzug einbehaltene Geld für ein Jahr nicht innerhalb von 3 Jahren ausgegeben wird, ist dies an die Kassenärztlichen Vereinigungen bzw. die Krankenhäuser zurückzuzahlen. Für Verträge nach § 73b SGB V sollte diese Regelung nur gelten, sofern das Vertragsabschlussmonopol der qualifizierten Gemeinschaften nach § 73b Abs. 4 Satz 1 SGB V gestrichen wird.

Bei Streitigkeiten, ob Verträge die Voraussetzungen des Vorwegabzugs erfüllen sowie bei Streitigkeiten über die Rückzahlungen des Vorwegabzugs entscheiden die Schiedsämter nach § 89 SGB V.

Gleichzeitig sollten die bürokratischen Hürden für Selektivverträge, wie z. B. die Vorlagepflicht bei den Aufsichtsbehörden gestrichen werden.

Diese Regelungen würden einen qualitätsorientierten Wettbewerb fördern und in die Regelversorgung »tragen«, in dem sich die innovativen und an stetiger Qualitätsverbesserung interessierten Ärzte bzw. Leistungserbringer aufgrund höheren Honorarzuflusses am Markt durchsetzen würden. Auf der anderen Seite ist die Konsequenz eines solchen Systems, dass Ärzte bzw. Leistungserbringer, die definierte Qualitätskriterien nicht erfüllen, unterdurchschnittliche Vergütungen bekämen und deshalb auch das Risiko des Ausscheidens aus dem Markt trügen – genauso wie im übrigen Krankenkassen, die ihren Kunden schlechte Qualität bieten. Gleichzeitig kann ein solches System Rücksicht auf differenzierende Qualitätsanforderungen (z. B. bei spezialisierter Medizin, bei sprechender Medizin etc.) nehmen.

5.7 Die Rolle der Krankenkassen

Ein Wettbewerb, der sich an den Bedürfnissen der Kunden, d. h. der Versicherten und Patienten, orientiert, sollte auch bei Ausgestaltung der Qualitätsinformationen die Bedürfnisse der Kunden in den Vordergrund stellen.

Das heißt nicht, dass Qualitätsinformationen nicht auch für die Leistungserbringer in ihrer Rolle als »Produzent« der Qualität oder in ihrer Rolle als Zuweiser interessant sein könnten. Im Gegenteil – die Potenziale, die Qualitätsinformationen für die Leistungserbringer selbst haben, sind bereits vielfach aufgezeigt worden (Baberg und De Meo 2009; Neudam und Haeske-Seeberg 2011; Porter und Guth 2012; Sachverständigenrat zur Begutachtung der Entwicklung im Gesundheitswesen 2008b; Wasem und Geraedts 2011). Am Ende sind es jedoch die Patienten, die eine Wahlentscheidung treffen müssen. Das bedeutet, dass insbesondere für diese die Informationen entsprechend aufbereitet sein müssen. Hier ist durch verschiedene Initiativen, z. B. durch Internetportale, aber auch durch Veröffentlichungen in Printmedien in den letzten Jahren schon viel geschehen. Diese Entwicklung gilt es konsequent weiter zu fördern.

Darüber hinaus ist es wichtig, dass die Patienten sich beraten lassen können. Hier kommt neben den Pflegestützpunkten oder den unabhängigen Patienten- und Verbraucherberatungen insbesondere den Krankenkassen als mögliche Berater der Patienten eine wichtige Rolle zu (Unterhuber und Weber 2006; Fischer und Jakob 2009; Sachverständigenrat zur Begutachtung der Entwicklung im Gesundheitswesen 2012).

Qualitätsinformationen zur Leistungserbringung bzw. zu Leistungserbringern haben damit für die Krankenkassen nicht nur Relevanz hinsichtlich der Frage möglicher Partner für Selektivverträge (Unterhuber und Wenning 2008), sondern auch im Hinblick auf ihre Beratungsfunktion. Schon heute können die Krankenkassen auf der Basis von § 305 Abs. 3 Satz 1 SGB V die Versicherten auf deren Verlangen umfassend über in der gesetzlichen Krankenversicherung zugelassene Leistungserbringer einschließlich medizinische Versorgungszentren und Leistungserbringer in der integrierten Versorgung sowie über die verordnungsfähigen Leistungen und Bezugsquellen, einschließlich der Informationen nach § 73 Abs. 8, § 127 Abs. 3 SGB V, informieren.

Um den Wettbewerb zu fördern, sollte zunächst klarstellend geregelt werden, dass dieses Informationsrecht sich auch auf Qualitätsinformationen jeglicher Art bezieht. Darüber hinaus sollte man die Beratungsrechte der Krankenkassen dahingehend erweitern, dass es Krankenkassen auf Basis von Qualitätsinformationen auch gestattet ist, Versicherten auf Verlangen für sie geeignete Leistungserbringer zu empfehlen, ohne dass dies einen Verstoß gegen die Vorschriften des Gesetzes gegen den unlauteren Wettbewerb (UWG) darstellt[27]. Basis solcher Empfehlungen können die allgemein verfügbaren Informationen aufgrund von übergreifenden Qualitätssicherungsmaßnahmen, für die im Übrigen in der Tat eine Veröffentlichungspflicht gelten sollte (Porter und Guth 2012; Sachverständigenrat zur Begutachtung der Entwicklung im Gesundheitswesen 2008b), aber auch von der Krankenkasse selbst erhobene Qualitätsformationen sein. Dabei ist der Begriff Qualitätsinformationen weit zu fassen, d. h. auch Patientenurteile und Kollegenfeedbacks sind – soweit statistisch belastbar – zu berücksichtigen.

---

27 So könnte § 305 Abs. 3 folgendermaßen gefasst werden:
»(3) ¹Die Krankenkassen informieren ihre Versicherten auf Verlangen umfassend über in der gesetzlichen Krankenversicherung zugelassene Leistungserbringer einschließlich medizinische Versorgungszentren und Leistungserbringer in der integrierten Versorgung, *insbesondere auch über deren Qualität* sowie über die verordnungsfähigen Leistungen und Bezugsquellen, einschließlich der Informationen nach § 73 Abs. 8, § 127 Abs. 3. ²*Die Krankenkassen sind berechtigt, ihren Versicherten auf deren Verlangen einzelne Leistungserbringer auf der Basis von Qualitätsinformationen zu nennen.* ³Die Krankenkasse hat Versicherte vor deren Entscheidung über die Teilnahme an besonderen Versorgungsformen in Wahltarifen nach § 53 Abs. 3 umfassend über darin erbrachte Leistungen und die beteiligten Leistungserbringer zu informieren. ⁴§ 69 Absatz 1 Satz 3 gilt entsprechend.«

Fragen zum Text

1. Auf welche Aspekte fokussiert sich die Diskussion um die Ausgestaltung eines Qualitätswettbewerbs?
2. Warum spielt die Förderung der Qualität im Rahmen von Selektivverträgen nach wie vor eine untergeordnete Rolle?
3. Welche Aspekte sind bei der Anwendung von Qualitätsindikatoren zu beachten?
4. Was zeichnet Pay for Performance-Ansätze aus Sicht der Krankenkasse aus?
5. Benennen Sie bitte die typischen bürokratischen Hürden für den Einsatz von Selektivverträgen.
6. Welche Rolle spielt nach Überlegungen des Autors die Krankenkasse im Kontext von Selektivverträgen?

Literatur

Amelung V E, Zahn T P (2009) Pay-for-Performance, Der Business Case für Qualität? Berlin.

Baberg H T, De Meo F (2009) Qualität zahlt sich aus! Wie sich Qualität und wirtschaftlicher Erfolg vereinbaren lassen – am Beispiel der HELIOS Kliniken. In: Klusen N, Fließgarten A, Nebling T (Hrsg.) Informiert und selbstbestimmt, Der mündige Bürger als mündiger Patient, Baden-Baden. S. 364 ff.

Ballast T (2011) Qualität durch Transparenz. In: Klusen N, Meusch A, Thiel E (Hrsg.) Qualitätsmanagement im Gesundheitswesen, Baden-Baden. S. 15 ff.

Ballast T, Malinke S, Schindler H (2011) Qualität im ambulanten und stationären Sektor – die Deutsche Perspektive. In: Rebscher H, Kaufmann S (Hrsg.) Qualitätsmanagement in Gesundheitssystemen. Heidelberg. S. 271 ff.

Becker U, Schweitzer H (2012) Wettbewerb im Gesundheitswesen – Welche gesetzlichen Regelungen empfehlen sich zur Verbesserung eines Wettbewerbs der Versicherer und Leistungserbringer im Gesundheitswesen, Gutachten B zum 69. Deutschen Juristentag, München.

Bogan A (2012) Der Sicherstellungsauftrag der Kassenärztlichen Vereinigungen. Baden-Baden.

BQS – Institut für Qualität und Patientensicherheit (Veit Ch, Hertle D, Bungard S, Trümner A., Ganske V, Meyer-Hofmann B) (2012): Pay-for-Performance im Gesundheitswesen: Sachstandsbericht zu Evidenz und Realisierung sowie Darlegung der Grundlagen für eine künftige Weiterentwicklung, Ein Gutachten im Auftrag des Bundesministeriums für Gesundheit.

Brinkmann A, Jung J, Pfaff H (2007) Wie bewerten Patienten die Qualität in der ambulanten Versorgung? In: Böcken J, Braun B, Amhof R (Hrsg.) Gesundheitsmonitor 2007, Gesundheitsversorgung und Gestaltungsoptionen aus der Perspektive von Bevölkerung und Ärzten. Gütersloh 2007. S. 35 ff.

Buchholz E H (2011) Patientenzufriedenheit in deutschen Krankenhäusern. Baden-Baden.

Burger S, Nottinger A (2011) Die ökonomische Ambivalenz von Qualitätsfokussierung im Gesundheitswesen. In: Rebscher H, Kaufmann S (Hrsg.): Qualitätsmanagement in Gesundheitssystemen. Heidelberg. S.151 ff.

Cassel D (2006) Risikostrukturausgleich und solidarische Wettbewerbsordnung: Zur Irenik von Solidarität und Wettbewerb in der GKV. In: Göpffarth D, Greß S, Jacobs K, Wasem J: Jahrbuch Risikostrukturausgleich 2006, Zehn Jahre Kassenwahlfreiheit. Sankt Augustin: S. 55 ff.

Cassel D, Ebsen I, Greß S, Jacobs K, Schulze S, Wasem J (2008a) Weiterentwicklung des Vertragswettbewerbs in der gesetzlichen Krankenversicherung. In: Cassel D, Ebsen I, Greß S, Jacobs K, Schulze S, Wasem J: Vertragswettbewerb in der GKV. Bonn 2008. S. 9 ff.

Cassel D, Ebsen I, Greß S, Jacobs K, Schulze S, Wasem (2008b): Nach der Gesundheitsreform der Großen Koalition: Vorfahrt für Vertragswettbewerb?. In: Cassel D, Ebsen I, Greß S, Jacobs K, Schulze S, Wasem J: Vertragswettbewerb in der GKV. Bonn. S. 151 ff.

Coenen M, Haucap J, Herr A (2012) Regionalität – wettbewerbliche Überlegungen zum Krankenhausmarkt. In: Klauber J, Geraedts M, Friedrich J, Wasem J (Hrsg.) Krankenhaus-Report 2012. Stuttgart. S. 149 ff.

Dierks M-L (2009) Einrichtungen zur Patienten- und Verbraucherberatung: Bedarf und Nutzung. In: Böcken J, Braun B, Landmann J (Hrsg.): Gesundheitsmonitor 2009, Gesundheitsversorgung und Gestaltungsoptionen aus der Perspektive der Bevölkerung, Gütersloh. S. 59 ff.

Emmert M (2008) Pay for Performance (P4P) im Gesundheitswesen, Ein Ansatz zur Verbesserung der Gesundheitsversorgung? Burgdorf.

Fahlbusch K, Nobmann C (2011): Der sektorenübergreifende Ansatz des SGB V in der Qualitätssicherung. In: Klusen N, Meusch A, Thiel E, (Hrsg.) Qualitätsmanagement im Gesundheitswesen. Baden-Baden. S. 71 ff.

Fischer A, Jakob A (2009) Die Zukunft wird von den Patienten entschieden – im Wissen über Qualität. In: Bandelow N C, Eckert F, Rüsenberg R (Hrsg.): Gesundheit 2030 – Qualitätsorientierung im Fokus von Politik, Wirtschaft, Selbstverwaltung und Wissenschaft. Wiesbaden. S. 237 ff.

Geraedts Max, de Cruppé W (2011) Wahrnehmung und Nutzung von Qualitätsinformationen durch Patienten. In: Klauber J, Geraedts M, Friedrich J, Wasem J (Hrsg.) Krankenhaus-Report 2011 – Schwerpunkt: Qualität durch Wettbewerb. Stuttgart. S. 93 ff.

Göbel T, Wolff J (2012) Direktverträge für stationäre Leistungen – Chance für mehr Qualität und Wirtschaftlichkeit im Krankenhaussektor. In: Klauber J, Geraedts M, Friedrich J, Wasem J (Hrsg.) Krankenhaus-Report 2012. Stuttgart. S. 123 ff.

Greß S (2010) Investitionsförderung für eine soziale und innovative Gesundheitswirtschaft, Bewertung unterschiedlicher Optionen, WISO-Diskurs, Friedrich-Ebert Stiftung, Dezember.

Hensel C (2010) Selektivverträge im vertragsärztlichen Leistungserbringungsrecht, Baden-Baden.

Hess R (2011) Der Gemeinsame Bundesausschuss als institutioneller Kern des externen Qualitätsmanagements. In: Rebscher H, Kaufmann S (Hrsg.) Qualitätsmanagement in Gesundheitssystemen. Heidelberg. S. 93 ff.

Kastenholz H, Gruhl M (2010) Qualitätssicherung im Gesundheitswesen, Heilen mit Haltbarkeits-Garantie, GuG 2010. S. 34 ff.

Klemperer D (2009) Qualitätssicherung durch informiere Patienten. In: Klusen N, Fließgarten A, Nebling T (Hrsg.) Informiert und selbstbestimmt, Der mündige Bürger als mündiger Patient. Baden-Baden. S. 139 ff.

Klusen N, Pütz C (2006) Wettbewerb statt Rent-Seeking. Visionen für einen Krankenversicherungsmarkt der Zukunft. In: Göpffarth D, Greß S, Jacobs K, Wasem J (Hrsg.) Jahrbuch Risikostrukturausgleich 2006, Zehn Jahre Kassenwahlfreiheit, Sankt Augustin. S. 231 ff.

Klusen N, Meusch A, Piesker J (2011) Pay for Performance – weder König- noch Holzweg. In: Klusen N, Meusch A, Thiel E (Hrsg.) Qualitätsmanagement im Gesundheitswesen, Baden-Baden. S. 89 ff.

Kofahl C, Nickel S, Trojan A (2009) Arztsuche im Internet. In: Böcken Jan, Braun B, Landmann J (Hrsg.) Gesundheitsmonitor 2009, Gesundheitsversorgung und Gestaltungsoptionen aus der Perspektive der Bevölkerung. Gütersloh. S. 38 ff.

Malzahn J, Heyde K, Fahlenbach C (2011): Pay for Performance – Rahmenbedingungen für ein konkretes Modell im Bereich der Endoprothetik. In: Klauber J, Geraedts M, Friedrich J, Wasem J (Hrsg.) Krankenhaus-Report 2011 – Schwerpunkt: Qualität durch Wettbewerb, Stuttgart. S. 131 ff.

101

Mansky T (2011) Stand und Perspektive der stationären Qualitätssicherung in Deutschland. In: Klauber J, Geraedts M, Friedrich J, Wasem J (Hrsg.) Krankenhaus-Report 2011 – Schwerpunkt: Qualität durch Wettbewerb, Stuttgart 2011. S. 19 ff.

Marstedt G (2007) Transparenz in der ambulanten Versorgung: Patienten auf der Suche nach dem »guten« Arzt. In: Böcken J, Braun B, Amhof R (Hrsg.) Gesundheitsmonitor 2007, Gesundheitsversorgung und Gestaltungsoptionen aus der Perspektive von Bevölkerung und Ärzten, Gütersloh 2007, S. 11 ff.

Mehrotra A, Damberg C L, Sorbero M E S, Teleki S, Mattke S (2011) Pay for Performance im Krankenhaus: Erfahrungen in den USA. In: Klauber J, Geraedts M, Friedrich J, Jürgen Wasem (Hrsg.) Krankenhaus-Report 2011 – Schwerpunkt: Qualität durch Wettbewerb. Stuttgart. S. 117 ff.

Meyer-Hofmann B, Schillhorn K, Wenig N A, Eichwald D (2012) Teil E zum Gutachten zur Ermittlung des nationalen Sachstand im Bereich »Pay-for-Performance im Gesundheitswesen: Sachstandsbericht zu Evidenz und Realisierung sowie Darlegung der Grundlagen für deren Weiterentwicklung« für das Bundesministerium für Gesundheit. In: BQS – Institut für Qualität und Patientensicherheit (Veit Ch , Hertle D, Bungard S, Trümner A, Ganske V, Meyer-Hofmann B), Pay-for-Performance im Gesundheitswesen: Sachstandsbericht zu Evidenz und Realisierung sowie Darlegung der Grundlagen für eine künftige Weiterentwicklung, Ein Gutachten im Auftrag des Bundesministeriums für Gesundheit.

Mohrmann M, Koch V (2011) Selektivverträge im Krankenhausbereich als Instrument zur Verbesserung von Qualität und Effizienz. In: Jürgen K, Geraedts M, Friedrich J, Wasem J (Hrsg.) Krankenhaus-Report 2011 – Schwerpunkt: Qualität durch Wettbewerb, Stuttgart. S. 61 ff.

Mohrmann M, Koch V (2013) Hohe Leistungsmengen – Direktverträge und Rechtehandel als Lösungen im Krankenhausbereich. In: Klauber J, Geraedts M, Friedrich J, Wasem J (Hrsg.) Krankenhaus-Report 2013 – Mengendynamik: mehr Menge, mehr Nutzen? Stuttgart. S. 189 ff.

Monopolkommission (2010) Achtzehntes Hauptgutachten der Monopolkommission 2008 / 2009: Mehr Wettbewerb, weniger Ausnahmen, BT-Drucksache 17 / 2600, 17. Wahlperiode, 22.07.2010.

Nebling T, Fließgarten A (2009): Wollen Patienten mündig sein?. In: Klusen N, Fließgarten A, Nebling T (Hrsg.) Informiert und selbstbestimmt, Der mündige Bürger als mündiger Patient, Baden-Baden. S. 80 ff.

Neubauer G (2010) Wahlmöglichkeiten und Wettbewerb in der Krankenhausversorgung aus gesundheitsökonomischer Sicht – Kommentar um Bericht aus Deutschland. In: Becker U, Ross F, Schiert M (Hrsg.) Wahlmöglichkeiten und Wettbewerb in der Krankenhausversorgung, Baden-Baden. S. 263 ff.

Neudam A, Haeske-Seeberg H (2011) Qualität als Wettbewerbsparameter des Krankenhauses. In: Klauber J, Geraedts M, Friedrich J, Wasem J (Hrsg.) Krankenhaus-Report 2011 – Schwerpunkt: Qualität durch Wettbewerb, Stuttgart. S. 81 ff.

Paquet R (2011) Vertragswettbewerb in der GKV und die Rolle der Selektivverträge, Nutzen und Informationsbedarf aus der Patientenperspektive, WISO-Diskurs, Friedrich-Ebert-Stiftung.

Pfeiffer D (2011) Umsetzung politischer Rahmensetzungen zum Qualitätsmanagement in Deutschland. In: Rebscher H, Kaufmann S (Hrsg.): Qualitätsmanagement in Gesundheitssystemen, Heidelberg. S. 65 ff.

Porter M E, Guth C (2012) Chancen für das deutsche Gesundheitswesen, Berlin, Heidelberg 2012.

Rheingold (2008): Qualitative Wirkungsanalyse zur Gestaltung des Versicherungsschutzes bei der SBK, Köln (unveröffentlicht).

Roppel C (2009) Reduzierung von Risikoselektionsanreizen im System der gesetzlichen Krankenversicherung, Ein ordnungspolitischer Vorschlag, Baden-Baden.

Rolf S (2011): Qualitätsmessung, Qualitätsindikatoren und Risikoadjustierung. In: Rebscher H, Kaufmann S (Hrsg.): Qualitätsmanagement in Gesundheitssystemen, Heidelberg. S. 129 ff.

Sachverständigenrat zur Begutachtung der Entwicklung im Gesundheitswesen (2008a): Gutachten 2007, Kooperation und Verantwortung, Voraussetzungen einer zielorientierten Gesundheitsversorgung, Band I, Kooperation und Verantwortung als Voraussetzungen einer zielorientierten Gesundheitsversorgung, Die Entwicklung der Zusammenarbeit der Gesundheitsberufe als Beitrag zu einer effizienten und effektiven Gesundheitsversorgung, Integrierte Versorgung in der GKV: Entwicklung, Stand und Perspektiven, Finanzierung und Planung des Krankenhauswesens, Baden-Baden.

Sachverständigenrat zur Begutachtung der Entwicklung im Gesundheitswesen (2008b) Gutachten 2007, Kooperation und Verantwortung, Voraussetzungen einer zielorientierten Gesundheitsversorgung, Band II, Qualität und Sicherheit: Angemessenheit und Verantwortlichkeit in der Gesundheitsversorgung, Primärprävention in vulnerablen Gruppen, Baden-Baden.

Sachverständigenrat zur Begutachtung der Entwicklung im Gesundheitswesen (2012) Sondergutachten 2012, Wettbewerb an der Schnittstelle zwischen ambulanter und stationärer Versorgung, Bern.

Schellschmidt H, Mansky T, Heller G, Robra B-P (2007) Indikatoren und Messinstrumente der medizinischen Ergebnisqualität im Krankenhaus. In: Stock J, Szecsenyi J (Hrsg.) Stichwort: Qualitätsindikatoren, Bonn/Frankfurt a. M. S. 173 ff.

Schrappe M, Gültekin (2011) Pay für Performance (P4P): Auswirkungen auf die Qualität und Abgrenzung von der Einzelleistungsvergütung. In: Klauber J, Geraedts M, Friedrich J, Wasem J (Hrsg.) Krankenhaus-Report 2011 – Schwerpunkt: Qualität durch Wettbewerb, Stuttgart. S. 105 ff.

Sichert M (2010): Wahl und Wettbewerb im regulierten System – Normative Steuerung der Krankenhausversorgung in Deutschland. In: Becker U, Ross F, Schiert M (Hrsg.) Wahlmöglichkeiten und Wettbewerb in der Krankenhausversorgung, Baden-Baden. S. 57 ff.

Stock J, Szecsenyi J (2007) Mit Qualitätsindikatoren arbeiten – Resümee und Perspektiven. In: Stock J, Szecsenyi J (Hrsg.) Stichwort: Qualitätsindikatoren, Bonn/Frankfurt a. M. S. 301 ff.

Szecsenyi J, Stock J (2007) Einleitung: Wozu brauchen wir Qualitätsindikatoren im Gesundheitswesen? In: Stock J, Szecsenyi J (Hrsg.) Stichwort: Qualitätsindikatoren, Bonn/ Frankfurt a. M.. S. 9 ff.

Szecsenyi J (2011) AQUA-Institut. In: Rebscher H, Kaufmann S (Hrsg.): Qualitätsmanagement in Gesundheitssystemen, Heidelberg. S. 521 ff.

Unterhuber H, Weber S (2006) Die neue Rolle der Krankenkassen im Wettbewerb. In: Rebscher H (Hrsg.) Gesundheitsökonomie und Gesundheitspolitik im Spannungsfeld zwischen Wissenschaft und Politikberatung, Festschrift für Günter Neubauer, Heidelberg. S. 819 ff.

Unterhuber H, Wenning C (2008) Internetbewertung durch Verbaucher und Patienten – Entscheidungshilfen für Krankenkassen bei Direktverträgen, RPG 2008,S. 11 6 ff.

Wasem J, Geraedts M (2011) Qualität durch Wettbewerb. In: Klauber J, Geraedts M, Friedrich J, Wasem J (Hrsg.) Krankenhaus-Report 2011 – Schwerpunkt: Qualität durch Wettbewerb. S. 3 ff.

Wilkes M W (2012) Der »neue« Patient als zentraler Ausgangspunkt von Customer-Centricity der Zukunft. In: Wilkes M W, Stange K (Hrsg.) Customer-Centricity, Nachhaltige Unternehmensstrategie im Gesundheitswesen, 2012 S. 15 ff.

Wille E, Volker U, Schneider U (2007) Die Weiterentwicklung des Krankenversicherungsmarktes: Wettbewerb und Risikostrukturausgleich. In: Wille E, Ulrich V, Schneider U (Hrsg.) Wettbewerb und Risikostrukturausgleich im internationalen Vergleich, Erfahrungen aus den USA, der Schweiz, den Niederlanden und Deutschland, Baden-Baden. S. 15 ff.

Wünschmann R (2010) Qualitätsmanagement in der vertragsärztlichen Versorgung, Baden-Baden.

6 Gesundheits- und Sozialpolitik aus Sicht der forschenden Arzneimittelindustrie

Roger Jaeckel und Philipp Zeitler

6.1 Einleitung: Marktregulierung als gesundheitspolitische Handlungsmaxime in der Arzneimittelversorgung

Die anwachsende Diskussion um die fortschreitende Ökonomisierung des Gesundheitswesens erfährt nicht zuletzt im Zuge der Organtransplantationsskandale an Deutschlands Krankenhäusern eine hohe mediale und somit breite öffentliche Aufmerksamkeit (Süddeutsche Zeitung 2013). Dass diese ordnungspolitische Denkweise nicht konsequent auf sämtliche medizinische Versorgungsbereiche übertragbar ist, lässt sich am Beispiel des Arzneimittelsektors empirisch zweifelsfrei und nachhaltig belegen. Im Rahmen dieses Beitrags geht es daher im Kern um eine andere Form staatlichen Handelns, nämlich um die Zwangsregulierung des deutschen Arzneimittelmarkts, um Instrumente zur Begrenzung der Ausgabenentwicklung im Arzneimittelsektor und letztlich auch um die Schicksalsfrage, welche zukünftige Rolle die pharmazeutische Industrie im Gesundheitswesen spielen wird.

Der erste Abschnitt beginnt mit einer theoretischen Einführung in die Welt der Arzneimittelsteuerung und die damit verbundenen staatlichen Legitimationsrechte des Staats, in den Arzneimittelmarkt in Form von Gesetzen einzugreifen. Marktregulierung als Folge von Marktversagen lautet dabei das bekennende politische Credo. Im darauf folgenden Abschnitt wird der reformpolitische Werdegang der Arzneimittelsteuerung in der Gesetzlichen Krankenversicherung nachgezeichnet, beginnend mit dem Gesundheitsreformgesetz (GRG) aus dem Jahr 1989 und endend mit Arzneimittelmarktneuordnungsgesetz (AMNOG) von 2011. Das AMNOG wird aufgrund seiner aktuellen, aber auch grundsätzlichen Bedeutung in einem gesonderten Kapitel in seinen Grundzügen dargestellt, verbunden mit der Frage, welche Problemzonen aus pharmapolitischer Perspektive in diesem Reformwerk eingebettet sind und welche künftige reformpolitische Handlungsforderungen daraus resultieren. Im letzten Themenblock wird eine gesundheitspolitische Standortbestimmung mit Fokus auf die forschende Arzneimittelindustrie vorgenommen. Dabei soll vornehmlich der Frage nachgegangen werden, welchem Rollenverständnis die Pharmaindustrie sich künftig ausgesetzt sieht und welche Handlungsoptionen daraus resultieren. Das »Old-Economy-Modell« des reinen »Pillenproduzenten« steht dabei politisch, aber auch ökonomisch unweigerlich auf dem Prüfstand.

6.2   Arzneimittelsteuerung als ordnungspolitisches Prinzip staatlichen Handelns

Die insbesondere in den letzten beiden Jahrzehnten im Gesundheitswesen durchgeführten Reformmaßnahmen gingen mit staatlichen Interventionsmaßnahmen einher, die im Ergebnis auf eine Regulierung des gesamten Gesundheitsmarkts abzielten. Solche Maßnahmen können dabei auf unterschiedlichen Ebenen ansetzen und verschiedene materielle Konsequenzen nach sich ziehen. Diese – wenn man so will – spezielle Form staatlichen Handelns knüpft an zwei Bedingungen, die in diesem Zusammenhang erfüllt sein müssen: Zum einen bedarf es einer Art Generalklausel für solche aus Leistungserbringer- bzw. Industriesicht negativen Maßnahmen und Entscheidungen. Hierzu liefert das im Grundgesetz verankerte Sozialstaatsprinzip[28] dem Staat einen entsprechenden Handlungsrahmen. Zum zweiten darf es nicht in die Beliebigkeit des Staates fallen, wann, wie und mit welchem Ausmaß reformpolitisch negative Entscheidungen getroffen werden. Marktversagen im Gesundheitswesen liefert daher im Allgemeinen und in der Arzneimittelversorgung im Besonderen objektiv feststellbare Entscheidungsgründe, die staatliche Eingriffe in den Gesundheits- bzw. Arzneimittelmarkt rechtfertigen.

Beispiele für Marktversagen sind in dem Kontext die in aller Regel fehlende Planbarkeit des Ereignisses »Krankheit«, der ungleiche Wissensstand von Patient und Arzt in Bezug auf die vorliegende Erkrankung und die nicht vorhandene Entscheidungsfreiheit des Patienten im Sinne einer sonst üblichen Konsumentensouveränität. Das Gut »Gesundheit« ist demnach mit dem herkömmlichen Güterbegriff nicht in Einklang zu bringen. In der Ökonomie wurde für solche spezielle Güter wie öffentliche Straßen, Verteidigung oder Klimaschutz der Begriff des »öffentlichen Gutes« eingeführt (Samuelson 1954). Als zentrale Kriterien für das Vorliegen eines öffentlichen Gutes gelten dabei zum einen die »Nicht-Rivalität im Konsum« und zum anderen die »Nicht-Ausschließbarkeit«. Bei öffentlichen Gütern gibt es unter den Konsumenten also keine Konkurrenz bei der Benutzung einer Verkehrsstraße, und bei den verstärkten Bemühungen um einen besseren Klimaschutz kann niemand wegen einer fehlenden Zahlungsbereitschaft davon ausgenommen werden. Darüber hinaus gibt es durch den Staat bereitgestellte Güter, die im Grundsatz aber privater Natur sind und aufgrund uneinheitlicher Präferenzen der Bürger in die staatliche Obhut gelangen. Man spricht in diesem Zusammenhang von sogenannten »meritorischen Gütern« (Musgrave 1957), also Güter, die ein Mensch unabhängig von seiner individuellen Leistung verdient. Hierzu zählt insbesondere Bildung, aber auch die gesundheitliche Versorgung. Das staatliche Engagement an einer gut funktionierenden Gesundheitsversorgung leitet sich folglich aus dem Anspruch ab, dass ein uneingeschränkter Zu-

---

28 Das Sozialstaatsprinzip gibt dem Gesetzgeber das Recht, aber auch die Pflicht auf, alle sozialstaatlich relevanten Belange zu regeln. Hierzu gehören insbesondere alle Sozialversicherungssysteme wie z. B. die Gesetzliche Krankenversicherung.

gang zum Gesundheitssystem für alle Bürger existiert (Nicht-Ausschließbarkeits-Prinzip) und Gesundheitsgüter und -dienstleistungen (Ärzte, Krankenhäuser, Medikamente etc.) in ausreichendem Maß zur Verfügung stehen. Dies schafft die Voraussetzungen für eine Nicht-Rivalität im Konsum.

Staatliche Eingriffe im Gesundheitswesen dienen also dazu, die durch Marktversagen im Einzelnen entstehenden Defizite und Nachteile wieder auszugleichen. Oberste Zielsetzung ist dabei die Sicherstellung des Zugangs zur Gesundheitsversorgung sowie deren Finanzierbarkeit. Was für das Gesundheitswesen im Allgemeinen Anwendung findet, gilt für die Arzneimittelversorgung im Besonderen: Zugang zu einer bedarfsgerechten Arzneimittelversorgung und Sicherstellung wirtschaftlicher Erstattungspreise. Übertragen auf den Arzneimittelsektor lassen sich in Bezug auf Erstattung/Verordnung/Inanspruchnahme von Arzneimitteln folgende Ansätze staatlicher Regulierungsmaßnahmen unterscheiden:

- **Regulierung der Höhe des Erstattungspreises**
  Diese Regulierungsform setzt in aller Regel beim Hersteller von Arzneimitteln an. Hierzu zählt der gesetzliche Herstellerabschlag[29], teilweise gekoppelt mit einem zeitlich fixierten Preismoratorium. Aber auch das vor allem für Generika geltende Festbetragssystem sowie das seit 2011 für patentgeschützte Arzneimittel eingeführte AMNOG sind klassische Regulierungsansätze, die auf eine Reduktion des Erstattungspreises eines Arzneimittels abzielen. Die Möglichkeit der Vereinbarung kassenindividueller Erstattungspreise in Form von Rabattverträgen ist ein weiteres und additiv angewandtes Preissteuerungsinstrument, welches den Arzneimittelmarkt in den letzten Jahren zusätzlich prägte.
- **Regulierung der Verordnungsmenge von Arzneimitteln**
  Bei diesem Steuerungsansatz steht vor allem der verordnende Arzt im Fokus der Arzneimittelregulierung. Jährlich neu vereinbarte regionale Arzneimittelvereinbarungen, die durch das Instrument der Richtgrößen- und Wirtschaftlichkeitsprüfung auf die Verordnungswerte des einzelnen Arztes herunter gebrochen werden, dienen als regulative Leitplanken, das Verordnungsgeschehen in wirtschaftliche Bahnen zu lenken und damit Einfluss auf eine wirtschaftliche Arzneimittelverordnung zu nehmen. Die aus Kostengründen präferierte Verordnung generischer Wirkstoffe steht dabei in einem ständigen Spannungsfeld zu neuen, innovativen Präparaten, die in aller Regel auch höhere Erstattungspreise bedeuten.
- **Regulierung der Vertriebswege von Arzneimitteln**
  Staatliche Interventionsmaßnahmen im Arzneimittelmarkt bleiben nicht nur auf Arzneimittelhersteller und verordnende Ärzte beschränkt. Vielmehr ist die ganze Vertriebskette von Arzneimitteln, bestehend aus Großhandel und öffentlichen Apotheken, ebenso regelmäßig von reformpolitischen Sparmaß-

---

29 Umgangssprachlich werden die gesetzlich geregelten Herstellerabschläge auch als »Zwangsrabatte« bezeichnet.

nahmen betroffen. So findet sich die Vertriebsmarge des Großhandels oder der von öffentlichen Apotheken an die Krankenkassen gesetzlich abzuführende Rabatt für verschreibungspflichtige Fertigarzneimittel regelmäßig auf der gesundheitspolitischen Reformagenda. Aber auch die Abgabe preisgünstiger importierter Arzneimittel im Rahmen der sogenannten Importklausel oder die Einhaltung der »Aut idem«-Regelung – also die Verpflichtung zur Abgabe eines preisgünstigen Arzneimittels, wenn bei der Arzneimittelverordnung lediglich die Wirkstoffbezeichnung verschrieben wurde – gehört mittlerweile zu den wirtschaftlichen Standardaufgaben einer jeden öffentlichen Apotheke, um auch von dieser Seite kostendämpfend auf die Arzneimittelausgabenentwicklung zu wirken.

- **Zuzahlungen/Aufzahlungen bei Arzneimitteln**
  Zuletzt sind die Patienten selbst aufgrund bestehender gesetzlicher Zuzahlungsregelungen in die Mitfinanzierung der Arzneimittelversorgung anteilig mit eingebunden. Bei rezeptpflichtigen Arzneimitteln beträgt der Zuzahlungsbetrag pro Verordnung mindestens 5 Euro und entspricht ansonsten 10 % des Apothekenverkaufspreises. Die maximale Zuzahlungshöhe wiederum bleibt auf 10 Euro pro Verordnung begrenzt. Darüber hinaus gibt es noch die sogenannte Härtefallregelung, welche den jährlichen Gesamtzuzahlungsbetrag prozentual auf 2 % des Bruttoeinkommens, bei chronisch Kranken sogar auf 1 % des Bruttoeinkommens, begrenzt. Hierzu zählen jedoch alle Zuzahlungsarten. Bei Festbetrag geregelten Arzneimitteln gibt es noch die Besonderheit, dass die Differenz von allen über dem Erstattungsbetrag liegenden Arzneimittelpreisen die Patienten in Form von Aufzahlungen selbst begleichen müssen. Eine gesetzliche Begrenzung der Aufzahlungshöhe existiert in diesen Fällen nicht.

6.3 Arzneimittelsteuerung in der gesetzlichen Krankenversicherung – ein reformpolitischer Hort staatlicher Interventionen

Die Verantwortung für die Gesundheitspolitik hat in Deutschland vornehmlich der Bundesgesetzgeber inne, der die grundlegende Steuerung des Gesundheitswesens ausübt. »Darüber hinaus ist es für das deutsche System charakteristisch, dass die Organisation der Erbringung und Finanzierung von Gesundheitsleistungen in den Händen von Institutionen der Selbstverwaltung liegen.« (Baur et al. 2000, S. 38–39) Während vor allem unter der langjährigen Bundesgesundheitsministerin Ulla Schmidt in den 2000ern eine Entwicklung zur bundesweiten Vereinheitlichung und Zentralisierung im Gesundheitswesen überwog, ist in den letzten Jahren der Legislaturperiode von Schwarz-Gelb (2009–2013) wieder ein zunehmender Trend hin in Richtung Dezentralisierung und Stärkung regionaler

1989	1993	1997	1997	1999	2000	2001	2001
Gesundheitsreformgesetz	Gesundheitsstrukturgesetz	Beitragsentlastungsgesetz	GKV-Neuordnungsgesetz	GKV-Solidaritätsstärkungsgesetz	GKV-Gesundheitsreform	Festbetragsanpassungsgesetz	Arzneimittelbudgetablösegesetz
• Einführung Festbeträge	• Einführung Arzneimittelbudget	• Einführung Richtgrößen				• Verschärfung Festbeträge • Absenkung von Festbeträgen	• Änderung Arzneimittelbudgetierung

2002	2003	2004	2006	2007	2009	2010	2011
AM-Ausgabenbegrenzungsgesetz	Beitragssatzsicherungsgesetz	GesundheitsmodernisierungsG	AM-VersorgungswirtschaftlichkeitsG	GKV-Wettbewerbstärkungsgesetz	GKV-OrganisationsstrukturenWG	GKV-Änderungsgesetz	AM-marktneuordnungsgesetz
• Bewertung von Analog-Präparaten • Solidarbeitrag der Industrie • Aut-idem Substitution	• 6% Zwangs-Rabatt auf Innovationen • Regelung zu Rabattverträgen	• 16% Zwangs-rabatt auf Innovationen • Festbeträge auf patentgeschützte Arzneimittel • Nutzenbewertung	• Preisstopp • Absenkung von Festbeträgen • Zusätzlicher Zwangsrabatt von 10% • Verbot Natural-rabatt • Bonus Malus	• Kosten-Nutzen-Bewertung • Erstattungshöchstbeträge • Rabattverträge • Zweitmeinung • Begrenzung von Verordnungsdaten	• Gesundheitsfonds • Honorarreform • Morbi-RSA • Einheitlicher Beitragssatz	• 16% Zwangs-rabatt auf Arzneimittel ohne Festbetragsgruppe • Preismoratorium	• Frühe Nutzenbewertung von Arzneimitteln

Abb. 6.1: Schematischer Überblick über die Gesundheitsreformen in Deutschland. Quelle: Eigene Darstellung, GSK Abteilung Gesundheitspolitik

Entscheidungskompetenzen auf Landesebene erkennbar. Damit hat der Bundesgesetzgeber wieder mehr dem föderalen Gestaltungsanspruch der Gesundheitsversorgung entsprochen.

Staatliche Eingriffe in den Arzneimittelmarkt gehen in Deutschland im Wesentlichen auf die Neufassung des Arzneimittelgesetzes (AMG) aus dem Jahr 1976 zurück. Seither hat jede Regierungskoalition in den jeweiligen Legislaturperioden eine Vielzahl an zum Teil umfassenden Reformen initiiert und umgesetzt, die insbesondere in den letzten beiden Jahrzehnten das Bild und die Architektur des deutschen Gesundheitssystems – speziell aus der Perspektive der Arzneimittelversorgung – nachhaltig verändert haben (▶Abb.6.1). Da die Krankenkassen durch arbeitgeber- und arbeitnehmerfinanzierte Mitgliedsbeiträge eine im internationalen Vergleich sehr umfangreiche Grundversorgung in Deutschland finanzieren, ist es auch nicht verwunderlich, dass bei jedem gesetzlichen Eingriff in die Rahmenbedingungen der GKV in erster Linie die Einhaltung der Beitragssatzstabilität im Vordergrund stand. In der Regel waren die bisherigen Eingriffe der Politik in das Gesundheitssystem eher kurzfristiger Natur und hatten daher nur eine vorübergehende Ausgabendämpfungswirkung. Dies wurde im Wesentlichen auch durch den politischen Handlungsdruck verursacht, möglichst zeitnah und idealerweise in derselben Legislaturperiode sichtbare Ergebnisse und eine solide Finanzierungsbasis vorweisen zu können.

Als erste große Arzneimittelreform und markanter Einstiegszeitpunkt in Bezug auf die Arzneimittelregulierung gilt das Gesundheitsreformgesetz (GRG) von 1989 unter dem damaligen Bundesminister für Arbeit und Sozialordnung Norbert Blüm (CDU). Mit dem GRG wurde das Recht der Gesetzlichen Krankenversicherung – ehemals in der Reichsversicherungsordnung (RVO) – im Fünften Sozialgesetzbuch (SGB V) neu kodifiziert. Als eine der wichtigsten Neuerungen wurde erstmals das Festbetragssystem für erstattungspflichtige Arzneimittel eingeführt. Die sogenannte »Negativliste« sowie eine höhere Rezeptgebühr für Medikamente waren die weiteren, früheren Eingriffe in den Arzneimittelmarkt.

Der damalige Bundesgesundheitsminister Horst Seehofer (CSU) hat später mit dem Gesundheitsstrukturgesetz (GSG) von 1993 neben einer freien Kassenwahl für alle Versicherten schließlich preisabhängige Zuzahlungen für Medikamente eingeführt. Zudem wurden Beträge für Arzneimittel nach Packungsgrößen gestaffelt. 1997 wurde mit dem 1. und 2. GKV-Neuordnungsgesetz (NOGs) abermals die Patientenzuzahlung für Arzneimittel erhöht, die erst mit dem GKV-Solidaritätsstärkungsgesetz 1999 unter der neu gewählten rot-grünen Bundesregierung dann wieder gesenkt wurde. Nachdem der Beitragssatz zur Jahrtausendwende im Osten auf West-Niveau angeglichen wurde – was in der Praxis zu einer Beitragserhöhung in den neuen Bundesländern geführt hat – hat der durchschnittliche Beitragssatz 2003 zum ersten Mal die 14 Prozent-Marke erreicht. Bundesgesundheitsministerin Ulla Schmidt (SPD) reduzierte schließlich mit dem GKV-Modernisierungsgesetz (GMG) 2004 umfassend die Leistungsansprüche von Patienten. So wurden u. a. nicht-verschreibungspflichtige Medikamente grundsätzlich nicht mehr erstattet. Die Zuzahlung für Arzneimittel erhöhte sich dagegen auf 10 % mit einer Spanne von mindestens 5 und höchstens 10 Euro.

Durch das 2003 in Kraft getretene Beitragssicherungsgesetz (BSSichG) sind die ersten selektivvertraglichen und kassenspezifischen Arzneimittelrabattverträge geschaffen worden, die mit dem Arzneimittelversorgungs-Wirtschaftlichkeitsgesetz (AVWG) bzw. dem GKV-Wettbewerbsstärkungsgesetz (GKV-WSG) maßgeblich erweitert wurden. Zudem hat das AVWG (2006) das Festbetragssystem neu ausgerichtet, indem beispielsweise Arzneimittel von der Zuzahlung befreit werden konnten, sofern diese mindestens 30 % unter dem entsprechenden Festbetrag lagen. Das hatte einen immensen Preiswettbewerb in Kombination mit dem Abschluss von Rabattverträgen zur Folge. Im Rahmen des GKV-WSG galt ab 2007 die Vorgabe, dass neue, patentgeschützte Arzneimittel mit entsprechend hohen Kosten nur noch nach sogenannter ärztlicher »Zweitmeinung« verordnet werden konnten. Außerdem wurde erstmals die Möglichkeit von Kosten-Nutzen-Bewertungen von Arzneimitteln eingeführt.

Mit der schwarz-gelben Bundesregierung unter Bundeskanzlerin Angela Merkel erfuhr die Gesundheitspolitik bis dato ihren vorläufigen Höhepunkt staatlicher Interventionen – insbesondere im Hinblick auf die Arzneimittelversorgung. So ist es nicht verwunderlich, dass der damalige Staatssekretär im Bundesgesundheitsministerium, Stefan Kapferer, unverblümt das Ziel der Bundesregierung erklärte, »den Preis bei innovativen Arzneimitteln in Deutschland zu drücken« (Regulatory Affairs Newsletter 2011 bzw. Ärzte Zeitung 2010: S. 4). Als erster Teil des sogenannten »Arzneimittel-Sparpakets« wurde im August 2010 der gesetzliche Herstellerabschlag für festbetragsfreie, patentgeschützte Arzneimittel von 6 auf 16 Prozent erhöht (GKV-Änderungsgesetz). Zu dem erhöhten Herstellerabschlag wurde gleichzeitig ein rückwirkendes Preismoratorium beschlossen, das auf das Preisniveau vom 01. August 2009 referenziert. Die Geltungsdauer von Preismoratorium und erhöhtem Herstellerabschlag wurde mit einer Laufzeit von 41 Monaten bis Ende 2013 festgeschrieben. Zur nachhaltigen GKV-Finanzierung hat der Gesetzgeber Reformmaßnahmen zur Ausgabenbegrenzung sowie Einnahmenstabilisierung im Gesundheitssystem initiiert. Dazu zählt in erster Linie die Erhöhung der Kassenbeiträge von 14,9 auf 15,5 Prozent (GKV-Finanzierungsgesetz). Mit dem AMNOG erfuhr der Arzneimittelmarkt seit 2011 durch ein neues System der Preisregulierung auch strukturell grundlegende Veränderungen, die im nachfolgenden Kapitel näher beleuchtet werden.

6.4 Die Komplexität staatlichen Handelns am Beispiel des AMNOG

6.4.1 Ausgangssituation

Mit Inkrafttreten des AMNOG hat die Bundesregierung zum 01. Januar 2011 eine Arzneimittelreform auf den Weg gebracht, die bis dato als einzigartig in der Bundesrepublik gilt und alle bisherigen Reformen im deutschen Arzneimittelmarkt in den Schatten stellt. In atemberaubender Geschwindigkeit und mit zum Teil drastischen Eingriffen hat der Gesetzgeber eine neuartige Erstattungshürde beschlossen, die zwar den Zugang zu innovativen und nicht festbetragsgeregelten Arzneimitteln beibehält, allerdings unter dem Diktat einer Beendigung der freien Preisgestaltung (Ärzte Zeitung 2010). Erklärtes Ziel ist es, die in den letzten Jahren gestiegenen Arzneimittelkosten insbesondere im festbetragsfreien Markt nachhaltig zu begrenzen. Damit ist ein neuer Ordnungsrahmen für den patent-geschützten Arzneimittelmarkt geschaffen worden, der das Geschäftsmodell der forschenden Pharmaindustrie auf eine harte Bewährungsprobe stellt. Die bereits intensiv diskutierte »Pharmawende« (Cassel 2011) bzw. der »Paradigmenwandel im Arzneimittelmarkt« (Bausch 2012) zieht mitunter weitreichende Implikatio-nen der Arzneimittelversorgung in Deutschland nach sich.

Kernstück des AMNOG bildet ein neues System der Preisregulierung auf Grundlage einer frühen Nutzenbewertung. Hierbei handeln pharmazeutische Unternehmer für neue Arznei-Innovationen (Therapeutika) mit dem GKV-Spitzenverband einen Erstattungsbetrag aus, der für alle gesetzlich wie privat Versicherten gleichermaßen gilt. Als Entscheidungsrationale dient hierzu ein gegenüber dem Gemeinsamen Bundesausschuss (G-BA) nachzuweisender Zu-satznutzen. Arzneimittelinnovationen ohne Zusatznutzen werden – sofern mög-lich – unmittelbar dem Festbetragssystem zugeordnet. Damit offenbart sich der starke »Kostendämpfungscharakter« des AMNOG, der sich nicht allein mit den Folgen der Finanzkrise erklären lässt (Jaeckel 2010). Welche Rationale hat der Gesetzgeber folglich damit verbunden?

6.4.2 Der Blick zurück: Kostenexplosion in der GKV?

Der Schätzerkreis beim Bundesversicherungsamt hat für das Jahr 2011 ein De-fizit von etwa 11 Milliarden Euro in der GKV prognostiziert. Dabei stand ins-besondere die Arzneimittelversorgung als der wesentliche »Kostentreiber« im Fokus der Debatte: So gab die GKV alleine 2009 32,4 Milliarden Euro für die Arzneimittelversorgung aus. Das entsprach einem Anteil von etwa 18 Prozent an den Gesamtausgaben der GKV (Bundesgesundheitsministerium 2010). Die anwachsende Diskussion um eine vermeintliche Kostenexplosion in der GKV – und nicht zuletzt angeheizt durch die kontroverse Diskussion um die von der FDP vorangetriebene Mehrwertsteuersenkung für Hotelübernachtungen – hat die Bundesregierung bewogen, eine solch große Arzneimittelreform auf den Weg zu bringen. Unter dem liberalen Gesundheitsminister Philipp Rösler wurde gleich »eine neue Runde der Kostendämpfung eingeläutet, die vor allem die forschende Arzneimittelindustrie treffen wird« (Cassel 2011, S. 17).

6.4.3 Reformpolitische Zielsetzung und Instrumente

In der Öffentlichkeit mit dem Anspruch angetreten, »die Spreu vom Weizen zu trennen« (Bundesgesundheitsministerium 2010), sieht das neue AMNOG-Ver-fahren im Wesentlichen zwei Phasen vor:

1. Phase: Frühe Nutzenbewertung als Erstattungsbasis
Bislang waren patentgeschützte Arzneimittel nach der Zulassung mit dem vom Hersteller festgelegten Abgabepreis in der GKV erstattungsfähig. Diese Regelung gilt zwar weiterhin, jedoch nur noch für das erste Jahr nach Markteintritt, um in Deutschland weiterhin einen schnellen Marktzugang für Arznei-Innovationen zu gewährleisten. Künftig ist der pharmazeutische Unternehmer nach § 35a SGB V verpflichtet, zum Zeitpunkt der Markteinführung eines innovativen Arzneimittels dem G-BA ein sogenanntes Value Dossier vorzulegen. Dieses beinhaltet u. a. Angaben zum Anwendungsgebiet, den Therapiekosten und dem medizinischen Zusatznutzen im Verhältnis zur zweckmäßigen Vergleichstherapie. Der G-BA beauftragt das Institut für Qualität und Wirtschaftlichkeit im Gesundheitswesen (IQWiG) mit einer Frühbewertung der Herstellerangaben, die das Institut innerhalb von drei Monaten zu prüfen und zu bewerten hat. Darauf aufbauend entscheidet der G-BA nach max. drei weiteren Monaten über den Zusatznutzen des neuen Arzneimittels. »Vom Ausgang der Frühbewertung und der darauf basierenden Entscheidung des G-BA hängt es dann schließlich ab, ob eine Arzneimittelinnovation als neues Produkt mit Zusatznutzen anerkannt wird oder als vergleichbares Produkt ohne nachgewiesenen Zusatznutzen in den Festbetragsmarkt überführt wird.« (Jaeckel und Kunz 2010, S. 6) Sofern bei einem Arzneimittel ohne Zusatznutzen eine Einordnung in das Festbetragssystem nicht möglich ist, darf der Erstattungspreis die Höhe der Jahrestherapiekosten der Vergleichstherapie nicht übersteigen. Die erste Phase endet daher nach sechs Monaten mit dem Beschluss des G-BA über den Zusatznutzen (▶ Abb. 6.2).

2. Phase: Verhandlung des Erstattungsbetrages
Im Fall eines Zusatznutzens wird auf Basis der frühen Nutzenbewertung ein Erstattungsbetragsverfahren nach § 130b SGB V eingeleitet. Hierzu sind der pharmazeutische Unternehmer und der GKV-Spitzenverband verpflichtet, innerhalb von sechs Monaten einen angemessenen Erstattungsbetrag für das zu bewertende Arzneimittel zu vereinbaren. Das Ergebnis dieses Verhandlungsprozesses ist ein rabattierter Erstattungspreis, der ab dem 13. Monat nach Markteinführung – ggf. rückwirkend – gilt (▶ Abb. 6.2). Sofern keine Einigung in diesem Zeitraum erzielt werden kann, setzt eine Schiedsstelle innerhalb von weiteren drei Monate den Erstattungspreis fest. Diese ist daran gehalten, dabei den Abgabepreis von 15 europäischen Ländern (»EU-Länderkorb«) in dem Prozess zu berücksichtigen. Auch hier gilt gegebenenfalls eine rückwirkende Preisfestsetzung zu Lasten des pharmazeutischen Herstellers. Fakultativ kann im Anschluss von jeder Vertragspartei eine Kosten-Nutzen-Bewertung nach § 130b Abs. 8 SGB V beauftragt werden, wenn der von der Schiedsstelle festgesetzte Erstattungsbetrag in Zweifel gezogen wird.

6.4.4 Wirkungsweise der AMNOG-Regulierungsinstrumente

Das Gesetz präsentiert sich in seiner Gesamtheit als ein Konglomerat von diversen Einzelmaßnahmen mit zum Teil diametraler Wirkung. So entsteht ein Span-

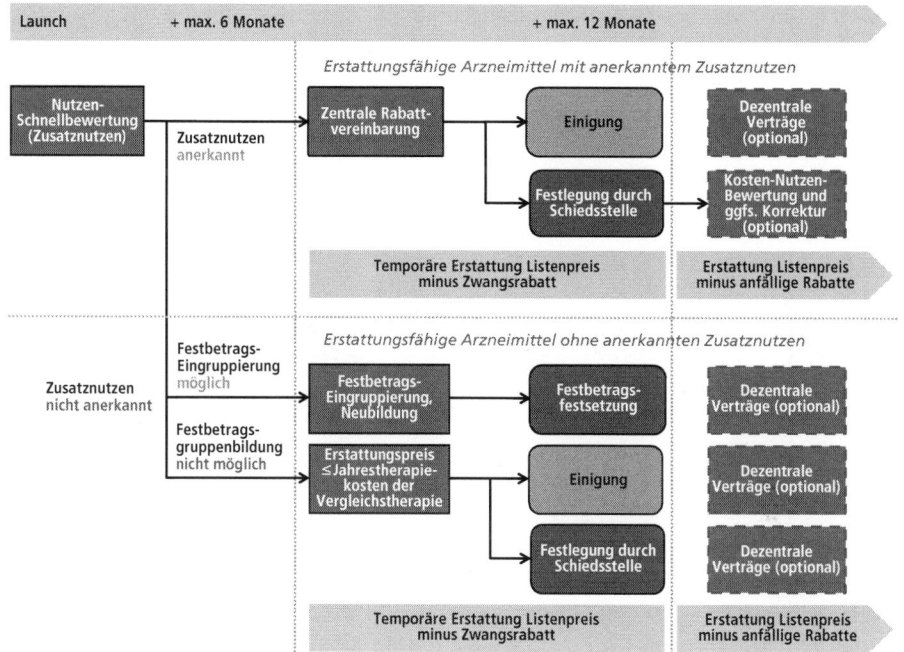

Abb. 6.2: Schematischer Überblick über das AMNOG. Quelle: Eigene Darstellung, GSK Abteilung Gesundheitspolitik

nungsfeld aus langfristigen Struktureffekten und kurzfristig wirksamen Kosten-dämpfungsmaßnahmen (▶ **Abb. 6.3**). Zu den kurzfristigen Maßnahmen zählen – neben dem erhöhten Herstellerrabatt von 16 % und dem Preismoratorium – die Anhebung des Apothekenrabatts von 1,75 auf 2,05 Euro für die beiden Jahre 2011 und 2012.[30] Im Zuge der Umstellung des Großhandelshonorars wird die-sem ein Zuschlag von 3,15 % und ein Festzuschlag von 70 Cent zugestanden. Darüber hinaus wurden die Impfstoffpreise für sämtliche Schutzimpfungen, die als Pflichtleistung zum Leistungskatalog der GKV zählen, einem neuartigen Preis-regulierungsmodell in Form eines europäischen Referenzpreisvergleichs unter-worfen, um weitere 300 Millionen Euro einzusparen. Auf der anderen Seite sind durch das AMNOG einzelne Ansätze zur (nachhaltigen) Strukturweiterentwick-lung enthalten, so z. B. die Möglichkeit, pharmazeutische Unternehmer und Her-steller von Medizinprodukten in Verträgen zu Integrierten Versorgungsformen nach § 140b SGB V direkt einzubinden. Das im AMNOG erklärte Ziel »Abbau von Überregulierung« (AMNOG 2010) findet sich jedoch nur rudimentär im

---

30 Nach aktuellem Stand haben sich der GKV-Spitzenverband und der Deutsche Apothe-kerverband (DAV) auf eine »Paketlösung« zum Apothekenabschlag für 2013 bis 2015 und die beiden Klageverfahren über die Schiedsstellen-Entscheidungen für die Jahre 2009 und 2010 verständigt. Vgl. http://www.gkv-spitzenverband.de/presse/themen/¬ apothekenhonorierung/thema_apothekenhonorierung_1.jsp

Wegfall des Zweitmeinungsverfahrens sowie der Bonus-Malus-Regelung wider, die beide durch ihre Nichtanwendung geprägt folglich auch keinen spürbaren Entlastungseffekt verbuchen konnten.

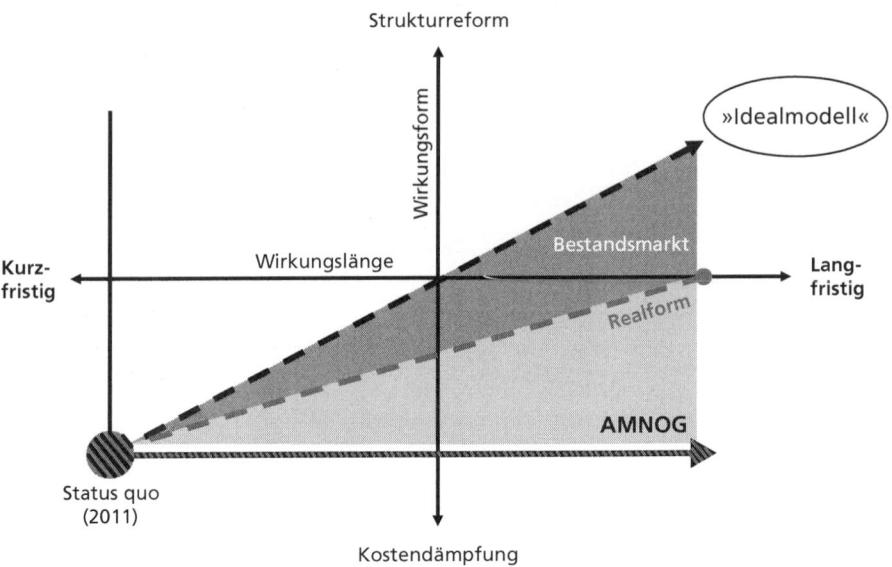

Abb. 6.3: Wirkungsweise des AMNOG. Quelle: Eigene Darstellung, GSK Abteilung Gesundheitspolitik

Die forschende Pharma-Industrie und ihre Verbände haben schon frühzeitig im Gesetzgebungsverfahren die Nutzenbewertungen von Arzneimitteln als legitimes Interesse der »Payer« und Patienten anerkannt, sofern diese ergebnisoffen, fair und transparent durchgeführt werden. Es bleibt nicht abzustreiten, dass der Gesetzgeber neben einer reinen Kostendämpfung auch ordnungspolitische Maßnahmen zu mehr Wettbewerb auf dem GKV-Arzneimittelmarkt initiiert hat (Cassel 2011). Allerdings handelt es sich dabei lediglich um eine komplementäre Form des Preiswettbewerbs in Gestalt kassenindividueller Rabattverträge, hingegen bleiben qualitative Aspekte der Arzneimittelversorgung hinter diesen ökonomischen Aspekten völlig außer Acht.

Wie sehen die Folgen in der Versorgungspraxis aus? Sollte sich das AMNOG als Innovationsbremse für den Pharma- und Innovationsstandort Deutschland bewahrheiten – aktuell haben bereits vier Unternehmen die Konsequenz gezogen und ihre Produkte vom deutschen Markt genommen, bzw. gar nicht erst eingeführt[31]– hätte das auch unweigerlich negative Auswirkungen auf die Patientenversorgung. Der Arzneimittelstandort Deutschland, früher gerne auch als »die

---

31 Stand Juni 2013: Linagliptin, Collagenase, Aliskeren/Amlodipin und Retigabin

Apotheke der Welt« bezeichnet, hätte mit einer abnehmenden Verfügbarkeit an patentgeschützten Arzneimitteln unweigerlich auch einen Imageverlust als Innovationsstandort Deutschland zur Folge.

Gegenwärtig bleibt beim AMNOG aus Industriesicht eine Vielzahl an Kritikpunkten übrig, die von aufwändigen und hochbürokratischen Angaben beim Nutzendossiers über fehlende Verbindlichkeit von Beratungsgesprächen bis zur sachgerechten Auswahl der zweckmäßigen Vergleichstherapie reichen. Mit dem AMNOG zeichnet sich ein Arzneimittelbewertungsaufwand ab, der eine systematische Überschätzung der Arzneimittelkosten impliziert bei einer gleichzeitig systematischen Unterschätzung der Gesamttherapiekosten.

6.4.5 Zwischenbilanz

Nach mehr als zwei Jahren der neuen Arzneimittelbewertungspraxis kristallisiert sich eine gemischte Bilanz für die Industrie heraus. Einerseits konnten die neu eingereichten Medikamente mehrheitlich einen Zusatznutzen nachweisen, das Verfahren ist allerdings gerade im europäischen Vergleich extrem aufwendig und bürokratisch. Formal gefällte Entscheidungen mögen nicht darüber hinwegtäuschen, dass diese zum Teil nicht mit Augenmaß getroffen wurden. Es steht zu befürchten, dass je günstiger der Erstattungspreis für die herangezogene Standardtherapie ausfällt, umso weniger der Innovationscharakter eines neuen Medikamentes zu einer sachgerechten und damit fairen Preisbildung beiträgt. Letztendlich kann ein rein auf Preisabsenkung reduziertes Steuerungsinstrument keine Verbesserung der Versorgungspraxis bewirken. Eine erforderliche und nachhaltige Steuerung der Versorgungsqualität in der Arzneimitteltherapie erfordert andere Ansätze, die mit dem AMNOG überhaupt nicht intendiert waren.

6.5 Quo vadis Pharmaindustrie – Fazit und Ausblick

Die bisherigen Ausführungen haben deutlich vor Augen geführt, dass der Arzneimittelsektor zu den am meisten regulierten Teilmärkten im Gesundheitswesen gehört. Ein Rückblick auf die reformpolitischen Geschehnisse der letzten 20 Jahre zeugt von einem kontinuierlichen Anstieg regulatorischer Eingriffe auf allen Ebenen der Arzneimittelversorgung, die letztlich nur ein Ziel verfolgten: den Anstieg der Arzneimittelausgaben zu stoppen. Die dabei beobachtbare Vielfalt an gesetzgeberischen Einzelmaßnahmen ist zum einen der Tatsache geschuldet, dass die Wirksamkeit vieler Ausgabenbegrenzungsvorschriften keine langfristigen Spareffekte nach sich zogen. Zum anderen erlaubt es die durch staatliches Handeln ausgelöste und anwachsende Steuerungskomplexität des Gesundheitssystems ganz offensichtlich nicht, dass alte Steuerungsansätze schlichtweg durch neue Steuerungsmethoden ersetzt werden.

Der auf öffentlichen Märkten generell zu beobachtende Mangel an selbstregulativen Prozessen im Sinne fehlender substituierender Handlungs- und Entscheidungsalternativen führt somit zwangsläufig zu einer überbordenden Bürokratie, die für das Gesundheitswesen im Allgemeinen schon als zutreffend erachtet wird. In der Arzneimittelversorgung hat dieses Phänomen in der Vergangenheit zu einer Regulierungsdichte geführt, die an Komplexität kaum noch zu überbieten ist. Die zuletzt mit dem AMNOG als Arzneimittelgroßreform vorgelegten Regulierungsmaßnahmen haben insbesondere die Steuerung der sogenannten Strukturkomponente, also die Ausgabensteuerung neuer, patentgeschützter Arzneimittel, zum Gegenstand gehabt unter weitestgehender Beibehaltung aller bis dahin angewendeten Ausgabenbegrenzungsmechanismen. Dieses regulatorische »Add-on«-Phänomen führt dann arzneimittelpolitisch zwangsläufig zu der Forderung einer nachhaltigen Deregulierung des Arzneimittelsektors (Jaeckel 2009) – eine mittlerweile von vielen Interessengruppen im Gesundheitswesen vertretene Auffassung, welche in den kommenden Jahren inhaltlich an Bedeutung gewinnen und die Forderung nach deregulierenden Maßnahmen weiter verstärken wird.

Eine andere Frage kreist um das AMNOG selbst. Wie wird sich dieser ab 2011 neu etablierte Nutzenbewertungsmechanismus einschließlich zentraler Preisverhandlungspraxis auf die Forschungsbemühungen der pharmazeutischen Industrie allgemein auswirken? Bieten die künftig mit dem GKV-Spitzenverband ausgehandelten Erstattungspreise genügend Anreize, um den Forschungsstandort Deutschland mit genügend Investitionsanreizen zu versehen? Verläuft die nationale Nutzenbewertungspraxis methodisch auf Augenhöhe mit anderen Ländern oder gibt es aufgrund national autarker Entscheidungskompetenzen einen deutschen Sonderweg, der im Ergebnis zu einem rückläufigen Angebot an innovativen Arzneimittelprodukten führen wird? Antworten auf diese Fragen sind zum gegenwärtigen Zeitpunkt weder eindeutig noch umfänglich möglich. Eine sachlich gebotene Beantwortung dieser Fragen wird auch maßgeblich davon abhängig sein, ob und in welchem Umfang der Gesetzgeber bereit sein wird, aus dem Konglomerat an Einzelvorschriften des AMNOG im Sinne eines »lernenden Systems«[32] entsprechende Korrekturen vorzunehmen, wenn einzelne Regulierungsmaßnahmen erklärte Reformziele nachweislich deutlich übererfüllen, bzw. die Arzneimittelversorgung qualitativ unter bestimmten Vorgaben nachhaltig leidet.

Schließlich geht es auch um die Zukunftsfrage, welche Rolle die pharmazeutische Industrie ganz allgemein in einer stetig älter werdenden Gesellschaft einnimmt, bzw. welche Erwartungshaltung an die Arzneimittelindustrie gerichtet wird. Der Weg vom reinen Arzneimittelproduzenten bis hin zum vollumfänglichen »Krankheitsmanager« ist im Grundsatz sicherlich vorstellbar. In diesem Zusammenhang lautet aber die Frage, welche Spielräume die Gesundheitspolitik diesbezüglich zu eröffnen bereit ist.. Die bisherigen Erfahrungen im Umgang mit der seit

---

32 Im Zuge der Einführung des AMNOG ab 2011 gab es seitens Politik und Verbände immer wieder den Hinweis, dass es sich hierbei um ein »lernendes System« handelt und daher insbesondere von der Industrie eingeforderte Korrekturmaßnahmen erst näher zu diskutieren wären, wenn beweiskräftige Aussagen zu den Auswirkungen des AMNOG vorliegen.

2011 möglichen Öffnung der Integrierten Versorgung auch für pharmazeutische Unternehmer lassen das Unbehagen der anderen Systemverantwortlichen erkennen, der Industrie eine weitergehende Versorgungsrolle zuzubilligen. Bei innovativen Versorgungsansätzen scheinen pharmazeutische Unternehmen zumindest ein interessanter Vertragspartner zu sein, um neue Behandlungsmethoden zu etablieren oder neue und effizientere Versorgungsstrukturen zu fördern. Insbesondere für die forschende Arzneimittelindustrie stellt die Kombination aus Produkt- und Strukturinnovation einen möglichen Hebel dar, den gesellschaftlich postulierten Zusatznutzen ihres Engagements unter Beweis stellen zu können. Diese Entwicklung setzt aber voraus, die bisher vorherrschende reine Kostendiskussion hinter sich zu lassen und sich konstruktiv auch solchen Fragen zuzuwenden, wie mittels des gezielten Einsatzes von Arzneimitteln ein versorgungsrelevanter Zusatznutzen erzielt werden kann. Bei einer rückläufigen und gleichzeitig überalterten Bevölkerung sind künftig nachhaltigere Maßnahmen erforderlich als eine rein auf Kostenbegrenzung ausgerichtete Gesundheitspolitik. Der künftige und faire Umgang mit Arzneimittelinnovationen wird sich dabei an seinen nutzen- und wohlfahrtssteigernden Effekten messen lassen müssen.

Fragen zum Text

1. Bitte erläutern Sie, warum das Gut »Gesundheit« mit dem herkömmlichen Güterbegriff nicht in Einklang zu bringen ist?
2. Warum steht nach Meinung der Autoren bei sämtlichen Gesundheitsreformen der vergangenen Jahre die Einhaltung der Beitragssatzstabilität im Vordergrund?
3. Welche grundlegende Veränderung erfuhr der Arzneimittelmarkt durch das AMNOG?
4. Bitte erläutern Sie die Funktionsweise des AMNOG.
5. Wo sehen die Autoren die Zukunftschancen der Arzneimittelindustrie?

Literatur

ÄRZTE ZEITUNG (2010) Sonderbeilage Innovationen unter Druck: Die frühe Nutzenbewertung nach dem AMNOG, Dezember 2010.
Baur R, Heimer A, Wieseler S (2000) Gesundheitssysteme und Reformansätze im internationalen Vergleich. In: Böcken J, Butzlaff M, Esche A (Hrsg.) Reformen im Gesundheitswesen, Verlag Bertelsmann Stiftung.
Bausch J (2012) Paradigmenwandel im Arzneimittelmarkt, IMPLICONplus 08/2012.
BMG (2010) Die Spreu vom Weizen trennen: Das Arzneimittelmarktneuordnungsgesetz (AMNOG).

Cassel D (2011) AMNOG: Deutschland an der Pharmawende, IMPLICONplus 10/2011.
Cassel D (2011) Arzneimittel-Innovationen im Visier der Kostendämpfungspolitik, GPK, Jg. 11, Heft 1 (Februar).
Jaeckel R (2009) Reformwerkstatt Arzneimittelsteuerung zwischen Regulierung und Deregulierung Forum für Gesundheitspolitik 3-4/09: Konfliktfeld Koalitionsvertrag.
Jaeckel R (2010) Patentgeschützte Arzneimittel im Zwangskorsett der Gesundheitspolitik – Neue Preisregulierung im AMNOG setzt falsche Anreizlogik, Forum für Gesundheitspolitik.
Jaeckel R, Kunz A (2010) Patentgeschützte Arzneimittel im Regulierungsdickicht des Arzneimittelmarktneuordnungsgesetzes. In: Ecker T, Preuß K J, Tunder R (Hrsg.) Handbuch Market Access – Marktzulassung ohne Nebenwirkung, Fachverlag der Verlagsgruppe Handelsblatt.
Musgrave R (1957) A Multiple Theory of Budget Determination, Finanzarchiv 17.
REGULATORY AFFAIRS NEWSLETTER (2011) Arzneimittelmarkt – Neuordnungsgesetz (AMNOG) Januar 2011.
Samuelson P A (1954) The Pure Theory of Public Expenditure, Review of Economics and Statistics 36 (4).
SÜDDEUTSCHE ZEITUNG (2013) Mediziner: Zu viel Wettbewerb schadet. Chirurgen-Präsident warnt vor übertriebenen ökonomischen Anreizen im Gesundheitssektor, 05.01.2013.

7 Gesundheits- und Sozialpolitik aus Sicht des ambulanten Sektors

Christof Minartz

7.1 Gesundheits- und Sozialpolitik als Rahmen für die ambulante ärztliche Versorgung

Die Gesundheits- und Sozialpolitik in Deutschland hat wesentliche Auswirkungen auf die Ausgestaltung der ambulanten Versorgung und setzt die entsprechenden Rahmenbedingungen, was sich in einem hohen Regulierungsgrad insbesondere im Bereich der gesetzlichen Krankenversicherung (GKV) manifestiert. In der Regel wird die ambulante ärztliche Versorgung von niedergelassenen Vertragsärzten sowie Privatärzten erbracht.

7.1.1 Vertragsärztliche Versorgung

Die vertragsärztliche Versorgung, d. h. die ambulante Behandlung von gesetzlich krankenversicherten Patienten, gliedert sich gemäß § 73 Abs. 1 SGB V in die hausärztliche und in die fachärztliche Versorgung. Sie wird nicht nur von Vertragsärzten erbracht, sondern auch von Partner-Ärzten[33], von angestellten Ärzten beispielsweise in Medizinischen Versorgungszentren und von ermächtigten Ärzten. So können in bestimmten Fällen z. B. Krankenhausärzte mit abgeschlossener Facharztweiterbildung sowie ärztlich geleitete Einrichtungen, wie z. B. Hochschulambulanzen, zur Teilnahme an der vertragsärztlichen Versorgung ermächtigt werden. Dennoch bilden die Vertragsärzte die größte Gruppe derjenigen Ärzte, die für die vertragsärztliche Versorgung in Deutschland zuständig sind (Minartz 2011).

Um den Status Vertragsarzt einnehmen zu können, muss der approbierte Arzt eine Zulassung erhalten, die auf Antrag erfolgt und eine Eintragung in das Arztregister voraussetzt. Hierzu ist neben der Approbation als Arzt ein erfolg-

---

33 Der Status »Partner-Arzt« bedeutet, dass dieser Arzt in Ausnahmefällen in einem Planungsbereich, für den Zulassungsbeschränkungen angeordnet sind, die vertragsärztliche Tätigkeit gemeinsam mit einem dort bereits tätigen Vertragsarzt desselben Fachgebiets oder, sofern die Weiterbildungsordnungen Facharztbezeichnungen vorsehen, derselben Facharztbezeichnung ausübt und sich die Partner der Berufsausübungsgemeinschaft gegenüber dem Zulassungsausschuss zu einer Leistungsbegrenzung verpflichten, die den bisherigen Praxisumfang nicht wesentlich überschreitet (vgl. § 101 Abs. 1 Nr. 4 SGB V).

reicher Abschluss entweder einer allgemeinmedizinischen Weiterbildung oder einer Weiterbildung in einem anderen Fachgebiet erforderlich (Berner 2008). Für niedergelassene Ärzte bedeutet dies, dass sie normalerweise vor Erlangung des Status' Vertragsarzt und der Arbeit in der Niederlassung eine Weiterbildung im Krankenhaus absolvieren müssen, die je nach Fachgebiet zwischen fünf und sechs Jahren dauert (Bialas und Schmidt 2007).

Die Erteilung einer Zulassung ist nur unter der Berücksichtigung der Bedarfsplanung möglich. Dies bedeutet, dass ein Zulassungsantrag abzulehnen ist, wenn bei Antragstellung für die in dem Planungsbereich tätigen Ärzte Zulassungsbeschränkungen bestehen. Da in vielen Planungsbereichen – vor allem in den urbanen Gebieten der alten Bundesländer – für die meisten Fachgebiete Zulassungssperren von den Landesausschüssen der Ärzte und Krankenkassen angeordnet wurden, kommt überwiegend nur eine Nachfolgezulassung infrage, falls ein Vertragsarzt seine Zulassung abgibt bzw. überträgt. Die aus der Gesundheits- und Sozialpolitik resultierenden Rahmenbedingungen verhindern mittels der Bedarfsplanung einen freien Marktzutritt für Ärzte zur Teilnahme an der vertragsärztlichen Versorgung. Das Ergebnis kann also sein, dass sich ein Arzt, der die notwendige Qualifikation nachweist und sich als Vertragsarzt in einem bestimmten Planungsbezirk niederlassen möchte, dies aufgrund einer Zulassungssperre nicht darf (Minartz 2011).

Ziel der Bedarfsplanung ist es, anhand eines durch Verhältniszahlen von Ärzten zu Einwohnern objektivierten Bedarfs an Vertragsärzten die ambulante Versorgung zu steuern und regionale Disparitäten zu verhindern bzw. auszugleichen. Vor allem in den neunziger Jahren des letzten Jahrhunderts bestand die primäre Intention der Bedarfsplanung darin, die Zunahme der Überversorgung zu beenden (Fülöp et al. 2009). Allerdings kann festgestellt werden, dass die Steuerung der Vertragsärzte mittels der Bedarfsplanung eine Zunahme von regionalen Disparitäten nicht verhindern konnte (Gawron 2008). Da eine Steuerung über den Markt nicht zugelassen wird, kommt es durch die Regulierung zu einer Diskrepanz von Angebot und Nachfrage und damit zu Effizienz- bzw. Wohlstandsverlusten.

Für die Umsetzung der Bedarfsplanung sind die Kassenärztlichen Vereinigungen (KVen) zuständig, die gemäß den Bestimmungen des SGB V Körperschaften des öffentlichen Rechts sind. An die Zulassung als Vertragsarzt ist die Pflicht zur Mitgliedschaft in der jeweils regional zuständigen KV geknüpft. Neben der Sicherstellung der vertragsärztlichen Versorgung und der Bereitstellung eines ärztlichen Notdienstes zählen zu den Aufgaben der KVen der Abschluss der Gesamtverträge mit den Krankenkassen und die Verteilung der Gesamtvergütung für die erbrachten Leistungen auf die einzelnen Vertragsärzte (Preusker 2008). Darüber hinaus übernehmen sie gegenüber den Krankenkassen die Gewähr, dass die Leistungen der Vertragsärzte ordnungsgemäß und zweckmäßig erbracht werden, und sichern die Qualität der Behandlung (Herholz 2007).

Die Ausgestaltung der vertragsärztlichen Versorgung erfolgt über Kollektivverträge zwischen Krankenkassen und KVen. Im Rahmen der Regelversorgung von GKV-Patienten werden die Verträge gemeinsam und einheitlich geschlossen und nicht individuell zwischen einzelnen Leistungserbringern und einzelnen Krankenkassen. Der Kollektivvertrag ist faktisch mit einem Kontrahierungszwang zwischen den Krankenkassen und den Vertragsärzten, die von den KVen vertreten werden, verbunden. Vertragsfreiheit liegt nicht vor, sodass die Krankenkassen die Leistungen, die von allen Vertragsärzten erbracht wurden, vergüten müssen. Es besteht für die Krankenkassen nicht die Möglichkeit, in Verantwortung ihrer Versicherten Vertragspartner nach Wirtschaftlichkeit und Bedarf auszuwählen (Neubauer und Beivers 2008). Zwischen Vertragsärzten und Patienten besteht ebenfalls faktisch Kontrahierungszwang, d. h. ein Vertragsarzt ist zur Behandlung eines GKV-Patienten verpflichtet. Nur in begründeten Fällen ist eine Ablehnung der Behandlung möglich. Letztlich kann durch den Kontrahierungszwang in der vertragsärztlichen Regelversorgung kaum Wettbewerb herrschen (Minartz 2011).

Die ambulante ärztliche Behandlung von GKV-Patienten erfolgt im Rahmen des Sachleistungsprinzips, d. h. der Patient nimmt die ärztliche Leistung in Anspruch, ohne dass ihm diese vom Leistungserbringer in Rechnung gestellt wird. Es gilt das Prinzip der freien Arztwahl, d. h. GKV-Versicherte können die zugelassenen Vertragsärzte frei wählen. Durch die freie Arztwahl wird in der vertragsärztlichen Versorgung zumindest insofern Wettbewerb ermöglicht, dass gesetzlich Versicherten kein Arzt vorgegeben wird und sie ihren Arzt wechseln können, falls sie mit der Behandlung nicht zufrieden sind. Die Abbildung 7.1 gibt einen Überblick über die vertragsärztliche Regelversorgung und das Zusammenspiel der einzelnen Akteure.

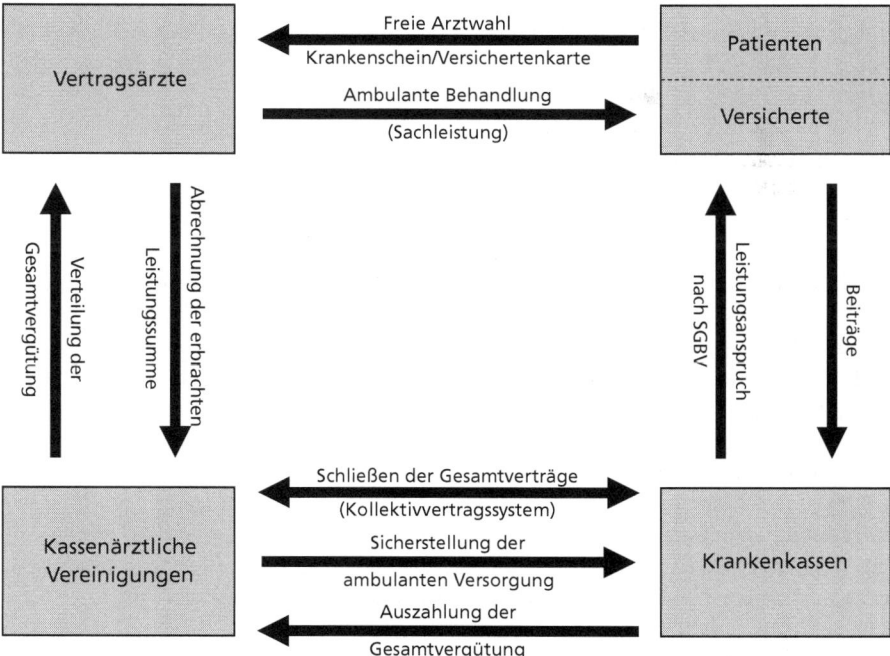

Abb 7.1: System der vertragsärztlichen Regelversorgung. Quelle: Eigene Darstellung in Anlehnung an Herder-Dorneich (1994), S. 874.

7.1.2 Privatärztliche Versorgung

Die ambulante ärztliche Versorgung in Deutschland wird nicht nur von Vertragsärzten, sondern auch von Privatärzten erbracht. Wenn ein Arzt nach dem Abschluss seiner Weiterbildung weiterhin eine patientennahe, kurative Tätigkeit anstrebt, hat er die Wahl, als Vertragsarzt, als Privatarzt oder als Krankenhausarzt tätig zu werden. Da im Bereich der privatärztlichen Versorgung weder eine Bedarfsplanung noch Zulassungsbeschränkungen bestehen, darf sich ein Arzt, der die notwendige Qualifikation nachweisen kann, als Privatarzt niederlassen. Ein Vorteil der privatärztlichen Versorgung aus Sicht des Arztes liegt damit in dem freien Marktzutritt. Der wesentliche Nachteil besteht aber darin, dass Privatärzte keine Leistungen zu Lasten der GKV erbringen und abrechnen dürfen und die Nachfrage nach privatärztlichen Leistungen vergleichsweise gering ist, weil ca. 90 Prozent der deutschen Bürger in der GKV versichert sind. Dies wird auch in der vergleichsweise geringen Anzahl an Privatärzten deutlich, die im Jahr 2011 bei lediglich ca. 2.400 lag, was nur ca. 1,7 Prozent aller ambulant tätigen Ärzte entspricht.

Die größte Patientengruppe der Privatärzte sind Vollversicherte von privaten Krankenversicherungen (PKV), bzw. Beihilfeempfänger. Über private Zusatzversicherungen können GKV-Versicherte den Zugang zu Privatärzten erhalten. Zudem behandeln Privatärzte Selbstzahler, die keinen Anspruch auf Erstattung der Behandlungsrechnung haben. Im Gegensatz zu Privatärzten, die normalerweise keine Patienten zu Lasten der GKV behandeln dürfen, können Vertragsärzte neben ihrer kassenärztlichen Tätigkeit auch privatärztlich tätig sein. So werden aufgrund der geringen Anzahl von Privatärzten im Versorgungsalltag Privatpatienten überwiegend von Vertragsärzten ambulant behandelt.

Da die privatärztliche Behandlung auf Grundlage eines Behandlungsvertrags durchgeführt wird, können Privatärzte – abgesehen von Notfällen – frei entscheiden, ob sie mit einem Patienten einen Behandlungsvertrag schließen und diesen behandeln möchten oder nicht. Damit besteht in der vertragsärztlichen Versorgung kein Kontrahierungszwang zwischen Privatarzt und Patient. Wenn ein Patient privat versichert ist, kann er die Rechnung für die Behandlung bei seiner Krankenversicherung zur Erstattung einreichen. In diesem Bereich gilt das Kostenerstattungsprinzip und nicht wie üblicherweise in der vertragsärztlichen Versorgung das Sachleistungsprinzip. Ein weiterer wesentlicher Unterschied zwischen vertrags- und privatärztlicher Versorgung besteht darin, dass letztere nicht in einem Kollektivvertragssystem, sondern in einem Einzelvertragssystem vonstattengeht.

Insgesamt kann konstatiert werden, dass Privatärzte in einem deutlich liberaleren Umfeld arbeiten als dies bei Vertragsärzten der Fall ist. Obwohl zwischen diesen beiden Gruppen Wettbewerb um Privatpatienten bzw. Selbstzahler herrscht, nehmen Privatärzte eine komplementäre und nicht eine substitutive Rolle zu Vertragsärzten ein. Durch das Einzelvertragssystem eröffnen sich den Privatärzten mehr Freiheiten, aber gleichzeitig fehlt ihnen die Sicherheit, die das Kollektivvertragssystem den Vertragsärzten bietet. Die Abbildung 7.2 gibt einen zusammenfassenden Überblick über die ambulante privatärztliche Versorgung. Es wird deutlich, dass gegenüber der vertragsärztlichen Regelversorgung den KVen in der ambulanten privatärztlichen Versorgung keine Rolle zuteilwird (Minartz 2011).

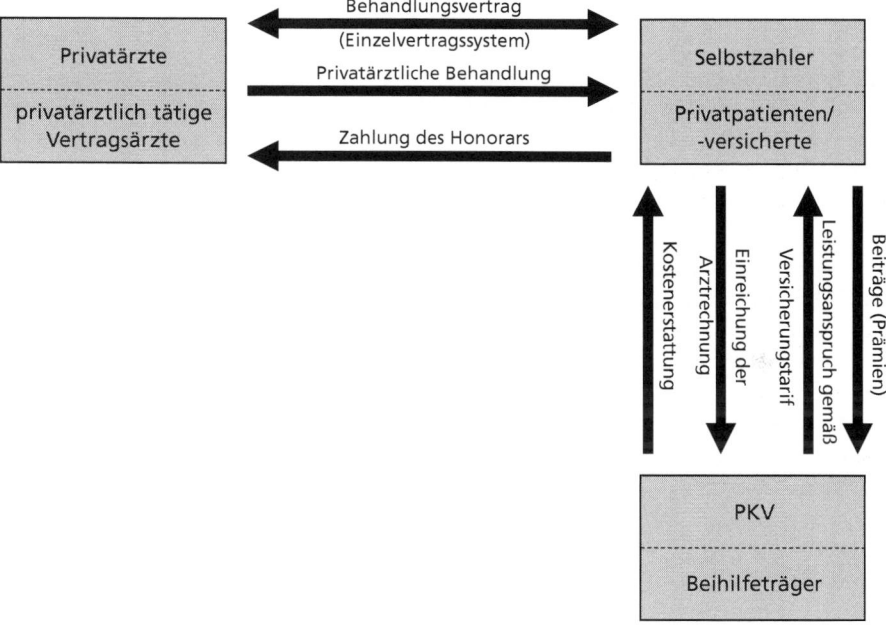

Abb. 7.2: Ambulante privatärztliche Versorgung. Quelle: Eigene Darstellung in Anlehnung an Herder-Dorneich (1994), S. 892.

7.2 Einengung der Freiberuflichkeit in der ambulanten Versorgung durch die Gesundheitspolitik

Die Ausübung der ärztlichen Tätigkeit in der niedergelassenen Praxis – unabhängig, ob in der vertrags- oder in der privatärztlichen Versorgung – ist durch die Freiberuflichkeit des Arztes gekennzeichnet. Allerdings übt nicht nur der niedergelassene Arzt in eigener Praxis einen freien Beruf aus, sondern auch ein angestellter Arzt, z. B. im Krankenhaus, wenn die Weisungsunabhängigkeit von nicht-ärztlichen Dritten in fachlichen und medizinischen Fragen gewährleistet ist. Damit ist die Rechtsform des Arbeitsverhältnisses nicht entscheidend für die Einordnung der Ausübung des Arztberufes als freier Beruf. Es gilt, dass auch wenn ein Arzt wirtschaftlich abhängig ist, er dennoch in seinen ärztlichen Entscheidungen frei bleiben muss. Dies soll gewährleisten, dass der Arzt seine Patienten stets

123

entsprechend seinen Qualifikationen und seiner Verantwortung behandeln kann (Köhler 2007).

Trotzdem existiert ein tiefgreifender Unterschied zwischen dem *freien Arztberuf* und dem des *freiberuflich niedergelassenen Arztes*. Der niedergelassene Arzt als Freiberufler wird dadurch gekennzeichnet, dass er auf eigene Rechnung arbeitet und die Investitionen für Praxisausstattung und für zugehörige Geräte selbst trägt (Köhler 2007; Bialas und Schmidt 2007). Zudem entscheidet er über die medizinisch-technische sowie personelle Ausstattung seiner Praxis, sodass er einerseits ein unternehmerisches Risiko übernimmt und andererseits unternehmerische Chancen wahrnehmen kann. Der niedergelassene Arzt kann bei seinem wirtschaftlichen Handeln frei entscheiden und ist in keine Hierarchie eingebunden, was für den angestellten Arzt nicht gilt. Letzterer ist hierarchisch eingebunden sowie wirtschaftlich abhängig und erhält für seine geleistete Arbeit ein Gehalt. Der Freiberufler erhält im Gegensatz hierzu für seine erbrachten Leistungen ein Honorar. Sein Einkommen bzw. sein Überschuss fällt so hoch aus, wie seine Honorarerlöse die ihm bei der Leistungserbringung entstandene Kosten übersteigen.

Eines der prägendsten Merkmale der freiberuflichen Tätigkeit ist die persönliche Leistungserbringung. Sie wirkt sich wesentlich auf das Berufsbild des niedergelassenen Arztes aus und erfordert von ihm eine ständige fachliche Weiterbildung. Aus diesem wichtigen Merkmal gründet sich die besondere Vertrauensbeziehung zwischen Arzt und Patient. Es bedeutet nicht, dass der Arzt jede Leistung höchstpersönlich erbringen muss. Doch muss er bei der Inanspruchnahme nichtärztlicher oder ärztlicher Mitarbeiter zur Erbringung eigener Leistungen stets die Leitung und Verantwortung übernehmen. Dies führt dazu, dass ein niedergelassener Arzt nicht – im Gegensatz zu gewerblichen Unternehmern – den Leistungsumfang seiner Praxis durch die Anstellung von Mitarbeitern beliebig ausdehnen kann (Bundesärztekammer, Kassenärztliche Bundesvereinigung 2008).

Obwohl der Arztberuf kein Gewerbe darstellt, wird aufgrund der knappen Mittel und der Budgetierung im deutschen Gesundheitswesen die Rolle des freiberuflich tätigen Arztes durch die Gesundheitspolitik zunehmend in Richtung der des Unternehmers transformiert. Dies führt dazu, dass Ärzten eine größere wirtschaftliche Verantwortung zugewiesen wird und sich somit eine Diskrepanz zwischen der Funktion des niedergelassenen Arztes als Mediziner und der als Unternehmer ergibt. Die zunehmende Mittelknappheit wirkt direkt auf die niedergelassenen Ärzte ein, sodass ihr Handeln durch ökonomische Restriktionen begrenzt wird. Obwohl die Ärzte weiterhin autonom in ihrer Entscheidung sind, wie viel Behandlungszeit sie dem einzelnen Patienten widmen, wird ihre Entscheidung dahingehend beeinflusst, dass sie die betriebswirtschaftliche Tragfähigkeit ihrer Praxis sicherstellen müssen. Bei einer steigenden Mittelknappheit und der Zunahme des ökonomischen Drucks wächst die Gefahr, dass die ärztliche Therapiefreiheit nicht gewahrt werden kann. Gesundheitspolitische Maßnahmen wie Kostendämpfungsvorgaben, z. B. in Form von Bonus-Malus-Regelungen bei der Arzneimittelverordnungen oder Richtgrößenprüfungen bei der Heilmittelverordnung, können die Therapiefreiheit aushöhlen und schließlich dazu führen, dass das Vertrauensverhältnis zwischen Patient und Arzt gestört wird (Köhler 2007).

Ohne gewisse Autonomiespielräume ist es den Ärzten nicht möglich, ihre Patienten verantwortungsvoll zu behandeln. In der Charakteristik des Freiberuflers liegt, dass er zum einen stets freie Entscheidungen treffen kann, doch zum anderen durch seine Risikoübernahme als Unternehmer auch wirtschaftlichen Zwängen unterliegt. Deshalb benötigt er so viel Autonomie, dass es ihm gelingen kann, die ökonomischen Restriktionen mit dem Patientenwohl zu vereinbaren. Es muss unbedingt gewährleistet werden, dass ein Arzt unabhängig von Fremdinteressen tätig sein kann und dieses autonome Handeln stets im Interesse der Patienten erfolgen kann.

Das Führen und das Management einer Praxis durch den freiberuflichen Arzt unterliegen Anforderungen, die von der Gesundheitspolitik mittels Gesetzen und Verordnungen vorgegeben werden. Die zyklisch wiederkehrenden Gesundheitsreformen stellen die niedergelassenen Ärzte vor neue Rahmenbedingungen, die aus Sicht vieler Ärzte die Freiberuflichkeit gefährden (Fischer 2006; Beske 2007; Köhler 2009). Es wird zudem befürchtet, dass mit einem Verlust der Freiberuflichkeit die freie Arztwahl eingebüßt werden könnte, weil gerade die Freiberuflichkeit der niedergelassenen Ärzte die freie Arztwahl des Patienten im ambulanten Sektor ermöglicht (Bloch 2008). Es hat sich gezeigt, dass in Ländern mit ausschließlich angestellten Ärzten, wie es zumeist in staatlich finanzierten sowie organisierten Gesundheitssystemen der Fall ist, die freie Arztwahl oft eingeschränkt ist. Darüber hinaus besteht in der Regel für angestellte Ärzte keine Möglichkeit, privat finanzierte Leistungen zu erbringen, sodass dies zu Umgehungstatbeständen und zur Entstehung eines Schwarzmarkts für ärztliche Leistungen führen kann (Beske 2007). Deshalb sind der Erhalt der Freiberuflichkeit und der damit verbundenen freien Arztwahl der Patienten sowie der Therapiefreiheit der Ärzte wichtige Ziele der Ärzteschaft (Bloch 2008). Da Freiberuflichkeit durch freiberufliche Selbstverwaltung gekennzeichnet ist (Institut für Freie Berufe 2008; Köhler 2009a), werden diese Ziele vor allem von der ärztlichen Selbstverwaltung verfolgt. Es wird seitens der ärztlichen Selbstverwaltung vor allem kritisiert, dass Wettbewerb sowie eine zunehmende Ökonomisierung der Gesundheitsversorgung einerseits und die staatliche Regulierung andererseits die Freiberuflichkeit gefährden (Köhler 2009).

Es kann zusammenfassend festgehalten werden, dass der freiberuflich in der Praxis tätige Arzt kein Gewerbetreibender ist, er aber trotzdem als Unternehmer fungiert, der Angestellte beschäftigt, Investitionen tätigt und schließlich seinen Patienten gegen Entgelt eine Dienstleistung anbietet (Brökelmann 2006). Freiberuflichkeit fördert das für eine wirksame Behandlung notwendige Vertrauensverhältnis zwischen Patient und Arzt, indem eine persönliche Leistungserbringung des Arztes vorausgesetzt wird (Tiemann 1982). Zudem trägt die freiberufliche Leistungserbringung, im Rahmen derer einzelne niedergelassene Ärzte als Unternehmer auftreten und Investitionen tätigen, wesentlich dazu bei, eine flächendeckende ambulante Versorgung sicherzustellen (Köhler 2009a). Allerdings darf Freiberuflichkeit kein Selbstzweck oder bloße Ideologie sein, sondern sollte stets dem Wohl der Patienten bzw. dem Allgemeinwohl dienen (Minartz 2011). Dennoch ist in den letzten Jahren zu beobachten, dass die verfolgte Gesundheitspolitik zu einer zunehmenden Einengung der Freiberuflichkeit im ambulanten Sektor führt.

7.3 Sektorale Abgrenzung der ambulanten Versorgung

Eine ordnungspolitische Besonderheit des deutschen Gesundheitswesens liegt darin, dass in den einzelnen Sektoren unterschiedliche Koordinations- bzw. Allokationsmechanismen zum Tragen kommen (Sachverständigenrat zur Begutachtung der Entwicklung im Gesundheitswesen 2005). Während im ambulanten Sektor die korporative Koordination durch die gemeinsame Selbstverwaltung als Steuerungselement Einsatz findet, unterliegt die Krankenhausversorgung in Deutschland aufgrund der dualen Finanzierung zwei unterschiedlichen Steuerungselementen: Die Koordination von Angebot und Nachfrage erfolgt zum einen durch ein staatliches Planungs- und Investitionslenkungsmodul, sowie zum anderen durch ein wettbewerbliches Vergütungsmodul (Neubauer 2006). Die einzelnen Steuerungselemente, die kaum miteinander zu vereinbaren sind, führen letztlich zu einer Abgrenzung der Sektoren, insbesondere im Bereich der Versorgung von GKV-Patienten.

Die im Rahmen des gesundheitspolitischen Prozesses über die Jahre entstandenen Rahmenbedingungen im ambulanten sowie im stationären Sektor sind in wichtigen Bereichen wie dem Marktzugang oder der Leistungsvergütung sehr unterschiedlich. In der vertragsärztlichen Versorgung kommt eine Bedarfsplanung zum Tragen, die sich auf Verhältniszahlen von Ärzten zu Einwohnern stützt, in der stationären Versorgung hingegen eine Krankenhausplanung, die als Berechnungsgrundlage die Krankenhausbetten in den Vordergrund stellt und den Bettenbedarf analytisch ermittelt, bzw. abschätzt. Die Leistungsvergütung fällt für zum Teil vergleichbare Leistungen sehr unterschiedlich aus, weil diese im ambulanten und im stationären Sektor unterschiedlichen Systemen folgt. In der vertragsärztlichen Versorgung werden die Leistungen nach dem Einheitlichen Bewertungsmaßstab (EBM) vergütet, während im Krankenhaus ein umfassendes Fallpauschalensystem auf DRG-Basis zum Einsatz kommt. Des Weiteren ist auch die Rechtsform der Arbeitsverhältnisse der Ärzte unterschiedlich. In der ambulanten ärztlichen Versorgung sind überwiegend Freiberufler tätig und im Krankenhaus dagegen angestellte Ärzte.

Trotz der bestehenden Trennung zwischen dem ambulanten und dem stationären Sektor, sind auch gegenseitige Abhängigkeiten zwischen den beiden Bereichen bzw. den dort agierenden Ärzten erkennbar. Da die ambulante Patientenversorgung stets Vorrang vor der stationären Versorgung haben soll, werden Krankenhausärzte in der Regel erst nach einer Überweisung eines niedergelassenen Vertragsarztes tätig. Zudem übernehmen Krankenhäuser die wichtige Aufgabe der Ausbildung insbesondere von Fachärzten, sodass Nachwuchsmediziner im Krankenhaus die notwendige Kompetenz und Erfahrung sammeln können, um sich später niederzulassen und die ambulante Patientenversorgung sicherzustellen. Deshalb ist es wichtig, dass die ambulante Versorgung nicht getrennt von der stationären betrachtet wird. Ansonsten kann sich dies insgesamt negativ auf die Patientenversorgung auswirken, z. B. in Form von Versorgungsdiskontinuitäten (Rürup et al. 2009; Rebscher 2003).

Der medizinisch-technische Fortschritt führt die ambulante und die stationäre Versorgung enger zusammen. Immer mehr Behandlungen können ambulant durchgeführt werden, sodass sich einerseits neue Möglichkeiten und andererseits weitere Schnittstellen zwischen den Sektoren ergeben. Früher bestand eher eine komplementäre Beziehung zwischen niedergelassenen Ärzten und Krankenhausärzten, doch entwickelt sich daraus insbesondere in der fachärztlichen Versorgung zunehmend eine substitutive Beziehung und damit eine stärkere Konkurrenz. Ein zentrales Problem, das beide Sektoren betrifft, stellt der zukünftig drohende Mangel an Ärzten bzw. deren ungleichmäßige Verteilung auf das Bundesgebiet, die zu regionalen Disparitäten führt, dar.

Es ist deshalb wichtig, dass die Gesundheitspolitik nicht zu einer Abgrenzung der Sektoren führt, sondern eine Überbrückung der Sektorengrenzen ermöglicht. Ansonsten drohen Effizienzverluste in der Patientenversorgung und es wird zukünftig zunehmend schwerer, diese flächendeckend sicherzustellen. Die Rahmenbedingungen müssen an die sich wandelnde Versorgungsrealität angepasst werden, was insbesondere für den Marktzugang und die Leistungsvergütung gilt. Je stärker die Integration der Versorgungssektoren ist, umso eher müssen die Vergütungsregeln harmonisiert werden (Neubauer 2006a). Dies gilt vor allem für die fachärztliche Versorgung, die u. a. aufgrund von unterschiedlichen sektoralen Budgets nicht effizient ausgestaltet werden kann. Deshalb müssen die sich aus der Kontrahierungspflicht der Krankenkassen mit den zugelassenen Leistungserbringern ergebenden sektoralen Budgets überwunden werden, sodass nicht mehr eine Optimierung innerhalb der jeweiligen Sektorengrenzen erfolgt, sondern die superiore sektorübergreifende Versorgungsoptimierung. Durch die Vermeidung von systemimmanenten Honorarverzerrungen können der Patient und der zugehörige Behandlungsprozess im Vordergrund stehen und dadurch Effizienzverluste vermieden werden (Minartz 2011).

7.4 Ambulante spezialfachärztliche Versorgung als neuer Weg der Gesundheitspolitik

Die mit der sektoralen Trennung verbundenen Probleme wurden vonseiten der Gesundheitspolitik erkannt und mit der letzten großen Gesundheitsreform im Jahr 2012 wurde im Rahmen des GKV-Versorgungsstrukturgesetzes (GKV-VStG) die ambulante spezialfachärztliche Versorgung (§ 116b SGB V) eingeführt, die der sektoralen Trennung entgegenwirken soll. Insbesondere bei seltenen Erkrankungen und Erkrankungen mit besonderen Krankheitsverläufen, wie beispielsweise Krebserkrankungen oder schwere Herzinsuffizienz, ist oftmals eine interdisziplinäre Kooperation und eine spezielle Ausstattung notwendig, damit die Behandlung effizient erfolgen kann. Da bei solchen komplexen Behandlungen deren Kontinuität besonders wichtig ist, hat der Gesetzgeber mit der ambulanten spezialfachärztlichen Versorgung einen sektorverbindenden Versorgungsbereich geschaffen. In diesem Versorgungsbereich soll eine bessere Kooperation zwischen ambulanter und stationärer fachärztlicher Versorgung vor allem für schwerkranke Patienten ermöglicht werden (Bär 2012).

Im Gegensatz zum ambulanten und stationären Sektor, die wie oben dargelegt unterschiedliche Rahmenbedingungen aufweisen, gelten in der ambulanten spezialfachärztlichen Versorgung für niedergelassene Vertragsärzte und Krankenhäuser die gleichen Qualifikationsanforderungen und auch darüber hinaus einheitliche Bedingungen. Es gibt im Rahmen der ambulanten spezialfachärztlichen Versorgung keine Beschränkungen, wie sie beispielsweise mit der vertragsärztlichen Bedarfsplanung oder der Krankenhausplanung bestehen. Alle Vertragsärzte, Medizinischen Versorgungszentren und Krankenhäuser, die die leistungs- und indikationsspezifisch vom Gemeinsamen Bundesausschuss (G-BA) festgelegten Anforderungen erfüllen, sollen grundsätzlich zur Teilnahme an der ambulanten spezialärztlichen Versorgung zugelassen werden.

Um diese Anforderungen zu spezifizieren, verabschiedet der G-BA eine Richtlinie, die neben den potentiellen Teilnehmern und den Zugangsvoraussetzungen zur ambulanten spezialfachärztlichen Versorgung auch die Beschreibung des Behandlungsumfangs einschließlich der Definition schwerer Verlaufsformen, die Qualitätssicherung, die Überweisungserfordernisse sowie die Information der Patienten beinhaltet. Es ist u. a. vorgesehen, dass niedergelassene Fachärzte Leistungskooperationen sowohl untereinander als auch mit Krankenhäusern schließen müssen, um ein gefordertes interdisziplinäres Team formen zu können. Nach dem Inkrafttreten der Richtlinie müssen Leistungserbringer, die an der ambulanten spezialfachärztlichen Versorgung teilnehmen möchten, dies entsprechend gegenüber dem erweiterten Landesausschuss der Ärzte und Krankenkassen ihres Bundeslandes anzeigen. Sofern die Leistungserbringer die personellen, infrastrukturellen und organisatorischen Zugangsvoraussetzungen erfüllen, können sie Leistungen im Rahmen der ambulanten spezialfachärztlichen Versorgung zu Lasten der GKV erbringen, da keine Bedarfsplanung aufgestellt wird.

Die Vergütung der Leistungen der ambulanten spezialfachärztlichen Versorgung soll gemäß § 116b Abs. 6 SGB V unmittelbar durch die Krankenkassen erfolgen. Hierzu vereinbaren der Spitzenverband Bund der Krankenkassen, die Deutsche Krankenhausgesellschaft und die Kassenärztliche Bundesvereinigung gemeinsam und einheitlich diagnosebezogene Gebührenpositionen, die in Euro bewertet werden. Die Kalkulation dieser Gebührenpositionen soll angelehnt an den EBM auf Grundlage betriebswirtschaftlicher Kriterien erfolgen. Da Krankenhäuser in der Regel öffentlich gefördert werden, wird ihre Vergütung um einen Investitionskostenabschlag in Höhe von fünf Prozent gekürzt. Zudem findet bei den Vertragsärzten eine Bereinigung der morbiditätsorientierten Gesamtvergütung um die Leistungen statt, die Bestandteil der ambulanten spezialfachärztlichen Versorgung sind. Allerdings darf diese Bereinigung nicht zulasten des hausärztlichen Vergütungsanteils und der fachärztlichen Grundversorgung erfolgen. Eine Mengensteuerung beispielsweise in Form einer abgestaffelten Vergütung wird nicht vorgenommen. Es ist zudem vorgesehen, dass die Gebührenpositionen regelmäßig überprüft werden, ob sie weiterhin dem jeweils aktuellen Stand der Medizin sowie dem Wirtschaftlichkeitsgebot entsprechen.

Mit der Einführung der ambulanten spezialfachärztlichen Versorgung hat die Gesundheitspolitik auf die medizinisch-technische Entwicklung, die mit zunehmenden Möglichkeiten im Bereich der ambulanten Leistungserbringung einhergeht, reagiert. Ziel ist es, die historisch gewachsenen Sektorengrenzen zwischen ambulanter und stationärer Versorgung abzubauen. In der Versorgungsrealität muss der Beweis erbracht werden, dass die Teilnahmevoraussetzungen für niedergelassene Vertragsärzte und für Krankenhäuser tatsächlich eine Gleichberechtigung ermöglichen. Fraglich ist auch, ob der vorgesehene Leistungskatalog adäquat gewählt wurde, d. h. ob dieser wirklich orientiert ist am Bedarf der Patienten. Nur wenn letztlich durch die neuen Rahmenbedingungen die Patientenversorgung verbessert wird, indem Behandlungsdiskontinuitäten vermieden werden und eine flächendeckende Versorgung auch bei seltenen und schwerwiegenden Erkrankungen ermöglicht wird, kann die notwendige Akzeptanz entstehen. Es muss sich zukünftig zeigen, ob die ambulante spezialfachärztliche Versorgung den Beginn einer ärztlichen Versorgung ohne Sektorengrenzen darstellt oder ob nur ein zusätzlicher Sektor geschaffen wurde, der weitere Grenzen und Schnittstellen verursacht. Angesichts der demografischen Entwicklung und des medizinisch-technischen Fortschritts wird die Entwicklung der ambulanten spezialfachärztlichen Versorgung in den nächsten Jahren eine wichtige Bedeutung im deutschen Gesundheitswesen einnehmen und damit auch ein Indikator sein, ob die Gesundheitspolitik in der Lage ist, den notwendigen Strukturwandel einzuleiten.

7.5 Fazit und Ausblick

Auf den Bereich des ambulanten Sektors hat die Gesundheits- und Sozialpolitik einen wichtigen Einfluss, da sie die Rahmenbedingungen für die Leistungserbringung wesentlich beeinflusst. Wie die Abbildung 7.3 zeigt, hat dies dazu geführt, dass sich im deutschen Gesundheitswesen im Zeitablauf mit der hausärztlichen ambulanten Grundversorgung, der fachärztlichen ambulanten Versorgung und der fachärztlichen stationären Krankenhausbehandlung drei wichtige Versorgungsebenen entwickelt haben.

Durch diese Trennung der Gesundheitsversorgung in verschiedene Ebenen werden allerdings unterschiedliche Konfliktfelder verursacht, die zum einen zwischen niedergelassenen Hausärzten und Fachärzten sowie zum anderen auch zwischen Fachärzten in der Niederlassung und im Krankenhaus zum Tragen kommen. Es gilt, diese Konfliktfelder abzubauen und Schnittstellen zu vermeiden, damit eine effiziente Versorgung der Patienten ermöglicht wird. Vor allem aufgrund der sektoralen Trennung des deutschen Gesundheitswesens existieren Effizienzreserven, die insbesondere vor dem Hintergrund der demografischen Entwicklung und des medizinisch-technischen Fortschritts gehoben werden müssen. Wenn es der Gesundheits- und Sozialpolitik gelingt, Maßnahmen einzuleiten, um die Sektorengrenzen zu überwinden, kann die Zukunfts- und Leistungsfähigkeit der deutschen Gesundheitsversorgung gesichert werden.

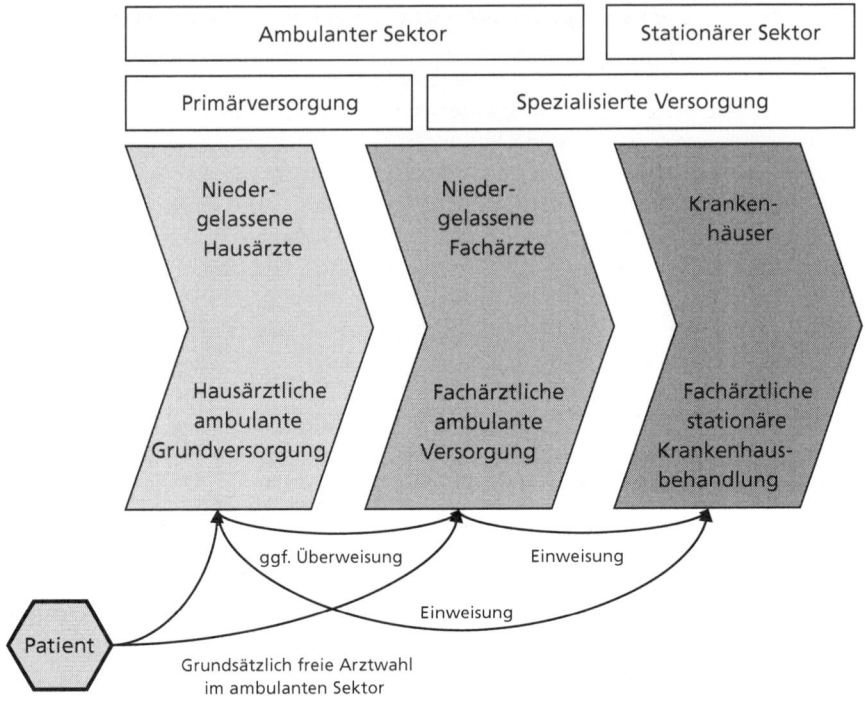

Abb. 7.3: Historisch gewachsene Versorgungsebenen im deutschen Gesundheitswesen. Quelle: Minartz (2011), S. 41. Mit freundlicher Genehmigung des Verlags Dr. Kovač.

Die bestehenden Rahmenbedingungen sind bislang so ausgestaltet, dass die Anreize für eine sektorübergreifende Versorgung gering sind. Durch die unterschiedlichen Vergütungssysteme werden Anreize gesetzt, die Unter-, Über- und Fehlversorgung nicht abbauen, sondern eher fördern. Weil die Rahmenbedingungen zwischen den Sektoren insbesondere hinsichtlich der Vergütung und des Zugangs zur Teilnahme an der Versorgung nicht harmonisiert sind, kann sich kein fairer Wettbewerb zwischen niedergelassenen Ärzten und Krankenhäusern entwickeln. Darüber hinaus verfügen die Krankenkassen, die in erster Linie für die Finanzierung der Leistungen zuständig sind, bislang nur über wenige Wettbewerbsparameter. Mit den letzten Gesundheitsreformen hat die Gesundheitspolitik versucht, den Wettbewerb zu stärken und die sektorübergreifende Versorgung zu verbessern. Den Leistungserbringern wurden unterschiedliche Optionen eröffnet, um die sektorale Trennung zu überbrücken. Allerdings sind die hierfür notwendigen Anreizstrukturen für die Leistungserbringer noch nicht vorhanden. Vor allem fehlt ein funktionsfähiger Wettbewerb, der zu einer effizienten Leistungserstellung beitragen könnte, da der ordnungspolitische Rahmen diesen bisher nicht zulässt. Obwohl mit den letzten Gesundheitsreformen und der Einführung von neuen Versorgungsformen für die Leistungserbringer zwar eine hinreichende Anzahl an grundsätzlich geeigneten Wettbewerbsparametern geschaffen wurde, gibt es bislang keine entsprechende Rahmenordnung, die einen funktionsfähigen Wettbewerb ermöglicht (Minartz 2011).

Damit ein funktionsfähiger Wettbewerb und damit eine Optimierung der sektorübergreifenden Versorgung ermöglicht werden kann, sind an den Schnittstellen zwischen ambulanter und stationärer Versorgung einheitliche Leistungsdefinitionen, eine einheitliche Vergütungssystematik unabhängig vom Versorgungssektor und zudem gleiche (Mindest-)Qualitätsstandards notwendig. Mit der Einführung der ambulanten spezialfachärztlichen Versorgung schafft die Gesundheitspolitik in diesem Bereich die notwendigen Voraussetzungen. Es wird sich zeigen müssen, wie die ambulante spezialfachärztliche Versorgung von den Leistungserbringern und von den Patienten angenommen wird und sie einen wichtigen Beitrag zur Überwindung der Sektorengrenzen leisten kann.

Mittel- und langfristig hat die Überwindung der Sektorengrenzen eine wichtige Bedeutung für die deutsche Gesundheitsversorgung. Die Schaffung von einheitlichen Rahmenbedingungen für die Leistungserbringer ist hierbei eine wichtige Voraussetzung. Bislang stellen aber auch die sektoralen Budgets eine grundlegende Hürde für eine effiziente Mittelallokation und damit Leistungserbringung dar. Durch die Einführung eines Globalbudgets könnten die Krankenkassen mehr Möglichkeiten erhalten, um die Mittel zu den Leistungserbringern zu lenken, welche die jeweiligen Leistungen unabhängig von der Sektorenzugehörigkeit mit dem besten Kosten-Qualitäts-Verhältnis erstellen können. Durch die sektorale Budgetierung ist eine Übertragung von Mitteln in einen anderen Sektor bislang gar nicht möglich oder nur gegen einen erheblichen Widerstand der jeweiligen Leistungserbringer, die Budgetmittel verlieren würden. Dadurch kann es zu Allokationsverzerrungen und zu einer ineffizienten Leistungserbringung kommen. Umso wichtiger ist es, dass die finanziellen Mittel den sektorübergreifenden Leistungen folgen können, sodass sich ein Wettbewerb zwischen den Sektoren bzw. den zugehörigen Leistungserbringern entwickeln und eine systemoptimale Integration der Behandlungsprozesse erfolgen kann. Deshalb wird die Gesundheitspolitik zukünftig gerade hier ansetzen müssen.

Fragen zum Text

1. Wann und mit welchen Voraussetzungen erhält ein ambulant tätiger Arzt den Status Vertragsarzt?
2. Bitte erläutern Sie das Zusammenspiel der einzelnen Akteure in der vertragsärztlichen Regelversorgung.
3. Bitte erläutern Sie den Unterschied zwischen dem *freien Arztberuf* und des *freiberuflich niedergelassenen Arztes*.
4. Aus welchen Gedanken resultiert die These, dass die verschiedenen Gesundheitsreformen die Freiberuflichkeit der Ärzte gefährden?
5. Wie ist die Struktur der ambulanten spezialfachärztlichen Versorgung aufgebaut?

Literatur

Bär J (2012) Ambulante spezialfachärztliche Versorgung. In: Kassenärztliche Bereinigung Bayerns (Hrsg.) KVB Forum 1-2/2012. München. S. 10–11

Berner B (2008) Einführung in das Vertragsarztrecht, Stand: September 2008, Kassenärztliche Bundesvereinigung (Hrsg.) online verfügbar, URL: http://www.kbv.de/media/sp/3_¬ Vertragsarztrecht.pdf (letzter Abruf: 12.11.2013).

Beske F (2007) Nur eine einige Ärzteschaft ist eine starke Ärzteschaft. In: Deutsches Ärzteblatt, Jahrgang 105, Heft 41/2008, Seiten A2152-A2154. Köln: Deutscher Ärzte-Verlag.

Bialas E, Schmidt E (2007) Organisation der Ärzteschaft und traditionelle Versorgungsformen, Schriftlicher Management-Lehrgang: Gesundheit kompakt, Lektion 2. Düsseldorf: Euroforum Verlag.

Bloch M (2008) Freiberuflichkeit des Arztes - freie Arztwahl des Patienten. In: Der Urologe, Vol. 47, Nr. 8, August 2008, Seiten 926-929. Berlin, Heidelberg: Springer-Verlag.

Brökelmann J (2006) Der niedergelassene Arzt ist Helfer und Unternehmer - Die Europäische Union ist wegweisend, nicht deutsche Staatsmedizin. In: Feldkamp G, Brökelmann J (Hrsg.) ambulant operieren, 13. Jahrgang, Nr. 4/2006. Stuttgart: Georg Thieme Verlag. S. 179–181.

Bundesärztekammer, Kassenärztliche Bundesvereinigung (2008) Persönliche Leistungserbringung, Möglichkeiten und Grenzen der Delegation ärztlicher Leistungen, Stand: 29.08.2008, online verfügbar, URL: http://www.bundesaerztekammer.de/downloads/¬ Delegation_2008.pdf (letzter Abruf: 03.05.2013).

Fischer G C (2007) Zum Leistungskatalog der GKV aus der Perspektive des Arztes. In: Ulrich V, Ried W (Hrsg.) Effizienz, Qualität und Nachhaltigkeit im Gesundheitswesen – Theorie und Politik öffentlichen Handelns, insbesondere in der Krankenversicherung, Festschrift zum 65. Geburtstag von Eberhard Wille. Baden Baden: Nomos Verlagsgesellschaft. S. 477–493.

Fülöp G, Kopetsch T, Schöpe P (2010) Planning medical care for actual need - Developing a model to ensure the provision by physicians of universal office-based medical care based on actual need. In: Journal of Public Health, Vol. 18, Nr. 2, April 2010. Berlin Heidelberg: Springer-Verlag. S. 97–104.

Gawron T (2008) Zentrale-Orte-System und Sicherung der Daseinsvorsorge in schrumpfenden Regionen: Zum Koordinationsdilemma zwischen Raumordnung und Fachplanung, UFZ-Diskussionspapiere, Department Umwelt- und Planungsrecht, Helmholtz-Zentrum für Umweltforschung, 3/2008, Leipzig.

Herder-Dorneich P (1994) Ökonomische Theorie des Gesundheitswesens – Problemgeschichte, Problembereiche, Theoretische Grundlagen. Baden Baden: Nomos Verlagsgesellschaft.

Herholz H (2007) Steuerung der Gesundheitsversorgung, Schriftlicher Management-Lehrgang: Gesundheit kompakt, Lektion 6. Düsseldorf: Euroforum Verlag.

Institut für Freie Berufe (2008) Zahnärzte in Bayern: »Zukunft der Praxis - Praxis der Zukunft«, Ergebnisse der Mitgliederbefragung der Bayerischen Landeszahnärztekammer 2007, Nürnberg.

Köhler A (2007) Der abhängige Freiberufler: Vertragsärzte zwischen ärztlicher Verantwortung und SGB V-Korsett. In: Ulrich V, Ried W (Hrsg) Effizienz, Qualität und Nachhaltigkeit im Gesundheitswesen – Theorie und Politik öffentlichen Handelns, insbesondere in der Krankenversicherung, Festschrift zum 65. Geburtstag von Eberhard Wille, Seiten 959-963. Baden Baden: Nomos Verlagsgesellschaft.

Köhler A (2009) Vom Kassenarzt zum Arzt der Kassen? Vortrag anlässlich des 1. Deutschen Kassenärztetags am 1. September 2009 in Berlin, Kassenärztliche Bundesvereinigung (Hrsg.) online verfügbar, URL: http://daris.kbv.de/daris/link.asp?ID=1003759419 (letzter Abruf: 03.05.2013).

Köhler A (2009a) Die Selbstverwaltung der niedergelassenen Ärzte - ein Auslaufmodell?, Vortrag anlässlich der Health-Jahrestagung am 23. November 2009 in Berlin, Euroforum Deutschland (Hrsg.) Düsseldorf.

Minartz C (2011) Organisation und Struktur der fachärztlichen Versorgung in Deutschland – Eine gesundheitsökonomische Analyse und Bewertung sowie Ansätze zur Optimierung. Hamburg: Verlag Dr. Kovač.

Neubauer G (2006) Krankenhausplanung in der Sackgasse: Eine ordnungspolitische Neubesinnung ist notwendig. In: Daumann, F., Okruch, S., Mantzavinos, C. (Hrsg.) Wettbewerb und Gesundheitswesen: Konzeptionen und Felder ordnungsökonomischen Wirkens, Festschrift für Peter Oberender zu seinem 65. Geburtstag, Seiten 305-319, Andrássy Gyula Deutschsprachige Universität Budapest, Budapest.

Neubauer G (2006a) Versorgungssteuerung über Vergütungsanreize: Braucht integrierte Versorgung integrierte Vergütung?. In: Klauber J, Robra B P, Schellschmidt H (Hrsg.) Krankenhaus-Report 2005, Schwerpunkt: Wege zur Integration. Stuttgart: Schattauer Verlag. S. 37–54.

Neubauer G, Beivers A (2008) Die Prinzipien der Sozialen Marktwirtschaft als Kompass zur Neuordnung der Gesundheitsversorgung in Deutschland: Das Bei-spiel der vertragsärztlichen Versorgung. In: Funk L (Hrsg.) Anwendungsorientierte Marktwirtschaftslehre und Neue Politische Ökonomie, Wirtschaftspolitische Aspekte von Strukturwandel, Sozialstaat und Arbeitsmarkt, Eckhard Knappe zum 65. Geburtstag. Marburg: Metropolis: Verlag, Marburg. S. 371–392.

Preusker U K (2008) Das deutsche Gesundheitssystem verstehen – Strukturen und Funktionen im Wandel. Heidelberg, München, Landsberg, Frechen, Hamburg: Economica Verlag.

Rebscher H (2003) Integrierte Versorgung. In: Der Onkologe, Vol. 9, Nr. 4, April 2003. Berlin Heidelberg: Springer-Verlag. S. 368–373.

Rürup B, IGES Institut GmbH, DIW Berlin e. V., DIW econ GmbH, Wille E (2009) Effizientere und leistungsfähigere Gesundheitsversorgung als Beitrag für eine tragfähige Finanzpolitik in Deutschland, Forschungsvorhaben für das Bundesministerium der Finanzen, Abschlussbericht, IGES Institut GmbH, Berlin.

Sachverständigenrat zur Begutachtung der Entwicklung im Gesundheitswesen (2005) Koordination und Qualität im Gesundheitswesen, Gutachten 2005, Kurzfassung, online verfügbar, URL: http://www.svr-gesundheit.de/fileadmin/user_upload/Gutachten/2005/¬Kurzfassung.pdf (letzter Abruf: 03.05.2013).

SGB V, Sozialgesetz Fünftes Buch, online verfügbar, URL: http://www.gesetze-im-internet.¬de/bundesrecht/sgb_5/gesamt.pdf (letzter Abruf: 03.05.2013).

Tiemann S (1982) Freiberuflichkeit in der Krise – Ärztliche und zahnärztliche Betreuung unter den Bedingungen der GKV, Freier Verband Deutscher Zahnärzte e. V. (Hrsg.), Rheinischer Landwirtschafts-Verlag, Bonn.

8 Ordnungspolitisches Spannungsfeld der deutschen Krankenhausversorgung am Beispiel der Mengensteuerung

Lösungsansätze unter Anwendung der ökonomischen Theorie

Andreas Beivers

8.1 Zentrale Regulierungen der deutschen Krankenhausversorgung

Der deutsche Krankenhausmarkt ist hoch reguliert, wobei der Staat insbesondere seit 1972 durch die Verabschiedung des Krankenhausfinanzierungsgesetzes (KHG) das Angebot und die Investitionen der Krankenhäuser steuert (Neubauer und Beivers 2007; Beivers 2010). Das gegenwärtige Steuerungssystem der Krankenhausversorgung zeichnet sich dabei durch zwei Steuerungsmodule aus: Dem staatlichen Planungsmodul und dem wettbewerblichen Vergütungsmodul über Fallpauschalen (DRGs). Damit werden zwei ordnungspolitisch unterschiedliche Steuerungssysteme nebeneinander eingesetzt, nämlich ein planwirtschaftliches und ein wettbewerblich-marktwirtschaftliches (Neubauer 2007). Eine Kombination von zwei ordnungspolitisch unterschiedlichen Steuerungsansätzen muss jedoch zu Konflikten führen. Diese sind in Deutschland auch tatsächlich zu beobachten. Dies resultiert unter anderem daraus, dass das Vergütungssystem der Gestaltungshoheit des Bundestages unterliegt und die Krankenhausplanung der des Bundesrats (Beivers 2010). In diesem multiplen System der deutschen Krankenhausfinanzierung erhalten die Krankenhäuser aus mehreren Finanzierungsquellen Mittel. Die wichtigsten Kostenträger sind hierbei die gesetzlichen Krankenkassen, die privaten Krankenversicherungen als auch die Steuermittel der einzelnen Bundesländer. Wichtiger als die Zahl der Finanzierungsquellen ist jedoch die ökonomische Besonderheit der Art der Investitionsfinanzierung (Neubauer 2007). Die deutschen Krankenhäuser haben gemäß Krankenhausfinanzierungsgesetz[34] einen Anspruch gegen die Bundesländer auf Finanzierung der Investitionskosten. Voraussetzung dafür ist die Aufnahme in den staatlichen Krankenhausplan. Laufende Betriebskosten werden hingegen über Fallpauschalen und Sonderentgelte an die Krankenkassen bzw. die Patienten weitergegeben (Beivers 2010). Dieses System der zweigeteilten Finanzierung wird als »duale Krankenhausfinanzierung« (Bruckenberger et al. 2005) bezeichnet. Das Gegenstück zur dualen Finanzierung wird monistische Finanzierung genannt, in der die Krankenhäuser nur aus einer Hand finanziert werden. De facto kommen die Bundesländer aufgrund der angespannten Haushaltslage dem Auftrag der Investitionsförderung nicht adäquat

---

34 Vgl. § 9 Abs. 1 KHG.

nach (Neubauer 2007; Beivers 2010). Nach Angaben des Krankenhaus Rating Reports 2013 hat sich der Umfang der öffentlichen Förderung zwischen 1991 und 2011 real (d. h. deflationiert mit dem Investitionsgüterpreisindex) um rund 39 % verringert. So beliefen sich die Fördermittel im Jahr 2011 auf insgesamt nur 2,67 Mrd. € (Augurzky et al. 2013). Der dadurch seit den 90er Jahren entstandene Investitionsstau beträgt inzwischen schätzungsweise 25 bis 50 Mrd. Euro (DKG 2010). Aus diesem Grund wird immer mehr die Umstellung auf eine monistische Finanzierung gefordert, welches hier aber nicht weiter diskutiert werden soll, da hierzu bereits eine große Anzahl von Publikationen vorliegt.

8.2 Das DRG-Vergütungssystem

Die Einführung eines pauschalierten Vergütungssystems über G-DRGs war eine grundlegende Neuausrichtung der Krankenhausvergütung und die endgültige Aufgabe des ehemals vorherrschenden Selbstkostendeckungsprinzips, in dem Krankenhäuser individuelle Gründe für bestimmte Kostenstrukturen in die Budgetvereinbarungen mit einbringen konnten (Beivers und Minartz 2012, Neubauer 2007). Durch die spezifische Ausgestaltung der Abrechnungssystematik der G-DRGs wurde das Prinzip »gleicher Preis für gleiche Leistung« (Neubauer et al. 2010) für jedes Krankenhaus auf Basis von Fallpauschalen eingeführt (Beivers und Minartz 2012). Über die Implikationen und Auswirkungen von Fallpauschalen gibt es viele Untersuchungen und Thesen. Von allen Effekten, die den DRGs zuzuordnen sind, ist es am wenigsten strittig, dass es – bedingt durch die Systematik der Fallpauschale – zu einer Verkürzung der Verweildauer gekommen ist (Lüngen und Lauterbach 2003).

So bezeichnen Diagnosis Related Groups (kurz DRGs) ein ökonomisch-medizinisches Klassifikationssystem, bei dem Patienten anhand ihrer Diagnosen und der durchgeführten Behandlungen in Fallgruppen klassifiziert werden, die nach dem für die Behandlung erforderlichen ökonomischen Aufwand unterteilt und bewertet sind (Neubauer 2007). DRGs werden in verschiedenen Ländern zur Finanzierung von Krankenhausbehandlungen verwendet (Beivers 2010). Mit dem »GKV-Gesundheitsreformgesetz 2000« wurde die Einführung eines flächendeckenden Fallpauschalensystems auch in Deutschland beschlossen und seit dem Jahr 2003 schrittweise eingeführt. Mit der Einführung knüpften sich viele Hoffnungen und Erwartungen, von denen – zehn Jahre später – einige erfüllt wurden, andere leider nicht. So ist es durch das DRG-System unbenommen zu einer höheren Kosten- und auch Leistungstransparenz im deutschen Krankenhausmarkt gekommen. Auch ermöglicht es das DRG System, anhand der Kosten über 80 Prozent der medizinischen Fallschwere erklären zu können, was ist nicht zuletzt der detaillierten Ausgestaltung des deutschen DRG-Systems zu verdanken ist. Auch ist seit Einführung der DRGs eine wesentlich bessere Datenbasis über das Leistungs- und Kostengeschehen der Krankenhäuser vorhanden (Beivers 2013).

Manche Erwartungen hat das DRG-System jedoch nicht erfüllt. So ist es trotz dessen Einführung zu einer stetigen Zunahme der Krankenhausausgaben wie auch der Krankenhausfälle gekommen. Auch sind bis dato DRGs eine reine Prozesskostenvergütung, die keinen Einfluss auf die erstellte Leistungsqualität nehmen. Hierdurch werden in der Tat Fehlanreize generiert, die sich jedoch mit einem ordnungspolitischen Resetting internalisieren lassen (Neubauer und Beivers 2009). Hier gilt es vor allem, neue Mechanismen so zu definieren, dass der Anreiz der Kliniken nicht primär darin besteht, mehr Fälle zu behandeln, sondern sich vor allem gute »Qualität« auszahlt. Auch ist aus ökonomischer Sicht zu überlegen, ob es sinnvoll ist, dass seit Beendigung der Konvergenz der Landesbasisfallwerte alle Krankenhäuser für die gleiche Leistung auch die gleiche Vergütung erhalten. Diese zunächst scheinbar richtige Logik ist jedoch im ökonomischen Rahmen unzutreffend, da je nach Ort (z. B. Stadt oder Land) die Krankenhäuser unterschiedliche Kosten haben. Dies sollte im Rahmen einer verbesserten, mehr wettbewerblich organisierten Preissteuerung vielleicht überdacht werden (Beivers 2013).

So bleibt das DRG-System, das insgesamt als Erfolgsgeschichte bezeichnet werden kann, auch zehn Jahre nach seiner Einführung noch ein »lernendes System«, welches stets weiter auf die aktuellen Herausforderungen angepasst werden muss. Einer der dringlichsten Anpassungsbedarfe ist hierbei die derzeit beobachtbare Mengenentwicklung im Krankenhaussektor. Im Folgenden wird oben genannte Mengenentwicklung detailliert betrachtet. Dies ist beispielhaft für den Bedarf einer ordnungspolitischen Neuordnung des DRG-Systems.

8.3 Mengendynamik im deutschen Krankenhausmarkt

Kaum ein anderes Thema wird im deutschen Krankenhausektor derzeit so kontrovers diskutiert wie das der »Mengendynamik«. So versuchen die verschiedensten wissenschaftlichen Studien die Mengentwicklung zu untersuchen und zu erklären (Augurzky et al. 2012; RWI 2012; Reifferscheid et al. 2012; Mostert et al. 2012; Lüngen und Büscher 2012). Eng verknüpft ist dies mit der Diskussion über eine Neujustierung bzw. einem ordnungspolitischen Resetting der DRG-Vergütungssystematik und der Frage, ob den Leistungserbringern nicht falsche Anreize gesetzt werden. So tragen die Krankenhäuser unter DRG-Bedingungen die Kostenverantwortung für die Leistungserstellung und müssen verstärkt auf wirtschaftliche Aspekte achten. Es ist daher nach Reifferscheid et al. (2012) anzunehmen, dass die verschiedenen monetären Anreize der DRG Vergütungssystematik sich maßgeblich auf die Entscheidungen des Krankenhausmanagements auswirken. So zeigt die Untersuchung der Leistungsentwicklung im deutschen Krankenhausmarkt im Jahr 2011 von Mostert (et al. 2012) auf Basis von 1.446 Krankenhäusern, dass die Krankenhausbudgets ausgleichsbereinigt um 2,9 %

gestiegen sind, was einem Mittelzuwachs von knapp über 1,5 Mrd. Euro entspricht. Dabei ist die vereinbarte Mengenveränderung mit einem Plus von 2,9 % der entscheidende Faktor für die Budgetentwicklung 2011. Getrieben wird der Gesamteffekt der Casemix-Ausweitung vor allem durch gestiegene Fallzahlen (2,1 % der 2,9 %), wohingegen die Veränderung der Leistungsstruktur hin zu höherpreisigen Krankenhausleistungen nur 0,8 % der Budgetentwicklung erklärt (Mostert et al. 2012).

Zu einem ganz ähnlichen Ergebnis kommt auch die Studie »Mengenentwicklung und Mengensteuerung stationärer Leistungen« des Rheinisch-Westfälischen Instituts für Wirtschaftsforschung, welche auf Grundlage der Daten nach § 21 KHEntgG den Anstieg des Casemix im Zeitraum von 2006 bis 2010 detailliert beleuchtet (RWI 2012). Wie die Untersuchungen zeigen, ist dieser je nach Major Diagnostic Category (MDC) unterschiedlich. So fallen von den 23 MDCs die MDC 05 »Krankheiten und Störungen des Kreislaufsystems« und die MDC 08 »Krankheiten und Störungen an Muskel-Skelett-System und Bindegewebe« bei der Casemix-Entwicklung besonders auf. Herzkreislauferkrankungen tragen zu 18 % und Muskel-Skelett-Erkrankungen gar zu 26 %, zusammen also beinahe um die Hälfte, zum Gesamtanstieg des Casemix zwischen 2006 und 2010 bei.

Die Studie teilt dabei die Entwicklung des Casemix in zwei Komponenten auf: Den Relativpreisindex, welcher angibt, um wie viel der Casemix aufgrund geänderter effektiver Bewertungsrelationen gestiegen ist und den Fallzahlindex, welcher den Beitrag der Fallzahlentwicklung zum Casemix-Anstieg misst. Die Berechnungen ergeben dabei, dass sich der Anstieg des Casemix im Verhältnis drei zu eins auf Fallzahlen und veränderte effektive Bewertungsrelation zurückführen lässt. Wichtig ist noch hinzuzufügen, dass die demografischen Veränderung den tatsächlichen Anstieg der stationären Fallzahlen bei weitem nicht erklären können (Lüngen und Büscher 2012; Felder et al. 2012). Es müssen also andere Gründe für das starke Fallwachstum im Krankenhausbereich verantwortlich sein. Interessant sind dabei auch die Ergebnisse von Lüngen und Büscher (2012) darüber, welche Einflussfaktoren[35] es auf die Mengensteigerungen in Krankenhäusern gibt. Es konnten dabei einige Variablen identifiziert werden, die einen Einfluss auf die vereinbarten Mengensteigerungen haben, jedoch konnten kaum signifikante Korrelationen gemessen werden. Die oft diskutierte Vermutung, dass sich insbesondere Krankenhäuser der Maximalversorgung und Spezialkliniken mit Fallzahlsteigerungen refinanzieren müssen, sollte gemäß den Ergebnissen der Studie hinterfragt werden. Vielmehr scheinen nahezu alle Krankenhäuser an einer Ausweitung der Fallzahl interessiert. Wie Untersuchungen von Dettloff (et al. 2012) zeigen, bedarf es in diesem Zusammenhang auch noch einer detaillierteren Untersuchung des Anteils von Innovationen und deren Beitrag zur Mengendynamik im Krankenhaussektor.

---

35 Einflussfaktoren wie beispielsweise die Anzahl der Betten, die Trägerschaft oder die Lage eines Krankenhauses in der Region (vgl. Lüngen und Büscher 2012).

8.4 Hat die klassische Angebotsfunktion auch im Krankenhausmarkt Gültigkeit?

Gerade von Seiten der Leistungserbringer wird immer wieder geäußert, dass der nicht zu erklärende Fallzahlanstieg Teil des sogenannten »Hamsterradeffektes« sei, nachdem die Leistungserbringer im Gesundheitswesen auf sinkende Preise mit steigenden Mengen reagieren müssten, um ihre wirtschaftliche Tragfähigkeit nicht zu gefährden (Flintrop 2012). Dies entspräche jedoch nicht der ökonomischen Theorie des mikroökonomischen Angebots- und Nachfragemodells, wonach die Angebotskurve einen steigenden Verlauf hat, sprich die Anbieter[36] nur bei höheren Preisen gewillt sind mehr »Menge« zu produzieren (Varian 1992; Mankiw 2012; Pindyck und Rubinfeld 2009). Unterstellt man die Gültigkeit dieser Angebotskurve auch im Krankenhausbereich und berücksichtigt man, dass vereinfachend dargestellt durch den Basisfallwert ein Einheitspreis bzw. eine Einheitsvergütung für die erbrachten Leistungen vorliegt, so könnte man rückschließen, dass die Vergütung, sprich der Basisfallwert immer noch so hoch ist, dass er einen Anreiz für die Krankenhäuser zur Mengenausweitung bietet. Berücksichtigt man dann auch noch die geltenden Mehrleistungsabschläge[37], ist die beobachtbare Mengendynamik umso bemerkenswerter. Die folgenden Abbildungen 8.1 und 8.2 stellen dies schematisch dar. Aus der betriebswirtschaftlichen Logik heraus wird der Anreiz zur Mengenausweitung bei denjenigen DRGs, die einen hohen Fixkostenanteil haben, umso höher sein, um eine Fixkostendegression zu generieren.

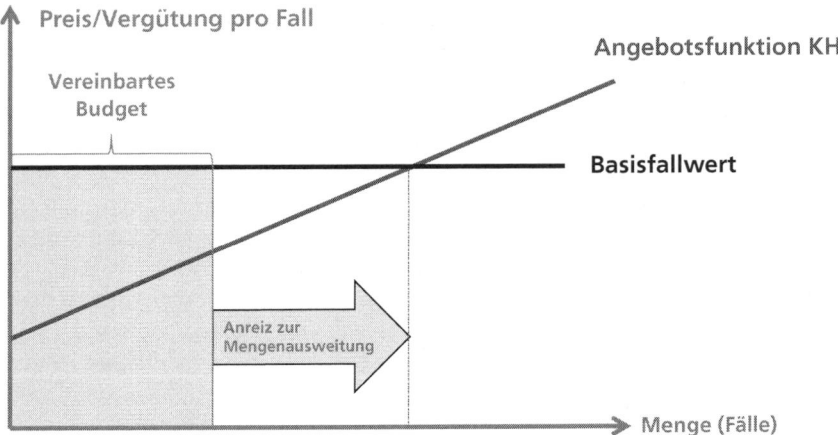

Abb. 8.1: Anwendung der klassischen Angebotsfunktion im Krankenhaussektor. (Quelle: Eigene Darstellung).

---

36 In diesem Fall die Krankenhäuser.
37 Vgl. § 4 Abs. 2a Satz 3 KHEntgG (Regelung des Mehrleistungsabschlags für zusätzliche Leistungen im Jahr 2012).

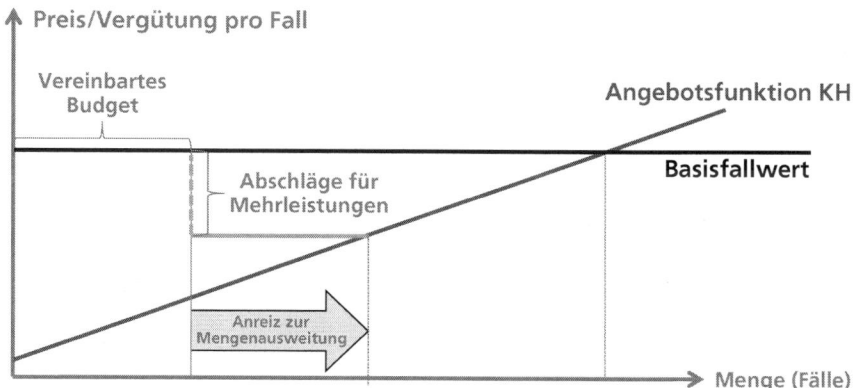

Abb. 8.2: Anwendung der klassischen Angebotsfunktion im Krankenhaussektor unter Berücksichtigung des Mehrleistungsabschlages. (Quelle: Eigene Darstellung).

Besonders interessant sind in diesem Zusammenhang die aktuellen empirischen Untersuchungen von Felder (et al. 2012). Auch hier gehen die Autoren davon aus, dass ein gewinnmaximierender Anbieter seine Mengenentscheidung nach der Höhe des Preises ausrichtet, d.h. je höher der Preis, desto höher die angebotene Menge, wie soeben schon dargestellt. Wie die Untersuchungen zeigen, bestätigt sich dieser Zusammenhang auch im deutschen Krankenhausbereich. Häuser mit einem höheren Basisfallwert behandeln, ceteris paribus, mehr Patienten. So ergibt die empirisch gemessene Preiselastizität einen Betrag von 0,54. Dieses empirische Ergebnis widerspricht somit fundamental dem zuvor angesprochenen »Hamsterrad«-Effekt (Felder et al. 2012).

Sicherlich beklagen sich jedoch auch viele Leistungserbringer zu Recht, dass die von ihnen erbrachten Leistungen von den Kostenträgern nicht adäquat vergütet werden und dass insbesondere durch die Mehrleistungsabschläge erfolgreiche Krankenhäuser bestraft werden. Diese Fehlanreize gilt es sicherlich gesondert zu diskutieren. Unabhängig der akademischen wie auch gesundheits- bzw. krankenhauspolitischen Diskussion über die Gründe des nicht erklärbaren Fallzahlanstieges sollen im folgenden Lösungsansätze, basierend auf der volkswirtschaftlichen Theorie der externen Effekte, dargestellt werden, wie man mit dem Problem der »unnötigen« Mengendynamik pragmatisch umgehen könnte.

8.5 Versagen des Preismechanismus und die Theorie der externen Effekte

Das wirtschaftliche Handeln von Wirtschaftssubjekten erzeugt immer Vor- und Nachteile für andere Individuen, mit denen es in Beziehung steht (Wellisch 2000). Die ökonomische Theorie geht jedoch davon aus, dass wenn der Preismechanismus alle relevanten Informationen über gesellschaftliche Kosten und Wertschätzung enthält, politische Eingriffe in die Preisbildung nicht geboten sind, da sie die Lenkungsfunktion der »unsichtbaren Hand des Marktes« behindern und damit zusätzliche gesellschaftliche Kosten, sogenannte Wohlfahrtsverluste verursachen (Fritsch et al. 2005; Mankiw 2012).

Im Gesundheitswesen sind in den verschiedensten Bereichen Informationsasymmetrien wie auch andere Elemente des Marktversagens anzutreffen (Schulenburg und Greiner 2007). Daher greift der Staat – d.h. im deutschen Gesundheitswesen vor allem die Selbstverwaltung – in das System regulierend ein, insbesondere im Bereich der Preissteuerung (Schulenburg und Greiner 2007). Im Krankenhausbereich ist hier primär der landeseinheitliche Basisfallwert zu nennen. Unterstellt man nun, dass es u.a. bedingt durch die Logik des DRG-Abrechnungssystems und den ökonomisch falsch gesetzten Anreizen für die Krankenhäuser im Zuge der Erlösmaximierung bzw. -optimierung zu dem Anreiz einer unnötigen Ausdehnung ihrer Leistungsmengen kommt, so kann dies als negativer externer Effekt in der Produktion auf Dritte (Varian 1992; Pindyck und Rubinfeld 2009) interpretiert werden.[38] Als Dritte sind hier die Kostenträger und damit letztlich die Versicherten sowie die Patientinnen und Patienten zu definieren.

Vielleicht bedarf es an dieser Stelle der Definition der Theorie der externen Effekte, die vor allem im Zusammenhang mit Umweltproblemen bekannt ist (Wiesmeth 2003). Demnach vermittelt der Preismechanismus systematische Fehlinformationen in der Form, dass Auswirkungen des eigenen (ökonomischen) Handelns auf die Wohlfahrt unbeteiligter Dritter nicht im Preissystem berücksichtigt werden (Mankiw 2012).

Das heißt in diesem Beispiel konkret: Ökonomisches Handeln der Krankenhäuser durch eine unnötige Ausweitung der abzurechnenden Mengenkomponente ist aus Sicht der Krankenhäuser sinnvoll, jedoch berücksichtigen sie nicht, dass durch ihr Handeln den Kostenträgern und damit letztlich der Versichertengemeinschaft Gelder verloren gehen. Man spricht hier auch von pekuniären externen Effekten (Wellisch 2000). Diese Gelder stehen dann an anderer Stelle nicht mehr zur Versorgung der Patienten zur Verfügung, und nicht zuletzt erfordern die dadurch bedingten Ausgabensteigerungen zukünftig weitere, unspezifische Spargesetze.

Hinzu kommt, dass durch eine Behandlung ohne oder mit nur geringem Nutzen ein zusätzlicher Wohlfahrtsverlust für die Patienten entsteht, die sich damit unnötigen Risiken aussetzten.

---

38 Sicherlich gilt es in diesem Zusammenhang anzumerken, dass aus wirtschaftstheoretischer Sicht bei der Anwendung der Theorie der externen Effekte nicht unerhebliche Limitationen bestehen, da es sich bei dem Krankenhausmarkt um einen staatlich regulierten Markt, d.h. um ein reguliertes Angebot handelt. Hinzu kommt, dass u.a. auch das Rationalitätspostulat der Nachfrager aufgrund veränderter Präferenzen im Krankheitsfalle nur bedingt anwendbar ist und die Preiselastizitäten der Nachfrage wie auch des Angebots durch staatliche Eingriffe in die Preisbildung verzerrt sind (Schulenburg und Greiner 2007).

8.6 Lösungsansätze zur Internalisierung der externen Effekte

Es gibt mehrere Möglichkeiten, die zu einer Internalisierung externer Effekte führen können (Pindyck und Rubinfeld 2009). Einer der wohl bekanntesten ist die Versteigerung von Lizenzen, wie es beispielsweise auch bei dem CO_2-Zertifikatehandel international angewandt wird, um die sich ergebenden negativen externen Effekte durch die Schadstoffemission zu internalisieren (Wiesmeth 2003). So wurde eine derartige Anwendung des Zertifikatehandels auch auf die Mengendynamik im Krankenhauswesen bereits von verschiedenen Akteuren vorgeschlagen (RWI 2012; Mohrmann und Koch 2012) und sehr kontrovers diskutiert.

Generell lassen sich die Internalisierungsmöglichkeiten externer Effekte in Lösungen mit und ohne »Staat«[39] unterteilen. Die folgende Abbildung 8.3 stellt dabei die gängigsten Lösungsansätze zum Umgang mit externen Effekten überblicksartig dar (Varian 1992; Mankiw 2012; Pindyck und Rubinfeld 2009; Wellisch 2000). Diese werden im Folgenden erklärt und auf die Mengendynamik im Krankenhausmarkt angewandt.

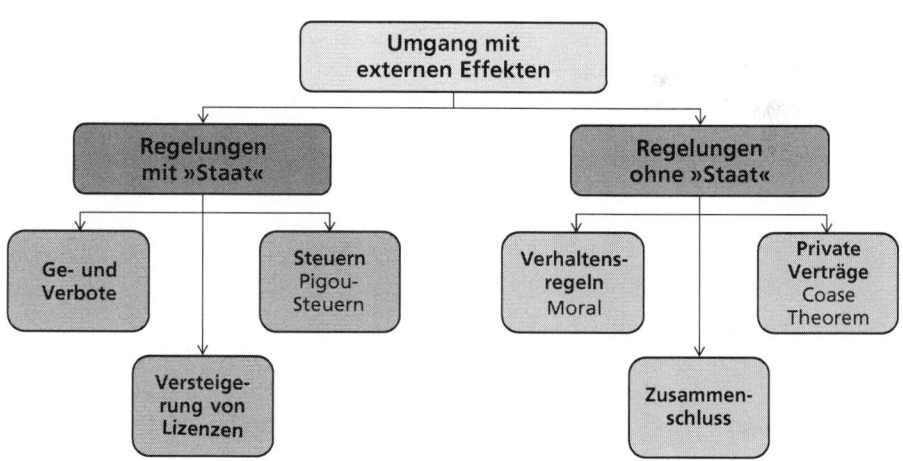

Abb. 8.3: Internalisierungsmöglichkeiten externer Effekte. (Quelle: Eigene Darstellung).

---

39 d. h. staatlicher Regulierung.

8.6.1 Lösungen mit staatlicher Einflussnahme

8.6.1.1 Ge- und Verbote

Die erste und scheinbar einfachste Lösung sind Ge- bzw. Verbote. Dies würde kurzum bedeuten, dass es keine Mehrmengen im Krankenhausbereich mehr geben »darf«, was natürlich, wenn überhaupt, nur für elektive Leistungen vorstellbar wäre. Ein Nachteil, der sich bei dem Erlass von Verboten ergibt, ist, dass ein generelles Verbot, unabhängig von den unterschiedlichen Kosten der Vermeidung der externen Effekte eine ökonomisch ineffiziente Methode ist, da selbst denjenigen »Produzenten«, die zu angemessenen Ausgleichzahlungen bereit wären, die Möglichkeit zur Produktion verwehrt wird (Fritsch et al. 2005). Im konkreten Fall würde ein Verbot von »unnötigen« elektiven Fällen zu einer nicht wünschenswerten Rationierung führen und ist daher nicht zuletzt aus pragmatischen Gründen abzulehnen.

8.6.1.2 Die Pigou-Steuer

Eine weitere, in der ökonomischen Theorie bekannte Methode ist die Einführung einer sogenannten Pigousteuer[40]. Es handelt sich dabei um die Internalisierung der externen Effekte mit dem Preismechanismus. Bei negativen externen Effekten im Konsum kommt es zu einer Erhöhung des Preises durch Steuern, damit dieser die gesellschaftlichen Gesamtkosten erfasst (Wellisch 2000). Im konkreten Fall der Mengendynamik würden somit die Mehrmengen mit einer Steuer, zu bezahlen durch die Krankenhäuser, belegt werden. Dies entspricht im Grunde den heute schon vorhandenen Mehrleistungsabschlägen. Wie sich schon in der aktuellen Diskussion und in der unter Abbildung 8.2 dargestellten Grafik zeigt, weist die Pigousteuer auch eine Reihe von Problemen auf. Zum einen ist es schwer, den Preis der »Schädigung«, d. h. hier der unnötigen Mehrmengen genau zu erfassen und mit einer Steuer zu bepreisen (Varian 1992). Scheinbar unterliegt auch der Mehrleistungsabschlag diesem Fehler, da es ja sonst nicht zu einer weiteren, nicht zu erklärenden Mengenausweitung kommen dürfte. Weiterhin stellt sich die Frage, wer die Steuereinnahmen erhält. Im klassischen Fall ist vorgesehen, dass die Geschädigten die Steuereinnahmen erhalten (Wellisch 2000). Dies wären hier die Kostenträger bzw. die Versicherungsnehmer, die dann eine Rückerstattung ihrer bezahlten Beiträge erwarten könnten.

8.6.1.3 Versteigerung von Lizenzen, bzw. Eigentumsrechten

Der schon kurz angesprochene Zertifikate- oder auch Emissionsrechtehandel ist vor allem als ein Instrument der Umweltpolitik bekannt, mit dem Ziel

---

40 Die Pigousteuer ist ein nach dem englischen Ökonomen Arthur C. Pigou benanntes Prinzip der Besteuerung, wonach die einzelwirtschaftlichen Kosten mit den volkswirtschaftlichen Kosten dadurch zur Deckung gebracht werden, dass die Verursacher negativer externer Effekte besteuert werden (Mankiw 2012).

Schadstoffemissionen mit möglichst geringen volkswirtschaftlichen Kosten zu verringern. Eine Etablierung des Zertifikatehandels im Krankenhaussektor für Casemix-Punkte, wie es das RWI vorschlägt (RWI 2012), könnte in der Lage sein, die Mengendynamik wirkungsvoll zu steuern. Dabei würden bei Einführung dieses Instruments die Krankenhäuser im Umfang ihrer erbrachten Casemix-Punkte Zertifikate erhalten, die zur künftigen Abrechnung zum Landesbasisfallwert gegenüber den Krankenkassen berechtigen. Ohne Zertifikate können Leistungen dagegen gar nicht oder nur mit einem hohen Abschlag, vergleichbar z. B. mit dem heutigen Mehrerlösausgleich, erbracht werden. Die Einführung des Zertifikatehandels würde dazu führen, dass Krankenhäuser, die ihre Leistungen ausweiten wollen, Zertifikate von solchen Häusern erwerben, die ihre Leistungen zurückfahren wollen. Es sind unterschiedliche Modelle denkbar, wie die Ausgabe neuer, zusätzlicher Zertifikate im Zeitablauf aufgrund des sich ändernden, demografisch oder medizinisch bedingt steigenden Behandlungsbedarfs organisiert werden könnte (RWI 2012). Der Zertifikatehandel würde insgesamt zu einer Verstärkung des Wettbewerbs zwischen den Krankenhäusern führen. Positive Anreize gehen vom Zertifikatehandel auch in Richtung einer stärkeren Spezialisierung aus. Dem potenziellen Risiko einer Gefährdung der Versorgungssicherheit könnte durch eine entsprechende Ausgestaltung begegnet werden. Die Einführung des Zertifikatehandels geht mit der Schaffung einer neuen bürokratischen Institution einher, jedoch erscheint der bürokratische Aufwand angesichts der Vorteile des Instruments vertretbar (RWI 2012).

8.6.2 Private Lösungen bei externen Effekten

8.6.2.1 Verhaltensregeln, Moral oder Zusammenschluss

Bei den privaten Lösungen bietet sich als die unbürokratischste Lösung die »Moral« an. Demzufolge wird der »Schädiger« aus Einsicht, dass Schädigung Dritter falsch ist, diese unterlassen (Mankiw 2012). Hier sind insbesondere die intrinsischen Motive und nicht monetäre Anreize von Bedeutung. Inwiefern dies auch im Krankenhausmarkt Anwendung finden kann, kann nur schwierig theoretisch diskutiert werden. Ein Zusammenschluss hingegen könnte dazu führen, dass ein vorher noch »externer« Effekt nun innerhalb einer Gruppe wirksam und somit berücksichtigt bzw. optimiert wird (Wellisch 2000). Es handelt sich dabei um den Zusammenschluss von zwei Unternehmen zu einem Unternehmen. Das Lehrbuchbeispiel ist hier die verschmutzende Fabrik, die in ihrer Umgebung auch Immobilien zum Verkauf anbietet. Nur so wird sie von sich aus versuchen, die Verschmutzung durch Fabrik auf ein Minimum zu verringern, um die Immobilien gewinnbringend verkaufen bzw. vermieten zu können (Varian 1992). Bezogen auf den Krankenhausmarkt würde dies einen Zusammenschluss von Leistungserbringern, sprich Krankenhäusern und Kostenträgern bedeuten, in Anlehnung an die Idee einer Health Maintenance Organization. Eine sicherlich denkbare Lösung des Problems, die jedoch eine Anpassung der rechtlichen Rahmenbedingungen erfordern würde.

143

8.6.2.2 Private Verträge: Das Coase Theorem

Eine weitere Möglichkeit, eine Internalisierung zu erreichen besteht darin, einen Markt für Externalitäten zu schaffen. Dieser Vorschlag geht auf den Ökonomen Ronald H. Coase zurück. Zentral in seinem Modell ist die Verteilung von Eigentumsrechten, denn ohne Eigentumsrechte gibt es keine legalen Ansprüche auf Durchführung oder Vermeidung einer Aktivität. Er ging jedoch davon aus, dass wenn die Eigentumsrechte verteilt seien, es auch ohne Eingreifen des Staates, alleine durch Verhandlungen zwischen den Vertragsparteien zu einer effizienten Lösung im Umgang mit externen Effekten kommt (Wellisch 2000). Wichtig ist anzumerken, dass es je nach Verteilung der Eigentumsrechte (d. h. beispielsweise das Recht eines Krankenhauses auf Mengenausweitung oder ein entsprechendes Verbot) zu verschiedenen Szenarien kommt. Gemäß der Laissez-faire-Regel liegt das Eigentumsrecht beim Verursacher, d. h. der Geschädigte kann durch Zahlung an den Verursacher das Emissionsniveau (hier Mengenniveau) senken. In Fall der Mehrmengen würde dies bedeuten, dass die Kostenträger den Krankenhäusern beispielsweise höhere Vergütungen, sprich Basisfallwerte zahlen müssten und diese dafür ihre Mengen anpassen würden. Bei der Verursacher- bzw. Haftungsregel liegen die Eigentumsrechte bei dem Geschädigten. Demzufolge muss der Verursacher, d. h. das Krankenhaus die Eigentumsrechte zur Mengenausweitung abkaufen, was auch in Richtung des Zertifikatehandels geht.

Im Grunde handelt es sich bei der Adaption des Coase-Theorems auf die Mengendynamik im Krankenhauswesen um die Anwendung des selektiven Kontrahierens, bzw. der selektiven Verträge. An diesem Punkt sollte vor allem bei zukünftigen Reformen angesetzt werden, da dies nicht nur basierend auf der ökonomischen Theorie den vielversprechendsten Lösungsansatz darstellt.

8.7 Ausblick

Aus heutiger Sicht kann die Einführung des G-DRG-Systems als erfolgreich abgeschlossen bezeichnet werden. Die aktuellen Anpassungen für das Jahr 2014 zeigen, dass das DRG-System aus technischer Sicht weitgehend ausgereift ist. Was nun Jahr für Jahr erfolgt, sind entsprechende Umsetzungen von medizinisch-technischen, aber auch ökonomischen Veränderungen. Gerade weil die organisatorisch-technischen Anfangsprobleme überwunden sind, muss nun über die ordnungspolitische Neubestimmung bzw. Ausrichtung des DRG-Systems nachgedacht werden (Neubauer und Beivers 2009). Schließlich wird die Krankenhausversorgung zu etwa 80–90 %-Tendenz steigend hin zu einer Monistik – über das DRG-System finanziert und damit auch gesteuert. Bei der Koordination und Steuerung der Krankenhausleistungen sind aus ordnungspolitischer Sicht einige Mängel beobachtbar, wie am Beispiel der Mengensteuerung aufgezeigt wurde, die es zu beheben gilt.

Sicherlich weist die Anwendung der ökonomischen Theorie der externen Effekte auf die Mengendynamik im Krankenhausbereich eine Reihe von nicht unerheblichen Limitationen auf. Dennoch können die dargestellten Lösungsansätze durchaus einen Beitrag zur aktuellen Diskussion liefern und neue Wege aufzeigen.

Nach wie vor gilt es zur Versachlichung der Debatte noch detaillierter zu klären, welche Gründe zum beschriebenen Fallzahlanstieg führen und wie hoch der Anteil der »unnötigen Krankenhausfälle« wirklich ist, denn nur dieser kann als negativer externer Effekt bezeichnet werden. Auch sollte man bei der Diskussion um die richtige Anreizsetzung des Fallpauschalensystems in der Frage der Mengenausweitung nicht bei den Leistungserbringern aufhören. Im Sinne eines ganzheitlichen Konzepts sind auch die Patientinnen und Patienten stärker einzubeziehen, z. B. mit Selbstbehalten bei elektiven Leistungen.

Fragen zum Text

1. Inwiefern hat das DRG-Fallpauschalensystem dazu beigetragen, die Anreize in der Krankenhausversorgung richtig zu steuern? Diskutieren Sie dies v. a. in Bezug auf die Entwicklung der Fallzahlen.
2. Weshalb können unnötige Untersuchungen/Operationen der ökonomischen Theorie folgend als externer Effekt bezeichnet werden? Wie sind externe Effekte definiert?
3. Im derzeitigen System der Krankenhausfinanzierung und Krankenhausbudgetierung existieren sowohl Mehrerlös- als auch Mehrleistungsabschläge. Mit welcher ökonomischen Theorie zur Internalisierung von Externalitäten ist dies vergleichbar? Wirkt die Maßnahme im Gesundheitswesen? Warum, bzw. warum nicht?
4. Nennen Sie jeweils drei verschiedene Lösungsansätze mit und ohne staatliche Intervention zur Lösung der Mengendynamik im Gesundheitswesen.

Literatur

Augurzky, B, Krolop S, Hentschker C, Pilny A, Schmidt C M (2013) Krankenhaus Rating Report 2013, Krankenhausversorgung zwischen Euro-Krise und Schuldenbremse. Heidelberg: medhochzwei Verlag.
Augurzky B, Felder S, Wasem J (2012) Mengensteuerung über das G-DRG-Preissystem. In: Klauber J, Geraedts M, Friedrich J, Wasem J (Hrsg.) Krankenhaus-Report 2013, Schwerpunktthema Mengendynamik: mehr Menge, mehr Nutzen? Stuttgart: Schattauer Verlag. S. 175–187.
Beivers A (2010) Ländliche Krankenhausversorgung in Deutschland: Eine gesundheitsökonomische Analyse, Europäische Hochschulschriften. Frankfurt a. Main: Peter Lang Internationaler Verlag der Wissenschaften.

Beivers A (2013) Gute Arbeit muss sich auszahlen, Juni 2013. Berlin: Krankenhaus-Newsletter Klinik des AOK-Bundesverbandes.

Beivers A, Minartz C (2011) G-DRGs als Vergütungssystem der deutschen Krankenhäuser im Jahre 2011. In: Hellmann, Halbe, Kurscheid, Wichelhaus (Hrsg.) Herausforderung Krankenhaus für ärztliche Neueinsteiger: Orientierungshilfen für ein komplexes Arbeitsfeld. Heidelberg: Medhochzwei Verlag. S. 109–132.

Bruckenberger E, Klaue S, Schwintowski H-P (2005) Krankenhausmärkte zwischen Regulierung und Wettbewerb. Berlin, Heidelberg: Springer-Verlag.

Dettloff M, Klein-Hitpaß U, Schmedders M (2012) Innovationen im Krankenhaus: Mengenentwicklung versus Nutzenbewertung. In: Klauber J, Geraedts M, Friedrich J, Wasem J (Hrsg.) Krankenhaus-Report 2013, Schwerpunktthema Mengendynamik: mehr Menge, mehr Nutzen?. Stuttgart: Schattauer Verlag. S. 157–172.

Deutsche Krankenhausgesellschaft e.V. (2010) Zahlen, Daten, Fakten 2009. Düsseldorf: Deutsche Krankenhaus Verlagsgesellschaft.

Felder S, Mennicken R, Meyer S (2012) Die Mengenentwicklung in der stationären Versorgung und Erklärungsansätze. In: Klauber J, Geraedts M, Friedrich J, Wasem J (Hrsg.) Krankenhaus-Report 2013, Schwerpunktthema Mengendynamik: mehr Menge, mehr Nutzen?. Stuttgart: Schattauer Verlag. S. 95–108.

Flintrop J (2012) Krankenhäuser im Hamsterrad: Bremse gesucht. In: Deutsches Ärzteblatt 2012; Vol. 109(50), A-2489 / B-2041 / C-1997. Köln: Deutscher Ärzte-Verlag.

Fritsch M, Wein T, Ewers H-J (2005) Marktversagen und Wirtschaftspolitik, 6. Auflage. München: Verlag Vahlen.

Lauterbach K W, Lüngen M (2003) Abschätzung der zukünftigen Auslastung, Bettenkapazität und Standortvorhaltung im akutstationären Bereich. In: G+S Gesundheits- und Sozialpolitik, Heft 1-2/2003. S. 52–63. Baden Baden: Nomos Verlagsgesellschaft.

Lüngen M, Büscher G (2012) Mengensteigerungen in der stationären Versorgung: Wo liegt die Ursache?. In: Klauber J, Geraedts M, Friedrich J, Wasem J (Hrsg.) Krankenhaus-Report 2013, Schwerpunktthema Mengendynamik: mehr Menge, mehr Nutzen? Stuttgart: Schattauer Verlag. S. 83–93.

Mankiw N G, Taylor M P (2012) Grundzüge der Volkswirtschaftslehre, 5. Auflage. Schäffer-Poeschel Verlag.

Mohrmann M, Koch V (2012) Hohe Leistungsmengen – Direktverträge und Rechtehandel als Lösungen für den Krankenhausbereich. In: Klauber J, Geraedts M, Friedrich J, Wasem J (Hrsg.) Krankenhaus-Report 2013, Schwerpunktthema Mengendynamik: mehr Menge, mehr Nutzen?. Suttgart: Schattauer Verlag. S. 189–213.

Mostert C, Leclerque G, Friedrich F (2012) Eckdaten der Leistungsentwicklung im Krankenhausmarkt 2011. In: Klauber J, Geraedts M, Friedrich J, Wasem J (Hrsg.) Krankenhaus-Report 2013, Schwerpunktthema Mengendynamik: mehr Menge, mehr Nutzen? Stuttgart: Schattauer Verlag, S. 21–43.

Neubauer G (2007) Von der staatlichen Angebotsplanung zur wettbewerblichen Nachfragesteuerung. In: Kampe D M, Bächstädt K H (Hrsg.) Die Zukunft der Krankenhaus-Finanzierung, kma Reader. Wegscheid: Wikom-Verlag. S. 56–73.

Neubauer G, Beivers A (2007) Ende der Konvergenzphase und Neuordnung der Krankenhaussteuerung: Zum Stand der ordnungspolitischen Diskussion. In: Klauber J, Robra B-P, Schellmidt H (Hrsg.) Krankenhausreport 2007, Schwerpunkt: Krankenhausvergütung – Ende der Konvergenzphase? Bonn: Schattauer Verlag. S 63–80.

Neubauer G, Beivers A (2009) G-DRGs: Rahmenbedingungen, Einführung und neuer ordnungspolitischer Rahmen nach dem KHRG. In: Doelfs, P, Goldschmidt A J W, Greulich A (Hrsg.) Management Handbuch DRGs, CD-ROM. Heidelerg: Verlagsgruppe Hüthig Jehle Rehm.

Neubauer G, Beivers A (2010) Die Leistungen müssen die Vergütung bestimmen: Ein Plädoyer für das ordnungspolitische Resetting des DRG-Systems, in f&w führen und wirtschaften im Krankenhaus, Vol. 01/2010. Melsunen: Bibliomed-Medizinische Verlagsgesellschaft mbH. S. 38–42.

146

Neubauer G, Beivers A, Paffrath D (2010) Die Zukunft der Vergütung von Krankenhausleistungen. In: Klauber J, Geraedts M, Friedrich J, Wasem J (Hrsg.) Krankenhausreport 2011, Qualität durch Wettbewerb. Stuttgart: Schattauer Verlag.

Pindyck R S, Rubinfeld D L (2009) Mikroökonomie, 7. Auflage, Pearson Studium, Deutschland.

Reifferscheid A, Thomas D, Wasem J (2012) Zehn Jahre DRG-System in Deutschland – Theoretische Anreizwirkungen und empirische Evidenz. In: Klauber J, Geraedts M, Friedrich J, Wasem J (Hrsg.) Krankenhaus-Report 2013, Schwerpunktthema Mengendynamik: mehr Menge, mehr Nutzen?. Stuttgart: Schattauer Verlag. S. 3–17.

Rheinisch-Westfälisches Institut für Wirtschaftsforschung (Hrsg.) (2012) Mengenentwicklung und Mengensteuerung stationärer Leistungen, Endbericht, Forschungsprojekt im Auftrag des GKV-Spitzenverbandes. Essen: RWI Projektbericht.

Schulenburg J-M, Greiner W (2007) Gesundheitsökonomik 2, überarbeitete Auflage. Tübingen: Mohr Siebeck Verlag.

Statistisches Bundesamt (2010) 17,8 Millionen Krankenhauspatientinnen und -patienten 2009, Pressemitteilung Nr. 286 vom 16.08.2010, Wiesbaden.

Varian H R (1992) Microeconomic Analysis, 3. Auflage. New York: Norton & Company.

Wellisch D (2000) Finanzwissenschaft I – Rechtfertigung der Staatstätigkeit. München: Verlag Vahlen.

Wiesmeth H (2003) Umweltökonomie, Theorie und Praxis um Gleichgewicht. Berlin: Springer Verlag.

147

9 Europäisierung der Gesundheits- und Sozialpolitik

Remi Maier-Rigaud, Michael Sauer, Frank Schulz-Nieswandt

9.1 Einleitung

Die Gesundheits- und Sozialpolitik »europäisiert« sich zunehmend (Schulz-Nieswandt 2011a; 2012a). Die nationalen Sozialschutzsysteme werden immer mehr in die Richtung auf eine »geteilte Kompetenz« im europäischen Mehr-Ebenen-System der EU als Verfassungsvertragsverbunds getrieben (Franzius 2010). Explizit ist dies im Feld der Strukturfondspolitik, implizit aber insgesamt, wie noch zu zeigen sein wird, im Gesundheits- und Sozialwesen sowie in der Verbraucherpolitik.

In marginaler Bedeutung begleiten sozialpolitische Aspekte die Europäische Integration bereits seit den römischen Verträgen. Die Bedeutung sozialpolitischer Aspekte nahm seit der Einheitlichen Europäischen Akte zu und vertiefte sich ständig mit den Stufen der vertieften Integration zum Binnenmarkt und zur Währungsunion, und im Zuge der Erweiterung.

Die sozio-ökonomische Entwicklungsheterogenität nahm aber in diesem widerspruchsvollen Prozess stetig zu. Partielle Wohlstandskonvergenzen wurden dominiert von steigenden Wohlstandsdisparitäten. Volkswirtschaftlich zeichnete sich eine gravierende Sub-Optimalität des wirtschaftlichen Integrationsraums ab. Die politische Demokratiedefizite förderten eine legitimatorische Krise, eine europäische Öffentlichkeit hat sich nur defizitär herausgebildet, eine kollektiv geteilte europäische Kultur der sozialen Einbettung der Prozesse ist nur rudimentär erkennbar, Tempo, aber auch Richtung der Entwicklungen der Subsysteme des Sozialsystems führen zu erkennbaren und spürbaren Ungleichzeitigkeiten und Unvereinbarkeiten (Schulz-Nieswandt 2012a). Als solidarische Hilfegenossenschaft bleibt die europäische Rechtsgenossenschaft demnach fragil.

9.1.1 Dimensionen einer »Europäisierung« der Gesundheits- und Sozialpolitik

Das Spektrum relevanter Policy-Felder und Themengebiete, an und in denen sich die »Europäisierung« beobachten und erläutern lässt, sind vielfältig (Schulz-Nieswandt 2011a). Sie werden nachfolgend auch nicht alle behandelt. Es geht um das koordinierte Arbeits- und Sozialrecht, um Gender Mainstreaming, den Sozialen Dialog, um die Offene Methode der Koordinierung (OMK), um die Dienstleistungen von allgemeinem (wirtschaftlichem oder nicht-wirtschaftlichem) Interesse

(DA[W]I), um den Regional- und Sozialfonds innerhalb der Strukturfondspolitik (EFRE und ESF), um Vergrundrechtlichungstendenzen, um Verbraucherschutz, Public Health-Fragen etc. Lebenslanges Lernen und die allgemeine *gouvernementale Dispositivierung* von Employability (vor allem angesichts des mit dem demografischen Wandel verbundenen Prozesses der Schrumpfung des Erwerbspersonenpotenzials) sind ebenfalls bedeutsam geworden. Und die einzelnen Felder und Dimensionen sind hochgradig verschachtelt und interdependent.

So findet sich beispielsweise der freie Zugang zu den DA(W)I auch als soziales Grundrecht der Grundrechtscharta von Nizza, die nunmehr Primärrecht im Rahmen des Reformvertrags wurde (Schulz-Niewandt und Maier-Rigaud 2005). Der freie Zugang zu den Dienstleistungen von allgemeinem Interesse und zu den Sozialschutzsystemen ist aber auch eines der drei Oberziele der OMK (freier Zugang, hohe Qualität, Nachhaltigkeit).

Der Schwerpunkt der nachfolgenden Darlegung wird der Verbraucherschutz sowie die OMK sein. Hinzu kommen noch Aspekte der Kohäsionspolitik. Die OMK gehört zu den breiter erforschten Strategien der EU, um eine durchaus zu vermutende schleichende Harmonisierung der Sozialschutzsysteme herbeizuführen. Sie resultiert insbesondere aus der Tatsache, dass die EU-Kommission keine direkte Gemeinschaftskompetenz in der Reform der sozialen Sicherung der EU-Staaten hat und daher gerade dieses softe Instrument nutzt. Ansonsten wirkt die Kommission in ihrer effizienten Selbstaufstellung als *epistemische Gemeinschaft* (Schulz-Nieswandt 2013a) aber im Rahmen exekutiver Rechtsschöpfung durch beständiges Drängen auf die Binnenmarkt-Kompatibilität der sozialpolitischen Praxis ein. Es wird daher auf die DA(W)I gesondert eingegangen. Der Verbraucherschutz ist ein besonders dynamisch aufkommendes Politikfeld und reflektiert eine soziale Dimension des Binnenmarkt-Projekts. Regulationstheoretisch kann gezeigt werden, dass die Binnenmarkt-Politik zwar auf Marktöffnung und wettbewerbliche Steuerungsmechanismen in allen Lebensbereichen drängt, aber nicht »neo-liberal« ist. Es geht um regulierte Märkte.

Die Politikmechanismen der EU-Kommission folgen einem spezifischen Muster. Auf (rechtsdogmatisch umstrittene) Mitteilungen folgen Grün- und Weißbücher, sodann eine Richtlinie. Auch Verordnungen sind möglich. Konsultationen werden dazwischen geschaltet und verweisen auf eine spezifische Diskursmethode der Kommission. Es bleibt kontrovers, ob diese Konsultationen einem demokratischen Öffnungsmodus folgen oder ob es eher eine Art von *kolonialer* (Schulz-Nieswandt 2013a) Politik- und Verwaltungspraxis ist, die ethnografisch das Feld erkundet, um es *hegemonial* zu gestalten.

9.1.2 Sozialmodell-Denken

Die EU-Politik versteht ihre Binnenmarkt-Politik als ergänzt durch ein europäisches Sozialmodell. Mit Blick auf die OMK könnte man in ganz langer Sicht vermuten, es würde dabei auch um die Reduktion der realtypologisch fassbaren Vielfalt der mitgliedsstaatlichen Wohlfahrtsstaatsregime auf *ein* Modell gehen. Aber in kurz- und vor allem mittelfristiger Sicht verfolgt die EU-Politik der

Kommission als »Hüterin der Verträge«, ebenso wie der oftmals rechtsschöpfe-rische EuGH (wenngleich nicht einheitlich in der Klarheit der Linien der Recht-sprechung), eine andere *Gestalt*bildung (die Positionen des politisch gestärkten EU-Parlaments sind natürlich heterogen). Es geht darum, den EU-Nationalstaat als Gewährleistungsstaat (Franzius 2009; Krajewski 2011) zu etablieren, der re-gulierte Märkte oder Quasi-Märkte, bzw. Wettbewerbssurrogate implementiert, um die anerkannten öffentlichen Aufgaben privat(isiert) erledigen zu lassen. Der Wohlfahrtsstaat wird zum Kontraktmanager im Ausschreibungswettbewerb der Dienstleistungsmärkte. Vergabefremde Ziele (Beschäftigung, Umwelt, Diversity etc.) sind dabei durchaus erlaubt.

Qualitätsmanagement im Kontext einer Transparenzpolitik sowie einer Anti-Korruptionspolitik gehören ebenso zu dem regulativen Rahmen wie die Fun-dierung der Marktchancen durch die Charta der wirtschaftlichen, politischen und sozialen Grundrechte, die Menschenrechtskonventionscharakter aufweist (Eichenhofer 2012). Die Unionsbürgerschaft fundiert dergestalt im Rahmen der *Quasi-Konstitutionalisierung* durch die Verträge (Franzius 2010) eine doppelte Staatsbürgerschaft, die eine »Vergrundrechtlichung« im Zuge dieser Europäisie-rung induziert. Deshalb wird nochmals gesondert auf die Grundrechtsproblema-tik eingegangen.

9.1.3 Das Mehr-Ebenen-System des Verfassungsvertragsverbundes

Die EU ist als Rechtsregime und Institutionengefüge ein politisches System, das von horizontaler Politikverflechtung auf allen Ebenen des vertikalisierten Mehr-Ebenen-Systems geprägt ist. Insofern ist mit Blick auf eine Morphologie der Staatlichkeit der beteiligten modernen Gesellschaften von einer komplizierten *Hybridität* auszugehen.

Einerseits dominieren völkerrechtlich codierte Vertragsstrukturen, die einen *Intergouvernementalismus* zum Ausdruck bringen, andererseits emergieren zu-nehmend Elemente einer supra-nationalen Staatlichkeit, die politische Herr-schaftsstrukturen oberhalb der Nationalstaatlichkeit der völkerrechtlich ver-knüpften Nationalstaaten anzeigen.

9.1.4 Die Emergenz der geteilten Kompetenz

Die EU hat im Lichte von Art. 168 i. V. m. Art. 153 EUV an sich keine eigenstän-dige Kompetenz im Gesundheits- und Sozialwesen als Teil der nationalen Sozial-schutzsysteme. Hier gilt im Grunde das Subsidiaritätsprinzip nach Art. 5 EUV. Dennoch hat sich das Gesundheitswesen – wie andere Bereiche der Sozialpolitik auch – zu einem Gebiet der geteilten Kompetenz im Mehr-Ebenen-System der EU als Verfassungsvertragsverbund entwickelt (Franzius 2010). Und dies liegt in der Dynamik des Binnenmarkt(rechts) begründet. Dem Binnenmarkt korrespondiert ein europäisches Sozialmodell, welches auch mit Bezug auf den Begriff der »sozialen Marktwirtschaft« in Art. 3 (3) EUV fundiert ist. Aber der Binnenmarkt ist grammatisch nach den obersten Rechtsprinzipien der Gleichbehandlung und der Transparenz organisiert und insofern ergeben sich für die nationalen Traditionen der Art und Weise der Sozialschutzpolitik funktionale *spill-over-Effekte* des Binnenmarktgeschehens auf eben diese nationalen Traditionspfade.

9.1.5 Reine und unreine Gewährleistungsstaatlichkeit

Gerade der deutsche Typus des Sozialstaats, nicht nur in der Gesundheits- und Pflegepolitik, sondern z. B. gerade auch in die Jugendhilfepolitik oder in der Eingliederungshilfe, ist EU-rechtlich sensitiv und *vulnerabel*, da er auf einem Gewährleistungsstaatsmodell (Franzius 2009; Krajewski 2011) aufbaut, der durchaus der Logik des europäischen Sozialmodells analog ist – aber eben nicht im Detail und in der puristischen Reinheitskultur (Schulz-Nieswandt 2013a), wie sie aus dem europäischen Regime der Binnenmarktkonformität nationaler Sozialpolitikpraxis resultiert.

9.1.6 Der Algorithmus des Beihilferegimes

An dem komplizierten Algorithmus des europäischen Beihilferegimes[41] lässt sich diese transformationsantreibende Diskrepanz erkennen. Wie sieht die Grammatik des komplizierten Ablaufschemas dieses Beihilferegimes aus? a) es gilt zunächst die De-minimis-Verordnung. Trifft der Tatbestand zu, liegt keine Beihilfe vor; b) trifft der Tatbestand nicht zu, gelten die Altmark-Kriterien; c) werden diese nicht erfüllt, findet eine Überprüfung statt; d) daraus kann sich eine Meldepflichtigkeit ergeben; e) daraus wiederum kann sich ein Verbot der Beihilfe ergeben.

Das Europäische Beihilferecht hat die Praxis der sozialen Dienstleistungsmärkte bereits nachhaltig alltagswirksam verändert.

9.1.7 Erosionen an allen Ecken

Ebenso erkennbar ist der latente Druck zum obligatorischen Ausschreibungswettbewerb, der sich aus dem ökonomischen Gebiet der *Public Utilities* ausdehnt auf die Felder sozialer Dienstleistungen. Nur als Reaktion auf den öffentlichen

---

41 Aufbauend auf dem Altmark-Urteil des EuGH von 2003 und dem Monti-Kroes-Paket von 2005 umfasst das Almunia-Paket alle beihilferechtlichen Regelungen die Ausgleichsleistungen für die Erbringung von DA[W]I betreffend. Neben dem einschlägigen Beschluss und der De-minimis Verordnung gehört hierzu der »Qualitätsrahmen« für DA[W]I (Europäische Kommission 2011a). Der Tatbestand der Beihilfe wird in Art. 107 AEUV geregelt, die Anmeldepflichtigkeit in Art. 108 Abs. 3 AEUV, die Genehmigungsplicht in Art. 108 Abs. 2 AEUV, die Rechtfertigung bei gemeinwirtschaftlichen Verpflichtungen in Art. 106 Abs. 2 AEUV.

Druck ist der Wasserbereich (Laskowski 2010) aus der Dienstleistungskonzessionsrichtlinie (vorerst) herausgenommen worden. Das noch dominierende, wenngleich z.T. auch an den Rändern (persönliche Budgets etc.) bröckelnde sozialrechtliche Dreiecksverhältnis im deutschen Kollektivvertragssystem bietet zwar immanent Wettbewerbsprozesse, aber der puristischen Reinheitskultur der Marktöffnungsideen der EU-Kommission genügen diese Wettbewerbsspielräume nicht. So wäre auch ein Kassenarztsystem im SGB V-Bereich ohne regionalisierte Niederlassungsplanung und somit ohne ein entsprechendes Zulassungsverfahren wettbewerblich denkbar. Der ambulante Sektor des SGB XI wäre hier ein Vorbild. Diese Marktöffnung schließt Regulierung im Sinne des Verbraucherschutzes keineswegs aus, im Gegenteil. Die Marktidee der EU-Kommission sind hochgradig auf Qualitätssicherung abstellende regulierte Märkte.[42]

9.1.8 Offene Zukunft, erkennbare Konturen

Insofern besteht im Vertragstextgefüge der EU eine architektonische Hierarchie: Der Binnenmarkt dominiert, wenngleich das Sozialmodelldenken daneben tritt. Aber die Dominanz des Wirtschaftsraumdenkens wird nicht durch eine neue Dominanz des Sozialraumdenkens abgelöst. Die genaue Grammatik des »daneben Hinzutretens« ist noch unklar. Ergänzung? Komplementarität? Einbettung? Wird das Wirtschaftssystem mit dem Sozialsystem derart verwoben, dass der Binnenmarkt zu einem dominanten Subsystems eines übergeordneten Denkens einer Wirtschaftssozialordnung (Schulz-Nieswandt 2012a) wird?

9.2 Grundrechte

Die Geschichte der europäischen Sozialpolitik zeichnete sich lange Zeit als arbeitnehmerzentriert aus und reflektierte somit den Funktionalismus der Binnenmarktfokussierung. Das koordinierende Sozialrecht z.B. erweist sich so gesehen im Wirtschaftsraum als effizienztheoretisch begründet, da sonst Migrationshemmnisse die optimale Faktorallokation verhindern. Die Grundrechtecharta von Nizza aus dem Jahre 2000 brachte eine paradigmatische Wende (Schulz-Nieswandt 2003) und fand nun im Reformvertragsgeschehen Eingang in das Primärrecht.

Paradigmatisch ist dieser Wandel deshalb, weil die gestiftete Unionsbürgerschaft nunmehr in einer trinitarischen Architektur *vergrundrechtlicht* wird in Richtung auf menschenrechtskonventionelle (Eichenhofer 2012), politische,

---

42 Auch die Diskussion um die Krankenhausfinanzierung im Rahmen der Landeskrankenhausbedarfsplanung der Länder ist in langer Sicht ebenso noch nicht aus der EU-Rechts-Kompatibilitätsprüfung heraus wie die Frage der Defizitabgeltung kommunaler Krankenhäuser (Schulz-Nieswandt und Mann 2010).

wirtschaftliche und soziale Grundrechte (Schulz-Nieswandt et al. 2006). Und die sozialen Grundrechte beziehen sich auf die Lebenslagen aller Phasen im Lebenszyklus des Menschen (Schulz-Nieswandt 2006) und bedingen somit eine bevölkerungs- und nicht nur arbeitnehmerstatuszentrierte Sozialpolitik, wenngleich die *gouvernementale Dispositivierung* zur Humankapital-fundierten Employability durchaus auf eine Tiefengrammatik der Sichtweise auf die Altersklassen in der Lebensspanne (Kindheit/Jugend, mittleres Erwachsenenalter, nachberufliche Phase) verweisen. Dennoch tendieren die sozialen Grundrechte zu einer transökonomischen Bedeutung der Teilhabechancen an den wirtschaftlichen, sozialen, kulturellen und politischen Gütern der Gesellschaft. Das sich rechtsphilosophisch zum Ausdruck bringende Denken in Capabilities kann demnach nicht neo-liberal verkürzt werden zur Selbstbefähigung der BürgerInnen zum unternehmerischen Selbst. Insofern ordnet sich dieses grundrechtliche Denken der Teilhabe systematisch ein in die neuere, vor allem von der Behindertenrechtskonvention der Vereinten Nationen (UN-BRK) forcierten Rechtsphilosophie der sozialen Inklusion (Schulz-Nieswandt 2013b; 2012d).

Für die Thematik der DA(W)I stellen sich so Fragen nach der Gewährleistung der Einrichtungen und Dienste der sozialen Infrastruktur im Sozialraum: Wie werden – parallel zur Idee der Universaldienstleistungen (Aubin 2013) – Zugänglichkeit, Verfügbarkeit, Erreichbarkeit und Akzeptabilität sichergestellt? Eine besondere Herausforderung (Schulz-Nieswandt 2013c; Schulz-Nieswandt und Köstler 2012) stellt die schnittstellenmanageriale Integration und formale bzw. informelle Vernetzung der Versorgungsprozesse dar (Schulz-Nieswandt 2010a; 2013d).

9.3 DA(W)I

Die DA(W)I sind zum einen Zentrum der Diskurs-, Politik- und Rechtsentwicklung eines binnenmarktkonformen Sozialmodells geworden, weil hier, anders als in den Transferleistungsbereichen der modernen Sozialstaaten, die Grundfreiheiten im Binnenmarkt besonders offensichtlich wirksam werden, die sich auf die Faktorenfreizügigkeit im ökonomischen Transaktionsraum festmachen. Arbeit, Kapital, Güter und Dienstleistungen sind die Bereiche der Grundfreiheiten der Freizügigkeiten, an denen die allokative Effizienz eines Marktes hängt. Und diese Grundfreiheiten/Freizügigkeiten werden quasi schon »vergrundrechtlicht«, ein Problem, das auf bedenkliche ideologische Überhöhungen wirtschaftlicher Interessen (naturrechtliche Metaphysik der Ordnung des possessiven Individualismus) verweist (Schulz-Nieswandt 2013a).

9.3.1 Differenz von DAI und DA(W)I?

Soziale Dienstleistungen (Schulz-Nieswandt 2010b) weisen einen Marktbezug auf. Und insofern sind die Träger der Einrichtungen und Dienste funktionelle

Unternehmen im Sinne der Rechtsprechung des EuGH. Auch Transfersysteme sind, wie Beispiele aus dem koordinierenden Sozialrecht (z. B. Leistungsexport in der Alterssicherung bei WanderarbeitnehmerInnen oder, wenn auch zeitlich begrenzt, die Pflegegeldleistungen) zeigen, ebenso von den Effizienzimperativen der Allokationslogik eines Binnenmarkts betroffen; aber im Bereich der Dienstleistungen ist der transformative Anpassungsdruck auch institutionell (sozialstaatsarchitektonisch) tiefgreifend. Es geht einerseits um Nicht-Diskriminierung in der grenzüberschreitenden Anbieterlandschaft, andererseits um die Nicht-Diskriminierung in der grenzüberschreitenden Patientenmobilität. Die Vielfalt der Problemlagen sind bereits seit längerem systematisch erschlossen worden (Schulz-Nieswandt und Maier-Rigaud 2008).

Zielkonflikte ergeben sich in Deutschland gerade aus der Gewährleistungsstaatspraxis und somit aus der Delegation der Erledigung der Aufgaben an freie und private, zum Teil auch öffentliche Träger, die im begrenzten Wettbewerb stehen, einerseits und Sozialplanungspraktiken öffentlicher oder öffentlich-rechtlicher Körperschaften andererseits. Die Richtliniendebatte (Europäische Union 2011a) zur Regelung der grenzüberschreitenden Patientenmobilität (Schulz-Nieswandt 2012a, S. 107–108) zeigt die ungelösten Probleme, die zwischen vergrundrechtlichten Grundfreiheiten der Freizügigkeiten (hier das Recht auf anmelde- und/oder genehmigungsfreier grenzüberschreitender Inanspruchnahmemobilität), ambulanten und vor allem stationären Kapazitätsplanungserforderlichkeiten und finanzwirtschaftlichen Planungsrisiken der Kassen (doppelte Zahlungsströme bei Kopfpauschalvergütungen an die Vertragsärzte im Kollektivvertragswesen) bestehen.

So schützt das neuere EU-Vertragswesen z. B. zunächst durchaus die (deutsche, verfassungsrechtlich verankerte) Tradition der kommunalen Selbstverwaltungswirtschaft in Art. 4 (2) EUV, ein Sachverhalt, der etwa für den großen Bereich der öffentlichen, insbesondere der kommunalen Krankenhäuser wettbewerbs- und vor allem beihilferechtlich von Belang ist (Schulz-Nieswandt und Mann 2010).

Dennoch soll die Art der öffentlichen sozialen Daseinsvorsorge binnenmarkt(rechts)konform erfolgen. Daraus resultiert die ganze Problematik der Dienstleistungen von allgemeinem (wirtschaftlichem) Interesse, zuletzt im Lichte des »Qualitätsrahmens« reguliert (Europäische Kommission 2011a). Vor allem der Art. 14 AEUV i. V. m. Protokoll Nr. 26 fundiert das Recht der EU-Staaten auf Betreiben der sozialen Daseinsvorsorge im Sinne der DA(W)I. Dennoch unterliegen die sozialen Dienstleistungen im Lichte eines EU-rechtlich präferierten Gewährleistungsstaatsmodells dem komplizierten Beihilferegime. Der Staat wird als »Pflichtenheftmanager« im Sinn eines wohlfahrtsstaatlichen Kontraktmanagers konzipiert (Schulz-Nieswandt 2013a), wenn er öffentliche Aufgaben zur Erledigung an regulierte Märkte delegiert, dabei gemeinwirtschaftliche Aufgabenkomponenten gemäß Art. 106 (2) AEUV durchaus anerkennend (vgl. auch Schulz-Nieswandt 2011a; 2011c). Am Horizont der sozialen Märkte taucht das Modell des obligatorischen Ausschreibungswettbewerbs wie in den ökonomischen Märkten der *Public Utilities* auf (Schulz-Nieswandt 2010c).

An diesem Trend zur binnenmarktkompatiblen Gewährleistungsstaatlichkeit ändert auch das soziale Grundrecht des Unionsbürgers auf freien Zugang zu den DAI (Art. 14 AEUV i. V. m. Protokoll Nr. 26) nichts, auch nicht, obwohl genau dieses Grundrecht des Art. 36 der Grundrechtecharta nunmehr in Art. 6 EUV genannt wird. Die EU-Kommission legt die Idee des freien Zugangs ohnehin wohlfahrtsökonomisch sehr eng als Problem der Affordability aus, womit die Theorie der niedrigsten Preise als Schutz vor überhöhter Abschöpfung der Konsumentenrente präferiert wird, die nicht einmal einer modernen Theorie des integrierten Preis-Qualitätswettbewerbs entspricht, abgesehen davon, dass unter Qualität recht komplexe gesellschaftliche Gestaltungsanliegen präferiert werden können.

Insofern (Schulz-Nieswandt 2010d) ist eine hinsichtlich der Binnenmarktrechtswirksamkeit relevante Unterscheidung zwischen Dienstleistungen von öffentlichem Interesse a) wirtschaftlicher Art (DAWI) einerseits und b) nichtwirtschaftlicher Art (DAI) andererseits problematisch, denn es sind keine Tatbestände auszumachen, die nicht markttechnisch möglich sind.

9.3.2 Differente Verständnisse von Marktversagen

Damit wird deutlich, dass die in neoklassischer Tradition stehenden Formen der Begründung des Marktversagens nicht ausreichend sind, um die anstehenden Fragestellungen zu beantworten. Märkte müssen hinsichtlich der allokativen und distributiven, aber auch sittlichen, auf die soziale Integration bezogenen Wirkungen politisch bewertet werden. Das wohlfahrtstheoretische Konzept der Externalitäten als direkte Interdependenz der Wohlstandsfunktionen der figurativ verketteten Akteure wäre somit semantisch komplex auszulegen. Effizienz ist nicht zu eng marktökonomisch zu bestimmen. Es geht um gesellschaftliche, semantisch komplexe Effektivität (Mühlenkamp und Schulz-Nieswandt 2008; Schulz-Nieswandt 2012c).

9.3.3 Hybridizitäten und Ambivalenzen

Die gesamte Situation ist höchst hybrider Natur und daher voller Ambivalenzen. Von einem widerspruchsfreien Ordnungsgleichgewicht der Gesamtsituation kann nicht gesprochen werden. Gesundheitspolitik gehört einerseits zu den weitgehend souveränen Freiräumen der EU-Staaten. Aber die Arten und Weisen der nationalen Governance-Regime müssen andererseits zur Logik des Binnenmarktes (Freizügigkeiten als Grundfreiheiten und entsprechende Gleichbehandlungen sowie Transparenzen) passen.

9.3.4 Quasi-Märkte: Regulierter Privatisierungs-Liberalismus

Dennoch ist das ökonomische Model nicht neo-liberal; die Unionsbürger haben soziale Grundrechte (u. a. auf freien Zugang zu den DA[W]I und zu den Sozialschutzsystemen), die Sozialschutzsysteme sollen zudem nachhaltig und von hoher Qualität sein (Ziele der OMK). Die EU-Kommission treibt, teilweise im Rahmen einer eigenen exekutiven Rechtschöpfung (und – jedoch widersprüchlich – vom EuGH unterstützt), ein »Privatisierungs-Dispositiv« (Schulz-Nieswandt 2013a) voran; es geht um die Öffnung der Märkte (Wettbewerb »in« Märkten [auf verschiedenen Stufen der Wertschöpfungsketten] bzw. Wettbewerb »um« Märkte), aber diese Marktöffnung erfolgt im Rahmen einer regulativen und dadurch erst die Märkte konstituierenden Politik. Regime von Wettbewerbssurrogaten schaffen (Schulz-Nieswandt 2013a) erst Quasi-Märkte (Ausschreibung, Betrauung etc.). Rechtliche Regime der Marktschöpfung ersetzen zunehmend Vorstellungen von Marktversagen (etwa bei Risikoselektion), jedoch nicht gänzlich (Schulz-Nieswandt 2011b und 2011c mit Bezug auf das Monopol der Berufsgenossenschaften).

9.4 Verbraucherschutz

9.4.1 Entstehung und Aufgaben der Europäischen Verbraucherpolitik

Die Verbraucherpolitik ist ein vergleichsweise junges Politikfeld der EU.[43] Zwar legte die Europäische Kommission bereits 1975 ein Aktionsprogramm zum Schutz der Verbraucher vor, jedoch wurde Verbraucherpolitik erst im Zuge der Politik zur Vollendung des Binnenmarkts auf der Grundlage der Einheitlichen Europäischen Akte (1987) zu einem zentralen Thema. In der Folge wurde 1989 der Dienst »Verbraucherpolitik« geschaffen, der 1997 – unter dem Eindruck der europaweiten BSE-Epidemie – zu einer eigenständigen Generaldirektion »Verbraucherpolitik und Gesundheitsschutz« ausgebaut wurde. In dieser werden auch andere Gegenstandsbereiche wie z.B. Nahrung, Tiere und Pflanzen aufgrund ihrer engen Verzahnung mit Verbraucher- und Gesundheitsfragen reguliert. Beide Politikbereiche sind unter dem Dach einer Generaldirektion zusammengefasst und es ergeben sich vielfältige Schnittmengen zwischen Verbraucher- und Ge-

---

43 Einen Überblick über das Politikfeld findet sich bei Maier-Rigaud (2011) und Große Hüttmann (2011). Ausführliche Analysen finden sich bei Davies (2011) und in vergleichender Perspektive bei Strünck (2006). Einen Überblick über die jährlichen Entwicklungen im Bereich der Gesundheits- und Verbraucherpolitik findet sich seit vielen Jahren im Jahrbuch der Europäischen Integration. Zuletzt: Schulz-Nieswandt und Maier-Rigaud (2013).

sundheitspolitik insbesondere im Bereich von *public health*. Dies ist bereits unmittelbar aus Titel XV »Verbraucherschutz« des Vertrags über die Arbeitsweise der Europäischen Union (AEUV) ersichtlich. Dieser beginnt mit einer Beschreibung der verbraucherpolitischen Ziele:

»Zur Förderung der Interessen der Verbraucher und zur Gewährleistung eines hohen Verbraucherschutzniveaus leistet die Union einen Beitrag zum Schutz der Gesundheit, der Sicherheit und der wirtschaftlichen Interessen der Verbraucher sowie zur Förderung ihres Rechtes auf Information, Erziehung und Bildung von Vereinigungen zur Wahrung ihrer Interessen« (Art. 169, Absatz 1 AEUV).

Im Rückblick auf die Entwicklung des Politikfeldes lassen sich zwei Faktoren identifizieren, die immer wieder die europäische Verbraucherpolitik vorangetrieben haben. Zum einen die Binnenmarktintegration, die über *spill-over-Effekte* auch in vielen anderen Politikbereichen präsent ist und als zentraler Antrieb für die politische und soziale Integration in der EU zu bezeichnen ist. Zum zweiten ist ein spezifischeres Charakteristikum der europäischen Verbraucherpolitik, dass durch Krisenmomente und Skandale (z. B. BSE und Lebensmittelskandale) immer wieder Integrations- und Regulierungsschübe ausgelöst wurden (Große Hüttmann 2011). Dabei ist zu beachten, dass die Binnenmarktintegration ein in den europäischen Verträgen verankerter Antrieb für die Entwicklung der europäischen Verbraucherpolitik ist und somit eine andere Qualität besitzt, als die krisengetriebenen und medial verstärkten Reformimperative. Zu den in Art. 169, Absatz 1 AEUV genannten Verbraucherschutzzielen trägt die Union durch Maßnahmen »im Rahmen der Verwirklichung des Binnenmarktes« und durch »Maßnahmen zur Unterstützung, Ergänzung und Überwachung der Politik der Mitgliedstaaten« (Art. 169, Absatz 2 AEUV) bei. Damit hat die EU in der Verbraucherpolitik nur insoweit Kompetenzen, als die Maßnahmen dem Binnenmarkt oder den Mitgliedstaaten dienen, bzw. deren Politik kontrollieren. Die beiden Bereiche, in denen die EU Verbraucherschutzmaßnahmen ergreifen kann, sind insofern wichtig zu unterscheiden, da nur die erstgenannten Maßnahmen der Binnenmarktverwirklichung eine Vollharmonisierung zulassen, während die Maßnahmen zur Unterstützung, Ergänzung und Überwachung der Mitgliedstaaten dem Mindestharmonisierungsprinzip folgen, d. h. strengere Schutzmaßnahmen auf der Ebene der Mitgliedstaaten erlauben (Art. 169, Absatz 4 AEUV).

Folglich ist die europäische Verbraucherpolitik in doppelter Hinsicht als eine flankierende Politik konzipiert: Zum einen soll sie der Zersplitterung des Binnenmarkts in nationale Märkte entgegenwirken. Sie ist insofern flankierend, als sie ähnlich wie die Wettbewerbspolitik die Funktionsfähigkeit des Binnenmarkts für Verbraucher und Unternehmer verbessern soll. Damit trägt sie substanziell zu einem Einzelhandelbinnenmarkt mit 500 Millionen Verbrauchern bei, deren Ausgaben über die Hälfte des BIP der EU ausmachen. Zum anderen kommt der flankierende Charakter darin zum Ausdruck, dass die europäische Verbraucherpolitik an nationale Verbraucherpolitik andockt, damit im weitesten Sinne koordinierend wirkt und auch dem Subsidiaritätsprinzip unterliegt.

Dem Subsidiaritätsprinzip folgend ist Verbraucherschutz[44] und öffentliche Gesundheit[45] ebenso wie die überwiegende Zahl der Politikbereiche in Art. 4 des AEUV als ein Bereich geteilter Zuständigkeit zwischen EU und Mitgliedstaaten charakterisiert. Darüber hinaus ist Verbraucherpolitik im Vertragswerk der EU dezidiert als Querschnittsaufgabe oder horizontale Politik definiert, die in vielen anderen Politikbereichen präsent ist. Die Berücksichtigung von Verbraucherschutz in anderen Politikfeldern ist in Art. 12 AEUV festgelegt: »Den Erfordernissen des Verbraucherschutzes wird bei der Festlegung und Durchführung der anderen Unionspolitiken und -maßnahmen Rechnung getragen.«

Ein Grund, weshalb insbesondere die Kommission die Bereiche öffentliche Gesundheit und Verbraucherschutz in den Vordergrund ihrer Aktivitäten rückt, ist die Abwesenheit von harten Kompetenzen im Bereich der Systeme der sozialen Sicherheit (Art. 153, Absatz 4 AEUV).[46] Gleichwohl ist ein anderer europäischer Einfluss auch auf die nationalen Gesundheitssysteme spürbar. Bürger sind zunehmend als Verbraucher und Patienten relevante Akteure im Integrationsprozess, die beispielsweise durch Klagen vor dem EuGH die europäische Gesundheitspolitik vorangetrieben haben wie das Beispiel der Patientenmobilitätsrichtlinie (Europäische Union 2011a) deutlich macht (Eigmüller 2012, S. 272–276).

Im Bereich Verbraucherschutz geht die EU in ihrem Bestreben nach einer Angleichung der Rechtsvorschriften zur verbesserten Funktionsfähigkeit des Binnenmarktes von »einem hohen Schutzniveau« aus (Art. 114, Absatz 3 AEUV). Auch wenn dies vertraglich nicht explizit festgelegt wurde, so ist die Stärkung der Verbraucherdimension in allen binnenmarktbezogenen Politikbereichen über die primär ökonomischen Vorteile hinaus auch akzeptanzfördernd für die politische Integration. Ein zentrales Beispiel für dieses Bestreben ist die im Dezember 2011 in Kraft getretene Richtlinie über die Rechte der Verbraucher, die eine Erleichterung des grenzüberschreitenden Einzelhandels anstrebt. Diese neue Richtlinie vereinheitlicht den verbraucherpolitischen Besitzstand, indem vier Richtlinien zusammengeführt wurden. Statt der ursprünglich von der Kommission angestrebten Vollharmonisierung auf der Grundlage von Art. 169, Absatz 4 AEUV wurde

---

44 Auf die Unterschiede zwischen Verbraucherpolitik und Verbraucherschutz wird hier nicht näher eingegangen. Es sei nur auf den Beitrag von Micklitz (2012) verwiesen, der in der Verwendung des Begriffs »Verbraucherpolitik« auf europäischer Ebene eine graduelle inhaltliche Neuausrichtung identifiziert. Seit den 1970er Jahren sei zunehmend auf Verbraucherrechte abgestellt worden, die die Binnenmarktintegration stärken sollen. Dabei wurde der Schutzcharakter von Verbraucherpolitik für schwächere, schutzbedürftige Verbraucher durch die EU vernachlässigt.

45 In einigen Bereichen der öffentlichen Gesundheitspolitik kann bezweifelt werden, ob entsprechend des Subsidiaritätsprinzips tatsächlich ein Tätigwerden auf europäischer Ebene erforderlich ist. Dies gilt beispielsweise für die Bekämpfung des Alkoholkonsums im Rahmen des Europäischen Alkohol- und Gesundheitsforums, in dem *best practice*-Erfahrungen im Bereich der Prävention diskutiert werden. Anders sieht es bei Maßnahmen in diesem Bereich aus, die einen Verhaltenskodex für die Alkoholwerbung auf EU-Ebene anstreben (Lindner 2013, S. 50–54).

46 Jedoch bestehen »weiche« Steuerungsmöglichkeiten. Vgl. den Abschnitt zur *OMK* weiter unten.

eine Mischung aus Voll- und Mindestharmonisierung umgesetzt, mit der Folge, dass in einzelnen Bereichen strengere nationale Standards erlaubt sind. Eine der wesentlichen Neuerungen ist ein europaweit einheitliches Widerrufsrecht von 14 Kalendertagen bei Fernabsatz- und Haustürgeschäften. Der langwierige Weg zum Kompromiss, wie er in der Richtlinie über die Rechte der Verbraucher gefunden wurde, spiegelt grundverschiedene Vorstellungen über die Funktion von Verbraucherpolitik wider. Hinter der Forderung einer Vollharmonisierung steht das ökonomische Ziel eines wachstumskräftigen Binnenmarktes: Indem Unternehmen sich nicht mehr mit einer Vielzahl von nationalen Einzelvorschriften beschäftigen müssen, wird die grenzüberschreitende Aktivität erleichtert und der Einzelhandelbinnenmarkt gestärkt. Die Forderung einer Mindestharmonisierung folgt primär dem Schutzgedanken vulnerabler Verbraucher, reduziert aber auch die Einpassungsfriktionen bei der Umsetzung von Richtlinien in nationales Recht (Tamm 2013, S. 61; Tonner und Fangerow 2012). Es soll nicht zugelassen werden, dass aus einer ökonomischen Harmonisierungslogik heraus das Verbraucherschutzniveau in einzelnen Mitgliedstaaten nach unten angepasst wird.

Aktuelle Initiativen und Programme der europäischen Verbraucherpolitik lassen keine grundlegende Neuausrichtung erkennen, auch wenn beispielsweise vom Vorschlag einer überarbeiteten Tabakrichtlinie wichtige Impulse zu erwarten sind (vgl. nächster Abschnitt). Im Mai 2012 hat die Europäische Kommission eine Europäische Verbraucheragenda verabschiedet (Europäische Kommission 2012a). Hierin werden die strategischen verbraucherpolitischen Vorhaben der amtierenden Kommission bis zum Ende ihrer Amtszeit Ende 2014 beschrieben. Im Zentrum stehen eine Stärkung von Verbraucherkompetenz und -vertrauen, um das Potenzial des Binnenmarktes auszuschöpfen und einen Beitrag zur EU-Wachstumsstrategie Europa 2020[47] zu leisten. Auch wenn der AEUV keinen großen genuin motivierten Verbraucherschutzspielraum lässt, verdeutlicht die Europäische Verbraucheragenda, dass die europäische Verbraucherpolitik ähnlich wie die Kohäsionspolitik überwiegend ökonomisch motiviert ist.

Mittelfristig ist das neue Verbraucherprogramm für die Gestaltung der europäischen Verbraucherpolitik maßgeblich. Das neue Verbraucherprogramm für 2014 bis 2020 wird Ende 2013 verabschiedet werden und sieht laut Kommissionsvorschlag ein Gesamtbudget von 197 Millionen Euro vor (Europäische Kommission 2011b). Das Programm ist finanziell deutlich schlechter ausgestattet als das korrespondierende Aktionsprogramm im Bereich Gesundheit. Hauptziel ist, die europäischen Bürger in die Lage zu versetzen, die Vorteile des Binnenmarkts für sich nutzen zu können. Damit zielt die europäische Verbraucherpolitik wiederum primär auf eine Befähigungsstrategie für Konsumenten von Gütern und Dienstleistungen auf grenzüberschreitenden Märkten ab. Im Einzelnen soll dies über vier Einzelziele gelingen: Erstens soll die Produktsicherheit über eine verbesserte Marktüberwachung insbesondere durch das Schnellwarnsystem für gefährliche Verbraucherprodukte (RAPEX) gesteigert werden. Zweitens wird eine

---

47 Siehe auch S. 168, Fußnote 65.

Verbesserung der Verbraucherinformation und Verbraucherbildung z. B. durch die Unterstützung von Verbraucherorganisationen angestrebt. Drittens soll der Rechtsschutz durch eine Konsolidierung der Verbraucherrechte und eine Stärkung europaweiter alternativer und Online-Streitbeilegungsverfahren verbessert werden.[48] Viertens zielt die Kommission auf eine effektive Rechtsdurchsetzung durch eine stärkere Zusammenarbeit zwischen den nationalen Durchsetzungsbehörden (CPC-Net) und innerhalb des Netzes der Europäischen Verbraucherzentren (ECC-Net).

9.4.2 Europäische Verbraucherpolitik zwischen Paternalismus und Lobbyismus anhand der Beispiele Regulierung des Tabakkonsums und Lebensmittelkennzeichnung

Die Regulierung des Tabakkonsums ist ein Beispiel für die Überschneidung zwischen Verbraucherschutz und öffentlicher Gesundheitspolitik insbesondere aufgrund der negativen Externalitäten. Auf europäischer Ebene existieren in diesem Bereich verschiedene Regulierungen: Vom Werbeverbot der Werberichtlinie, die im Sinne einer Mindestharmonisierung höhere Standards einzelner Mitgliedstaaten erlaubt, Richtlinien zum Arbeitsschutz und zur Besteuerung bis hin zu verschiedenen Empfehlungen (Strünck 2006, S. 253–257; Britton und Bogdanovica 2013). Obwohl effektive Politikmaßnahmen zur Reduktion des Tabakkonsums eindeutig identifiziert und mit geringen Kosten der Implementierung verbunden sind (z. B. Preisregulierung und Medienkampagnen), fehlt in vielen europäischen Ländern der politische Wille, diese einfachen Maßnahmen zu ergreifen (Britton und Bogdanovica 2013, S. 1593).

Ein wichtiger Schritt, diese Lethargie zu überwinden und eine größere Annäherung an die Vorgaben der WHO Framework Convention on Tobacco Control (FCTC) (Weltgesundheitsorganisation 2003) zu erzielen, wurde nun mit einem

---

48 Die zwei von der Kommission 2011 vorgeschlagenen Rechtsakte zur Stärkung außergerichtlicher Streitbeilegung wurden Anfang 2013 von Parlament und Rat angenommen (Europäische Kommission 2013a). Die Richtlinie über alternative Streitbeilegung (AS) sichert die flächendeckende Verfügbarkeit von außergerichtlichen Streitbeilegungsstellen im Falle von Streitigkeiten zwischen einzelnen Verbrauchern und Unternehmen in allen Sektoren mit Ausnahme der Bereiche Gesundheit und Bildung. Die mit der Verordnung über Online-Streitbeilegung (OS) geschaffene europaweite Online-Plattform ermöglicht, bei Problemen in Bezug auf grenzüberschreitende Online-Einkäufe, eine Beschwerde online einzugeben. Diese Maßnahmen sollen Verbraucher ermutigen, bei Problemen tätig zu werden und kostengünstige und schnelle außergerichtliche Lösungen zu finden (Schulz-Nieswandt und Maier-Rigaud 2013). Die diskutierte Einführung von Verfahren, die kollektive Schadensersatzansprüche auf europäischer Ebene ermöglichen, ist hingegen in weite Ferne gerückt. Damit besteht weiterhin ein ungleicher Rechtszugang, je nachdem ob kollektive Schadensersatzansprüche in dem Mitgliedsland in dem ein Kauf getätigt wurde bestehen oder nicht (Benöhr 2013).

aktuellen Vorstoß der Europäischen Kommission gemacht. Der Kommissionsvorschlag für eine Überarbeitung der Tabakrichtlinie (Europäische Kommission 2012b) von 2001 zielt darauf ab, bestehende Bestimmungen zu aktualisieren, aber auch die in vielen Bereichen uneinheitliche Regulierung des Binnenmarkts zu harmonisieren. In Bezug auf Inhaltsstoffe soll das bestehende obligatorische Meldesystem insbesondere im Hinblick auf ein einheitliches elektronisches Meldeformat weiterentwickelt werden. Die uneinheitliche Handhabung von Zusatzstoffen durch die Mitgliedstaaten soll durch ein europaweites Verbot ersetzt werden. Dieses schließt charakteristische Aromen wie Frucht oder Schokolade sowie mit Energie (z. B. Koffein) oder einem gesundheitlichen Nutzen (z. B. Vitamine) assoziierte Zusatzstoffe in Tabakerzeugnissen aus. Harmonisierung wird auch im Bereich Kennzeichnung und Verpackung angestrebt: So müssen kombinierte Bild-Text-Warnhinweise 75 % der Fläche einnehmen und auf beiden Seiten der Verpackung erscheinen. Darüber hinaus sollen Informationsbotschaften über schädliche Stoffe in Tabak und Informationen zur Raucherentwöhnung auf den Verpackungen obligatorisch werden. Werbung sowie Aussagen beispielsweise zu Geschmack oder Gesundheit (etwa »light« oder »weniger schädlich«) sollen sowohl auf Packung als auch auf Produkten untersagt werden. Insgesamt werden Produktaufmachungen angestrebt, die die Eigenschaften des Erzeugnisses widerspiegeln. Weitere Regelungsbereiche betreffen die Rückverfolgung von Tabakerzeugnissen entlang der Lieferkette, die Aufrechterhaltung des Verbots von Tabak zum oralen Gebrauch, die Anmeldepflicht für neuartige Tabakerzeugnisse sowie die Vereinheitlichung der Vorschriften über Arzneimittel zur Raucherentwöhnung.

Am Beispiel des Überarbeitungsvorschlags für die Tabakrichtlinie zeigt sich eine im Politikfeld öffentliche Gesundheit klassische Form der demeritorischen Regulierung[49]. Gemäß Art. 114 AEUV soll ein hohes Gesundheitsschutzniveau etabliert werden, was in diesem Fall eine Regulierung beinhaltet, die sowohl den suchterzeugenden Eigenschaften von Nikotin, als auch den negativen Gesundheitsfolgen des Konsums Rechnung trägt. Es wird mit dem Überarbeitungsvorschlag eine differenzielle Strategie[50] verfolgt, die das besondere Vulnerabilitätsprofil von Jugendlichen berücksichtigt und gleichzeitig weniger restriktiv ist bei Erzeugnissen, die vorwiegend von älteren Verbrauchern konsumiert werden. So werden beispielsweise Ausnahmen vom Verbot von Erzeugnissen mit charak-

---

49 Das Konzept der meritorischen Güter geht auf den Finanzwissenschaftler Musgrave (1910–2007) zurück (Musgrave 1969). Meritorische Güter sollen nach dem Urteil der politischen Entscheidungsträger in größerem oder geringerem Umfang bereitgestellt werden, als es den Präferenzen der Bürger entspricht. Dies kann durch Konsumzwang, Verbot oder pretiale Lenkung erreicht werden. Die neoklassische Ökonomie sieht die Meritorik als paternalistische Politik an, da sie in die über die individuelle Zahlungsbereitschaft der Bürger am Markt zum Ausdruck kommenden Präferenzen lenkend eingreift.

50 Unter einer differenziellen Strategie wird eine Verbraucherpolitik verstanden, die Verbrauchertypen mit unterschiedlichen Verhaltensmustern und Fähigkeiten berücksichtigt (Micklitz et al. 2010).

teristischem Aroma bei Zigarren, Zigarillos und Pfeifentabak gerechtfertigt, da diese primär von älteren Konsumenten nachgefragt werden. Insgesamt folgt die vorgeschlagene Richtlinie überwiegend einem Informationsmodell mit sanften meritorischen Zügen, das den Verbrauchern bewusste und informierte Kaufentscheidungen ermöglichen soll. Paternalistische Maßnahmen sind nur bei vulnerablen Gruppen wie Kindern und Jugendlichen vorgesehen. Damit ist der Vorschlag im Einklang mit dem Stand der Meritorik-Forschung, die gerade differenzielle Paternalismusintensitäten für vertretbar und mit dem normativen Individualismus für vereinbar hält (Kirchgässner 2012, insbesondere S. 3 und 9). Verhaltensökonomische Studien untermauern die Revitalisierung der Meritorik, denn sie legen nahe, dass Verhalten nicht nur eine Funktion der Informationsintensität ist, sondern von multiplen, auch situativen Faktoren abhängt. Diese grundlegenden Einsichten liegen auch den Überlegungen der Kommission zugrunde, neue Formen der *smart regulation* anzuwenden (Europäische Kommission 2012c). Die Verhaltensökonomik kann somit sowohl die verhaltensökonomische Problemdiagnose schärfen, als auch Hinweise auf die geeignete Instrumentenwahl im Falle politischer Regulierung geben (Sturn 2013, S. 34–36). Der Vorschlag einer überarbeiteten Tabakrichtlinie ist ein Beispiel für eine solche *smart regulation*.

Der Rat hat den Richtlinienvorschlag der Kommission nach kleineren Änderungen angenommen.[51] Ob das Europäische Parlament dem Vorschlag folgen wird, ist hingegen eine offene Frage. Grundsätzlich werden die Interessen von Verbrauchern im Gegensatz zu den konzentrierten Industrieinteressen als diffus gesehen. Hieraus ergibt sich entsprechend der klassischen Analyse kollektiven Handelns von Olson a priori eine vergleichsweise schlechtere Organisierbarkeit von Verbraucherinteressen. Die These von Trumbull besagt, dass diffuse Interessen nicht unbedingt schwächer sein müssen als konzentrierte Interessen. Werden unterschiedliche Gruppenziele (pragmatisch vs. idealistisch) hinzugezogen, so zeigt sich, dass auch bei diffusen, aber pragmatischen Interessen – wie sie typischerweise bei Verbrauchern vorliegen – eine effektive Einflussnahme auf politische Entscheidungsprozesse erzielt werden kann (Trumbull 2012, S. 7–11). Entscheidend für den Erfolg dieser Interessengruppen ist, ob sie über legitimierende Narrativen und *framing* die breite Unterstützung in der Bevölkerung oder zumindest eine Deutungshoheit sichern können (Trumbull 2012, S. 26–29 und bereits Strünck 2006, S. 47–52). Zusätzlich bedeutet eine starke Fragmentierung des politischen Systems, wie das der EU, eine Vielzahl von Zugangspunkten für Interessengruppen, von denen überwiegend diffuse (Verbraucher-)Interessen profitieren (Strünck 2006, S. 48). Dies ist auch für den Bereich der Tabakregulierung auf europäischer Ebene gültig (Strünck 2006, S. 271).

Es wird aber noch diskutiert, woran es liegen mag, dass in manchen Fällen die Verbraucherinteressen sich eben doch nicht durchsetzen. So zum Beispiel bei

---

51 So hat der Rat eine Reduktion der ursprünglich geplanten kombinierten Bild-Text-Warnhinweise, die 75% der Fläche von Vorder- und Rückseite einnehmen sollten, auf nunmehr 65% reduziert (Rat der Europäischen Union 2013).

der 2011 erlassenen EU-Verordnung zur Lebensmittelkennzeichnung (Europäische Union 2011b). Nach mehrjähriger Kontroverse wurde die bislang freiwillige Nährwertkennzeichnung auf Lebensmitteln verbindlich, allerdings konnte sich die plakativere Lösung einer einfach zu verstehenden und gut lesbaren Ampelkennzeichnung nicht durchsetzen. Dies verwundert zunächst vor dem Hintergrund verhaltensökonomischer Erkenntnisse, denen zufolge die Ampelkennzeichnung Verbrauchern hilft, gesündere Lebensmittel zu identifizieren (Bormeier und Westenhoefer 2009, Hagen 2010). Während der Kommissionvorschlag noch weitgehend den Vorstellungen von Verbrauchergruppen und Gesundheitsaktivisten entsprach, wurde durch den Rapporteur für den zuständigen Ausschuss des Europäischen Parlaments der Vorschlag industriefreundlich abgewandelt und durch das Parlament schließlich angenommen (Kurzer und Cooper 2013, S. 725–729). Neben den individuellen ideologischen Präferenzen des Rapporteurs scheint das *framing* durch Verbrauchergruppen anders als im Tabakbereich nicht stark genug gewesen zu sein, um die öffentliche Meinung zu mobilisieren (Kurzer und Cooper 2013, S. 736).

Diese beiden Beispiele illustrieren unterschiedliche Muster europäischer Verbraucherpolitik. Die Lebensmittelkennzeichnung ist durch erfolgreiches Lobbying von Seiten der Lebensmittelindustrie geprägt und weist entsprechend keine bis wenige paternalistische oder meritorische Züge auf, und das trotz eindeutiger verhaltensökonomischer Anhaltspunkte für die Vorteile einer Entscheidungshilfe für Verbraucher. Die vorgeschlagene Tabakregulierung hingegen ist verhaltensökonomisch informiert und folgt einem sanften sowie differenziellen Paternalismus. Sollte am Ende die Tabakrichtlinie in ähnlicher Form vom Europäischen Parlament angenommen werden, so wäre dies voraussichtlich auch ein Erfolg von Verbraucherinteressen gegenüber den wirtschaftlichen Interessen der Tabakindustrie.

9.5   Offene Methode der Koordinierung

Auf der Sondertagung des Europäischen Rates am 23.–24. März 2000 in Lissabon einigte sich der Europäische Rat auf ein strategisches Ziel für die EU, nämlich »das Ziel, die Union zum wettbewerbsfähigsten und dynamischsten wissensbasierten Wirtschaftsraum in der Welt zu machen – einem Wirtschaftsraum, der fähig ist, ein dauerhaftes Wirtschaftswachstum mit mehr und besseren Arbeitsplätzen und einem größeren sozialen Zusammenhalt zu erzielen« (Europäischer Rat 2000, Absatz 5). Zur Umsetzung dieser globalen Strategie, der sog. Lissabon-Strategie, wurde zeitgleich ein Verfahren identifiziert, welches seither als *Offene Methode der Koordinierung (OMK)* firmiert. Das Zustandekommen der Lissabon-Strategie ist im Lichte der spezifischen Akteurskonstellation zu sehen: 2000 war ein Großteil der Regierungen der EU-Mitgliedstaaten sozialistisch, sozialdemokratisch oder sozialliberal geprägt, was sich positiv auf die Inklusion sozialpolitischer Themen im intergouvernementalen Verhandlungsprozess der EU auswirkte. Weiter erhöhte sich die Perzeption gegenüber externen (z. B. im Kontext der Globalisierung[52]) und internen (z. B. im Kontext fiskalpolitischer Beschränkungen, dem demografischen Wandel oder soziostrukturelle Veränderungen) Herausforderungen, welche sozialpolitischen Handlungsbedarf für die EU-Mitgliedstaaten determinieren. Bei der Adressierung dieser Problemlagen stehen die EU-Mitgliedstaaten vor einem (Sozialpolitik-)Dilemma: Einerseits beziehen sich die Herausforderungen auf klassische Kernbereiche nationaler Wohlfahrtsstaaten, bei denen die Mitgliedstaaten zögern, Kompetenzen an die supranationale EU-Ebene zu übertragen. Andererseits ist zu bezweifeln, dass einzelne Akteure über ausreichende Kenntnisse, Informationen und Macht verfügen, die komplexen Problemlagen alleine adäquat zu lösen (Héritier 2001, S. 2). Vor diesem Hintergrund wurde die *OMK* als ein Verfahren eingeführt, welches »(...) den Mitgliedstaaten eine Hilfe bei der schrittweisen Entwicklung ihrer eigenen Politik sein« (Weidenfeld und Wessels 2011, S. 443) soll. Mit der *OMK* wurde ein Instrument geschaffen, mit dem die beschränkte Reichweite des EU-Sozialrechts (insbesondere im polymorphen und komplexen Feld der Gesundheitspolitik[53]) partiell umschifft werden kann, und zwar in der Absicht, jene Politikfelder zu thematisieren, in denen die EU keine direkten Rechtsetzungskompetenzen besitzt. Die *OMK* verfügt somit über das Potenzial, im Einklang zur sozialpolitischen Gesamtstrategie der EU, Fortschritte zu initiieren und zu moderieren, welche durchaus – teleologisch gewollte – schleichende Harmonisierungsprozesse auslösen können (Schulz-Nieswandt 2012a, S. 100; Schulz-Nieswandt et al. 2010, S. 130), allerdings grundsätzlich die Vielfalt nationalstaatlicher Gepflogenheiten zu berücksichtigen haben. Die *OMK* ist somit ein zentrales Element zur Steuerung sozialpolitischer Reformen in der EU (Weishaupt 2013, S. 61).

Folgend wird die *OMK* knapp – unter Verweis auf weiterführende Literatur[54] – in ihrer Logik als softes Steuerungsinstrument, in ihrer Genese sowie in ihrer Struktur skizziert. Abschließend erfolgt eine kurze Bewertung des Instruments.

---

52 Globalisierung in einem allgemeinen Verständnis kann beschrieben werden als ein grenzüberschreitender, Zeit und Raum verdichtender Prozess (Deacon 2007). Ein aus der Vielzahl der Globalisierungsdefinitionen herausgegriffener Versuch, ein breites Verständnis des Begriffs zu fundieren stammt von Held et al. (Held et al. 1999, S. 5), die Globalisierung als »(...) the widening, deepening and speeding up of world-wide interconnected-ness in all aspects of contemporary life« definieren.

53 Lamping und Steffen (2009, S. 1361) bezeichnen die EU-Gesundheitspolitik als »chaordic« (einem Kunstbegriff aus den Wörtern »chaos« und »order«) vor dem Hintergrund der geteilte Kompetenz in der Sozialpolitik. In diesem Kontext ist folgendes Zitat der Europäischen Kommission (2004, S. 16) zu verstehen: »Respecting national responsibility for health systems does not mean doing nothing at European level«.

54 Vgl. allgemein zur OMK z. B. Heidenreich und Zeitlin (2009), Preunkert (2009), Kröger (2008), Dawson (2008), Höchstetter (2007), Büchs (2007), Zeitlin et al. (2005), Borrás und Greve (2004), Borrás und Jacobsson (2004), Schäfer (2004) oder Göbel (2002).

9.5.1 Steuerungslogik

In ihrer Logik ist die *OMK* als neue und/oder softe Form des Regierens in der EU zu bezeichnen und von der klassischen, hierarchischen Form der Gesetzgebungsprozesse (Gemeinschaftsmethode) zu unterscheiden. Eberlein und Kerwer (2002, S. 2) beschreiben neue Regierungsformen wie folgt: »They build on participation of private actors in policy formulation, relying on broad consultation and substantive input. Policy-making follows a procedural logic in which there is joint target setting and peer assessment of national performances under broad and unsanctioned European guidance.« Anhand der Kriterien Steuerungslogik, Kernelemente und Sanktionsmöglichkeit werden die Funktionslogik und Hauptunterschiede zwischen neuen und klassischen Regierungsformen in folgender Tabelle dargestellt.

Tab. 1: Neue und klassische Regierungsformen

Kriterien	neue Regierungsformen	klassische Regierungsformen
Steuerungslogik	freiwilliges, reziprok organisiertes Lernen	Gewaltmonopol
Kernelemente	Freiwilligkeit, Integration, Flexibilität, Vielfalt der beteiligten Akteure	Zentralisierung, funktionale Segmentierung, vertikale Strukturen
Sanktionsmöglichkeiten	weichen Sanktionen: Pranger-Mechanismen via »naming & shaming«	harte Sanktionen: z.B. Vertragsverletzungsverfahren
Beispiel	OMK	Gemeinschaftsmethode: Verordnungen, Richtlinien und Entscheidungen

Quelle: Eigene Darstellung in Anlehnung an Best und Boosaert (2002, S. 3), Héritier (2001, S. 3 und 33), Pochet (2002, S. 36) sowie Trubek und Mosher (2001, S. 9–10).

Jachtenfuchs (2001, S. 255) unterstreicht, dass die Entscheidungsfindungsprozesse der EU weniger von einer Dichotomie, sondern von einer Koexistenz der beiden Formen des Regierens geprägt sind und sich somit eher ergänzen als ausschließen. Die *OMK* als bekanntestes Beispiel neuer Regierungsformen ist mit den Worten Wincotts (2003, S. 535) zu beschreiben als »[...] one range of new policy instruments that characteristically eschew the Community method. They are non-binding – they do not use formal, typically legal, sanctions (that is, they are ›soft‹ rather than ›hard‹) – but involves codes of conduct, benchmarking and inter-state ›co-operation‹ rather than construction and enforcement of formally binding laws«. Als spezifische Charakteristika und Trennlinien, die die *OMK* auch von anderen Formen der weichen Steuerung unterscheidet, identifizieren Borrás und Jacobsson (2004, S. 188) folgende sieben Merkmale der *OMK* als einen auf Lernerfolge (1) zielenden zwischenstaatlichen (2), iterativen Prozess (3), der verschiedene Politikbereiche (4), Entscheidungsebenen (5) und zivilgesellschaftliche

Akteure (6) miteinander verknüpft, dessen politische Kontrolle allerdings auf der obersten Ebene angesiedelt ist (7). Die *OMK* basiert dabei auf der Erstellung von gemeinsamen, EU-weiten Leitlinien, einschließlich konkreter Fahrpläne, der Festlegung von Indikatoren und Benchmarks, um den Vergleich zwischen Nationalstaaten untereinander zu fördern, der Umsetzung von Leitlinien in den nationalstaatlichen Kontext, sowie der Erstellung von nationalen Berichten auf deren Basis – unter Zuhilfenahme der erstellten Statistiken – eine Bewertung und gegenseitige Prüfung (*peer review*) möglich ist, die dann zum gegenseitigen Lernen beitragen soll (Europäischer Rat 2000, Absatz 37).

9.5.2 Genese

Obwohl der Beschluss über die Einführung der *OMK* als neues Verfahren auf den Europäischen Rat von Lissabon 2000 zurückzuführen ist, können Vorläufer in früheren Koordinierungsverfahren auf EU-Ebene, nämlich dem Luxemburg-, dem Cardiff- und dem Köln-Prozess identifiziert werden.[55] Seit ihrer Einführung wurde die *OMK* in verschiedenen Bereichen implementiert und entsprechend adaptiert. Folgerichtig ist nicht von einer *OMK*[56] zu sprechen. Die Ausgestaltung des Verfahrens bedarf somit einer politikfeldspezifischen Analyse. In Folge des Lissabon-Gipfels wurde zunächst 2000 eine *OMK* im Bereich der sozialen Eingliederung[57] eingeführt, es folgten 2001 die *OMK* im Bereich der Alterssicherung[58] und 2004 die *OMK* im Bereich Gesundheit und Langzeitpflege[59]. Mit dem Ziel, diese drei Prozesse zu vereinheitlichen und zu vereinfachen, wurde durch den Europäischen Rat 2006 eine neue gestraffte *OMK Sozialschutz und soziale Eingliederung* geschaffen, die die drei Bereiche thematisch umschließt. Für die Mitglieder hat dieses *streamlining* den Vorteil, dass sie nur alle drei Jahre einen deutlich kürzeren Nationalen Strategiebericht für Sozialschutz und soziale Eingliederung mit drei fachspezifischen Kapiteln verfassen müssen. Mit dem Lissabonner Vertrag wurde eine vertragliche Basis für die *OMK Soziales* geschaffen. Art. 5, Absatz 3 AEUV (Europäische Union 2008) besagt: »Die Union kann

---

55 Der Luxemburg-Prozess (benannt nach dem Europäischen Rat von Luxemburg) beschreibt die Koordinierung zur Umsetzung der Europäischen Beschäftigungsstrategie (EBS, vgl. z. B. Kröger (2010), Umbach (2009) oder Raveaud (2007)). Der Cardiff-Prozess umfasst zwei unterschiedliche Koordinierungsprozesse, den horizontalen Einbezug von Umweltschutz bei der Formulierung und Implementierung von Lösungen in allen Politikbereichen einerseits und die Innovationsfähigkeit von Märkten in der EU andererseits. Der Prozess *op Kölsch* betrifft die Koordinierung der Wirtschaftspolitik.

56 Andere Bereiche, in denen die Verfahrenslogik der offenen Koordinierung zur Anwendung kommt, sind z. B. die Politikfelder Wirtschaftspolitik, Beschäftigung, Haushaltskonsolidierung, Bildung, Unternehmenspolitik, Information, Forschung und Entwicklung, Nachhaltige Entwicklung, Migration, Besteuerung, Tourismus, Einwanderung und Jugendpolitik.

57 Vgl. zur *OMK Armut* z. B. Kröger (2009).

58 Vgl. zur *OMK Alterssicherung* z. B. Natali (2009 und 2011).

59 Vgl. zur *OMK Gesundheit und Langzeitpflege* z. B. Greer und Vanhercke (2010), GVG (2010 und 2005) oder Flear (2009).

Initiativen zur Koordinierung der Sozialpolitik der Mitgliedstaaten ergreifen«, wodurch allerdings im Einklang mit Art. 151 und 153 AEUV keine Veränderung in Hinblick auf die Kompetenzverteilung zwischen EU und den Mitgliedstaaten impliziert wird. Eine Konkretisierung der sozialpolitischen Koordinierungsbefugnisse findet sich in Art. 156 AEUV in Zusammenspiel mit Art. 160 AEUV.

9.5.3 Prozess

Der Prozess der *OMK Soziales* läuft analog zur *OMK Beschäftigung* (im Sinne des Art. 148 AEUV), allerdings mit einigen Unterschieden, die folgend dargelegt werden sollen. Der Prozess ist dabei als ein iteratives, mehrfach reflexives Regulierungsverfahren (Trubek und Trubek 2007) zu fassen. Auf Vorschlag der Kommission legt der Rat mit qualifizierter Mehrheit gemeinsame Ziele (allerdings keine Leitlinien) und Zeitpläne fest, welche die Mitgliedstaaten in der Formulierung und Implementierung ihrer Sozialpolitik berücksichtigen sollen. Neben den Zielen, welche für die drei Bereiche formuliert werden, existieren für die *OMK Soziales* allgemeingültige Ziele.[60] Die Ziele im Bereich Gesundheit (und Langzeitpflege)[61] sind die Aufrechterhaltung bzw. Verbesserung des freien Zugangs zu Gesundheitsdienstleistungen und die Verringerung gesundheitlicher Ungleichheiten (1), die Erhaltung bzw. Steigerung der Qualität der Versorgung (2) sowie die Gewährleistung der langfristigen finanziellen Nachhaltigkeit der Gesundheitssysteme (3).[62] Auf die Formulierung der Ziele folgt die Definition entsprechen-

---

60 Übergreifende Ziele sind die Förderung von sozialem Zusammenhalt, die Gleichbehandlung von Frauen und Männern, die Chancengleichheit durch angemessene, nachhaltige und zugängliche Sozialschutzsysteme und Maßnahmen der sozialen Eingliederung, die Interaktion mit den Lissabon-Zielen, der Einbezug der EU-Strategie für nachhaltige Entwicklung, Transparenz, *good governance* und die Beteiligung von Interessengruppen.

61 Ziele im Bereich der sozialen Ausgrenzung sind die Bekämpfung von Kinderarmut, die aktive Eingliederung der am meisten benachteiligten Gruppen in Gesellschaft und Arbeitsmarkt, die Gewährleistung von angemessenem Wohnraum, die Überwindung der Diskriminierung von Menschen mit Behinderungen, Migranten und anderen von Diskriminierung betroffenen Gruppen, sowie die Bekämpfung von Überschuldung bzw. von Formen finanzieller Ausgrenzung. Ziele im Bereich der Alterssicherung sind die Gewährleistung des Zugangs zu angemessenen Renten für alle Personen unter Berücksichtigung der finanziellen Nachhaltigkeit der Alterssicherungssysteme, sowie die Erhöhung der Transparenz und Information in Bezug auf die Alterssicherung (Europäische Kommission 2008, S. 10–11).

62 Ein verbesserter Zugang zu Gesundheitssystemen drückt sich u. a. aus in verkürzten Wartezeiten, der universellen Absicherung der Bevölkerung gegenüber dem sozialen Risiko Krankheit, der Reduzierung von regionalen Disparitäten oder in der Reduzierung von Kultur- und Sprachgrenzen bei der Inanspruchnahme von Leistungen. Ein verbessertes Qualitätsangebot ist u. a. im Lichte von patientenorientierten und evidenzbasierten Angeboten, dem verstärkten Einsatz von Präventionsmaßnahmen sowie der verbesserten Integration von Versorgungsleistungen zu sehen. Der Aspekt der Nachhaltigkeit zielt u. a. auf den Mangel an medizinischem und pflegerischem Personal und den einsetzenden transnationalen Migrationsbewegungen, dem Verhältnis von ambulanter und stationärer sowie von primärer und sekundärer Versorgung, dem Einsatz von (generischen) Arzneimittel und den Effizienzreserven von Präventionsmaßnahmen.

der quantitativer und qualitativer Indikatoren durch den Ausschuss für Sozialschutz.[63] In nationalen Strategieberichten (*National Strategic Reports*) bewerten die Mitgliedstaaten die Situation in Hinblick auf die drei Bereiche der *OMK Soziales* und legen dar, welche Strategien sie verfolgen, um die für den festgelegten Zeitraum geplanten Ziele zu erreichen. In einem weiteren Schritt erstellen Kommission und Rat jährlich den gemeinsamen Bericht über Sozialschutz und soziale Eingliederung in der EU (*Joint Report on Social Protection and Social Inclusion*[64]) in der Absicht, erzielte Fortschritte zu bewerten. Im Gegensatz zur *OMK Beschäftigung* sieht die *OMK Soziales* nicht vor, dass der Rat (auf Vorschlag der Kommission) Empfehlungen zur Anpassung nationaler Handlungen abgeben kann. Der Europäische Rat nutzt den Sozialschutzbericht als Quelle zur grundlegenden politischen Orientierung für die Schlussfolgerungen auf seiner Frühjahrstagung. Obwohl die zukünftige Ausgestaltung der *OMK* im Kontext der Integration in die Europa 2020-Strategie (Europäische Kommission 2010a)[65] noch ungewiss ist, zeichnen sich wesentliche Änderungen (Rat der Europäischen Union 2011) ab. So ist davon auszugehen, dass der Name *OMK Soziales* in dieser Form nicht mehr in Gebrauch sein wird, selbst wenn Inhalte und Gliederung beibehalten werden. Die gemeinsamen Berichte werden grundsätzlich nicht mehr verfasst und durch Berichte des Ausschusses für Soziale Sicherheit ersetzt. Der Umfang

---

63 Aktuell existieren 34 Indikatoren, welche die einzelnen Ziele multidimensional zu erfassen versuchen. Allerding werden nur neun dieser Indikatoren für internationale Vergleiche herangezogen. Beispiele für Indikatoren sind der Anteil der krankenversicherten Bevölkerung, Impfquoten, Gesundheitsausgaben oder Sterblichkeitsraten (Europäische Kommission 2013b).

64 Vgl. für den letzten Bericht aus dem Jahr 2010 Rat der Europäischen Union (2010).

65 *Europa 2020* ist die auf zehn Jahre ausgerichtete, auf Wachstum zielende Nachfolgestrategie zur Lissabon-Strategie, die durch den Europäischen Rat im Juni 2010 verabschiedet wurde. Als Ziele der Strategie werden Beschäftigung und Wachstum identifiziert und zwar ein Wachstum, das gleichzeitig intelligenter, nachhaltiger und integrativer Natur sein soll, operationalisiert in folgenden fünf Zielvorgaben: Beschäftigungsquote (75 %), Investitionen in Forschung und Entwicklung (3 % des BIPs), 20-20-20 Umweltziele (Steigerung der Energieeffizienz um 20 %, Erhöhung des Anteils erneuerbarer Energien auf 20 % und Reduzierung der Treibhausgasemissionen um 20 % gegenüber 1990), Reduzierung der Quote vorzeitiger Schulabgänger auf unter 10 %, Erhöhung des Anteils der 30 bis 34-Jährigen mit Hochschulabschluss auf mindestens 40 % sowie die Reduzierung der Zahl derer, die von Armut und sozialer Ausgrenzung betroffen oder bedroht sind, um 20 Millionen. Zwar ist die *Europa 2020-Strategie* klar auf Wachstum ausgerichtet, die nationale Gesundheitspolitik wird allerdings in dieser Wachstumslogik subsumiert. Vehikel zur Umsetzung der Ziele ist eine Neuausrichtung der wirtschaftspolitischen Koordinierung, u. a. durch die Einführung eines *Europäischen Semesters*, ein definierter jährlicher Zyklus der wirtschaftspolitischen Koordinierung auf EU-Ebene, der u. a. konkrete länderspezifische Empfehlungen enthält (Europäische Kommission 2010a). Die integrierten Leitlinien (Europäische Kommission 2010b), die der Strategie zugrunde liegen, besitzen mit Leitlinie Nr. 10 (neben Leitlinie Nr. 7 bis 9, die sich auf Beschäftigungs- und Bildungspolitik beziehen) sozialpolitischen Bezug, ohne dabei allerdings das Politikfeld Gesundheit (genauso wie die Politikfelder Alterssicherung und Langzeitpflege) direkt anzusprechen. Die Jahreswachstumsberichte nehmen allerdings direkten Bezug zur nationalen Gesundheitspolitik als Wachstumsbereich und können gesundheitsbezogenen Reformempfehlungen enthalten (Europäische Kommission 2013c).

und somit die administrative Belastung der zukünftig freiwillig verfassten nationalen Strategieberichte wird verkürzt werden (Weishaupt 2013, S. 78). Ob diese Änderungen und die Integration der *OMK Soziales* in die Europa 2020-Strategie eine Aufwertung sozialpolitischer Koordinierung bedeuten oder ob ihre Autonomie und Eigenständigkeit untergraben wird, bleibt abzuwarten (Natali 2010).

9.5.4 Mechanismen

Die Mechanismen, die bei der Umsetzung der *OMK* zur Anwendung kommen, können sich je nach Blickwinkel und Betonung der Gewichtung in den Verhältnissen der Wirkrichtung (sozialisierende *top-down-* oder diskursive *bottom-up-*Effekte) stark unterscheiden. Folgende Mechanismen lassen sich grundlegend identifizieren: Peer pressure (1): über die Vermeidung negativer Schlagzeilen (*naming & shaming*) wird ein sanfter Veränderungsdruck ausgeübt. Im Prozess der Diffusion (2) wird die *OMK* als funktional ablaufender Prozess betrachtet. Weiter kann die *OMK* Diskurse (3) über gemeinsame Probleme, Herausforderungen, Werte und Ideen anstoßen und somit zur Entwicklung einer gemeinsamen Sprache beitragen. Informations- und/oder Kapazitätsmängel (z. B. in der Verwaltung kleinerer Mitgliedstaaten) können Prozesse der Nachahmung einleiten. Ähnlich der Nachahmung, allerdings aktiver in der Perzeption, sind Prozesse des *policy learnings*, in denen alternative Lösungen bzw. die Suche nach besten Lösungen (*best practices, benchmarks*)[66] (4) idealerweise in den nationalen Kontext eingepasst werden und somit eine institutionelle Einbettung erfahren. Zentral für alle Mechanismen ist dabei die Methode des Vergleichens vor dem Hintergrund eines ähnlichen Problemverständnisses und auf Basis einer gemeinsamen statistischen Grundlage. Lamping und Steffen (2009, S. 1366) betonen darüber hinaus die Entwicklung von epistemischen Gemeinschaften im Kontext der *OMK* durch die Bereitstellung permanenter Austauschplattformen. Zeitlin (2009) ergänzt die Wirkmechanismen um einen weiteren Faktor, in dem er finanzielle Anreize für die Mitgliedstaaten anspricht, welche z. B. über das PROGRESS-Programm[67] und über die Kohäsionsfonds der EU gesetzt werden. Seit 2003 unterhält die EU ein Gesundheitsprogramm zur Förderung gesundheitsspezifischer Projekte, welche die Umsetzung der OMK-Ziele unterstützen sollen. Die zweite Förderperiode des Gesundheitsprogramms 2008-2013 umfasst ein Volumen von 321,5 Millionen Euro (Europäische Kommission 2013e). Im November 2011 hat die Kommission ihr drittes mehrjähriges Aktionsprogramm im Bereich der Gesundheit vorgeschlagen (Europäische Kommission 2011c). Unter dem Titel »Gesundheit

---

66 Angesichts des multiplen *benchmarking* ist es durchaus unwahrscheinlich, ein nationales Beispiel für ein in jeder Hinsicht eindeutiges Optimum zu finden. Die nationale Bilanz ist meist gemischt. Und umso mehr dürfte es unwahrscheinlich sein, ein einzelnes politikfeld-übergreifendes *benchmark* zu finden. Kein Land wird in toto, also in jeder Hinsicht die »beste aller Welten« aufweisen (Schulz-Nieswandt et al. 2010, S. 130).
67 Siehe hierzu auch Europäische Kommission (2013d).

für Wachstum« soll das Programm für den Zeitraum 2014 bis 2020 mit 446 Millionen Euro ausgestattet werden.[68]

9.5.5 Interpretation

Bei der Interpretation der *OMK*[69] muss die Frage nach dem realen Nutzen der *OMK (Soziales)* gestellt werden. Kann die *OMK* Einfluss auf die nationale Politikgestaltung geltend machen oder handelt es sich eher um ein Scharadespiel? Die Kernfragen drehen sich dabei um die Legitimität und die Effektivität der *OMK*. Seit ihrer Einführung wird hierüber eine kontroverse wissenschaftliche Debatte geführt.[70] Probleme hinsichtlich der Legitimität (genauso wie Lücken in Hinblick auf die öffentliche Perzeption) sind evident. Auch wenn viele Akteure (insbesondere des dritten Sektors) grundsätzlich in die *OMK* eingebunden werden können, ist vor allem die parlamentarische Verankerung des Verfahrens rudimentär und daher demokratiedefizitär. Problematisch ist auch die Beurteilung der Effektivität. Der flexible und multidimensionale Charakter der *OMK* gestaltet jegliche Evaluierung als schwierig, was einerseits als Offenheit interpretiert, andererseits aber auch als Fehlen von kausalen Zusammenhängen bemängelt werden kann. Beispielhaft hierfür seien die möglichen Konflikte der Ziele im Bereich Gesundheit angeführt. Das Dilemma zugänglicher und qualitativ hochwertiger, aber gleichzeitig auch bezahlbarer Dienstleistungen ist offensichtlich und wird im Prozess der *OMK* nicht – z. B. über eine Rangliste der Ziele – gelöst, verbleibt somit offen und (politisch) interpretierbar. Weishaupt (2013) bestätigt in seiner Analyse moderate kognitive und agendasetzende Effekte der *OMK*. Die weitverbreitete Kritik, dass die EU, quasi durch die Hintertür, versucht, die Sozialsysteme aktiv zu gestalten, umzuformen und/oder zu harmonisieren, sieht Weishaupt nicht bestätigt. Vielmehr resümiert seine Analyse darin die *OMK* als vertane Chance, Reformen dynamischer zu gestalten. Die negative Kritik an der *OMK* dreht sich wesentlich um das Argument, dass die *OMK* einen Mangel an Sanktionsmöglichkeiten ausweist und die Bereitschaft für gegenseitiges Lernen ohne einen »Schatten der Hierarchie« (Héritier und Lehmkuhl 2008) weitestgehend nur zu symbolischen Aktivitäten, also einem Schönheitswettbewerb führt (Eberlein und Kerwer 2002, S. 2). Allerdings lässt sich diesbezüglich auch fragen: Ist die mangelnde Verbindlichkeit eher Problem oder vielleicht auch Potenzial? Positiv ist die *OMK* hinsichtlich ihrer zunehmenden Verfestigung als weiches Verfahren sowie hinsichtlich der umfassenden Diskussion ihrer Ziele zu evaluieren. Empirisch lassen sich, insbesondere in den Politikfeldern Alterssicherung und Arbeitsmarktpolitik, durchaus Harmonisierungsprozesse in den Mitgliedstaaten beobachten, wobei der kausale

---

68 Die vier zentralen Ziele des Programms sind beschrieben in Schulz-Nieswandt und Maier-Rigaud (2012).
69 Eine umfassende Analyse der Wirksamkeit und Auswirkungen der *OMK Soziales* liefert das Public Policy and Management Institute in Zusammenarbeit mit dem European Social Observatory (2011).
70 Vgl. knapp zusammenfassend z. B. Kröger (2010) oder Vanhercke (2010).

Zusammenhang zwischen Harmonisierung und *OMK* nicht eindeutig belegbar ist. Dass die *OMK* allerdings zumindest das Potenzial besitzt, Gestaltungsspielräume für die nationale Politikformulierung zu eröffnen, ist weitgehend unumstritten. Bei voller Wahrung der nationalen Souveränität und unter Achtung des Subsidiaritätsprinzips lassen sich gemeinsame Herausforderungen thematisieren und allgemeine – im Sinne eines Europäischen Sozialmodells[71] – Ziele entwickeln, und zwar Politikfelder betreffend, die nicht vergemeinschaftet sind. Dass die Wirkungsweise der *OMK* zunächst von der Bereitschaft der Akteure für gegenseitiges Lernen abhängt (Weishaupt 2013, S. 65), erscheint trivial, ist damit aber nicht weniger grundlegend. Lamping und Steffen (2009, S. 1374) weisen darauf hin, dass eine Bewertung der *OMK* eigentlich nur im Lichte anderer Einflusssphären der Europäischen Sozialpolitik (z. B. über die Ausgestaltung der Grundrechte, der Rechtsprechung des EuGH oder der interregionalen Umverteilungspolitik über die Kohäsionsfonds) zu sehen ist. Über dieses Zusammenspiel generieren sich Einwirkungsmöglichkeiten auf die Gesundheitssysteme der Mitgliedstaaten, die deutlich über die formal festgeschriebenen Normen der EU hinausgehen. So finden z. B. die Ziele der *OMK* verstärkt Berücksichtigung bei der Interpretation Europäischen Rechts durch den EuGH. Die *OMK* als vergleichendes und diskursives Instrument besitzt zumindest das Potenzial, Lernprozesse zu generieren. Sie stellt sicherlich kein Allheilmittel dar, die konstitutionellen Asymmetrien der Union zu lösen (Mossialos et al. 2010, S. 41). Zu berücksichtigen ist, dass die Formulierung einer EU-Gesundheitspolitik im Schnittbereich von Wirtschaftspolitik, Sozialpolitik und Gesundheitspolitik stattfindet und von unterschiedlichsten Akteuren mit jeweils spezifischen, teils widersprüchlichen Interessen beeinflusst wird. Von besonderer Bedeutung ist hierbei der Dualismus zwischen wirtschaftspolitischer und sozialpolitischer Koordinierung, der sich aktuell im Lichte der Wirtschafts- und Finanzkrise(n) spiegelt. Die diversen Anpassungsprogramme[72], welche in direkter Linie zu den aktuellen Krisen stehen, haben weitreichende Einflüsse auf die Sozial-, insbesondere auch auf die Gesundheitspolitik, der Mitgliedstaaten. So sind z. B. die Gesundheitssysteme Griechenlands (Kremalis 2013; Kentikelenis et al. 2012; Europäische Kommission 2012d und 2012e) und Portugals (Mendes 2013; Barros et al. 2011; Europäische Kommission 2012f) von

---

71 Vgl. zum Europäischen Sozialmodell z. B. Alber (2010), Montanari et al. (2008), Oppeln (2007), Annesley (2007), Haar und Copeland (2010), Giddens (2006), Jepsen (2005), Wickham (2002) und Scharpf (2002).

72 Im Dezember 2011 trat die Reform des Stabilitäts- und Wirtschaftspakts der EU in Form von einer Richtlinie und fünf Verordnungen (Europäische Union 2011c-h), auch als *six pack* bezeichnet, in Kraft. Mit dieser Reform wird die wirtschaftspolitische Koordinierung erweitert und werden die Interventions- und Sanktionsmöglichkeiten der EU gestärkt. Zusätzlich zu diesem (supranationalen) Reformpaket, welches für alle 27 Mitgliedstaaten Verbindlichkeit besitzt, haben 25 Mitgliedstaaten einen intergouvernementalen *Vertrag über Stabilität, Koordinierung und Steuerung in der Wirtschafts- und Währungsunion* (Rat der Europäischen Union 2012) unterzeichnet, welcher u. a. eine Schuldenbremse einführt und allg. Kontroll- und Sanktionsmöglichkeiten erweitert. Allgemein Antpöhler (2012) und Schulte (2013), sowie deren Implikationen für die Gestaltung nationaler Gesundheitspolitik Lamping (2013).

einer Reihe von Anpassungsmaßnahmen betroffen, welche direkten Einfluss auf das Ausgabenniveau (im Sinne von Kostendämpfung) und/oder die Struktur der Systeme (im Sinne von Leistungseinschränkung) und in Folge dessen einen partiellen Souveränitäts- und Autonomieverlust implizieren.[73] Weiterreichende indirekte Effekte, z.B. die zunehmenden Migrationsbewegungen im Sinne eines *medical* bzw. *care drains*[74] von Süd- und Osteuropa in Richtung Nord- und Westeuropa sind zu erwarten bzw. bereits eingetreten. Es scheint offensichtlich, dass der sukzessiven Zunahme von Koordinierungsbefugnissen der EU im haushalts- und wirtschaftspolitischen Bereich ein Mangel an sozialpolitischer Koordinierung gegenübersteht. Es besteht daher Bedarf zur Modifizierung der *OMK Soziales*, nicht zuletzt um im Spannungsfeld zwischen ökonomischer und sozialpolitischer Koordinierung die aktuell zu beobachtende Dominanz der wirtschaftspolitischen Koordinierung zumindest partiell auszubalancieren. Dabei ist die Wirtschafts- und Finanzkrise durchaus als Chance zu begreifen, die *OMK* weiterzuentwickeln.

9.6 Kohäsionspolitik

Die Kohäsionspolitik[75] (Kohäsion vom lat. cohaerere, zusammenhängen) der EU ist in Art. 174 AEUV (Europäische Union 2008) festgeschrieben mit dem Ziel »(...) zur Stärkung ihres [der EU, Anm. der Autoren] wirtschaftlichen, sozialen und territorialen Zusammenhalts, um eine harmonische Entwicklung der Union als Ganzes zu fördern« und somit »(...) die Unterschiede im Entwicklungsstand der verschiedenen Regionen und den Rückstand der am stärksten benachteiligten

---

73 Vgl. zum vielfältigen und erheblichen Einfluss der Finanzkrise auf die Europäische Gesundheitspolitik: Nguyen (2013).

74 Zu den transnationalen Phänomen im Kontext des *medicial* bzw. *care drains* vgl. z.B. Yeates (2012), Hitzemann et al. (2012), Connell (2010) oder Isaksen et al. (2008).

75 Im Folgenden werden die Begriffe Kohäsionspolitik, Regionalpolitik und Strukturfondspolitik trotz unterschiedlicher Bedeutung synonym verwendet. Im Detail bezieht sich die Strukturpolitik auf die Ausgestaltung der einzelnen Strukturfonds, während die Regionalpolitik auf den Zusammenhalt einzelner Regionen in der EU ausgerichtet ist. Die Kohäsionspolitik schließt neben der regionalen auch die soziale Kohäsion ein und stellt somit, streng genommen, eine übergeordnete Kategorie für die beiden anderen Begriffe dar. Die Instrumente der Kohäsionspolitik umfassen den Kohäsionsfond, die Strukturfonds (ESF und EFRE) sowie den Solidaritätsfonds (EUSF). Letzterer wurde 2002 vor dem Hintergrund massiver Überschwemmungen in Deutschland, Österreich, Frankreich und der Tschechischen Republik mit der Aufgabenstellung eingerichtet, bei Naturkatastrophen solidarische Hilfe zu leisten. Der Kohäsionsfonds wurde 1994 mit dem Ziel eingerichtet, strukturschwache Mitgliedstaaten zu unterstützen den wirtschaftlichen und sozialen Rückstand zu verringern, die Maastricht- Kriterien zur erfüllen und den Beitritt zur Wirtschafts- und Währungsunion zu erleichtern.
Siehe einführend zur Köhasionspolitik z.B. Ribhegge (2011), Europäische Kommission (2010c), Schröder (2008) und Leonardi (2005).

Gebiete zu verringern«. Bereits die Präambel der Römischen Verträge (genauer des Vertrags zur Gründung der Europäischen Gemeinschaft (EGV), 1957) nimmt konkreten Bezug zu dem Ziel, regionale Disparitäten zu verringern. Allerdings ist die Regionalpolitik der Gemeinschaft auch mit der Einrichtung des Europäischen Sozialfonds (ESF)[76] 1958 als implizit zu charakterisieren, schlichtweg auf Grund der Tatsache, dass die Disparitäten unter den EG-Gründungsmitgliedern zunächst eher gering waren. Dies änderte sich insbesondere mit dem Beitritt Irlands und Großbritanniens, sodass die Reaktion hierauf, nämlich die Einrichtung des Europäischen Fonds für regionale Entwicklung (EFRE)[77] 1975 als Geburtsstunde einer expliziten und vergemeinschafteten Regionalpolitik bezeichnet werden kann. Seither hat die Bedeutung der Kohäsionspolitik stetig zugenommen.[78] In der Förderperiode 2007-2013 beliefen sich die Ausgaben auf 347 Mrd. Euro(ca. 35 % der Haushaltsmittel, im Vergleich zu 5 % 1973), was den zweitgrößten Posten des EU-Haushalts darstellte. Unter sozialpolitischen Gesichtspunkten gesehen, stellt die Kohäsionspolitik das einzige und somit ein wichtiges Instrumentarium dar, über welches eine finanzielle Redistributionspolitik auf europäische Ebenen organisiert wird. Allerdings ist die Redistribution nicht, wie zumeist auf nationalstaatlicher Ebene, interpersoneller, sondern interregionaler[79] Natur, jedoch somit nicht weniger solidaritätsorientiert, da sich letztlich dahinter zumindest teilweise implizite interpersonelle Umverteilungseffekte verbergen. Die Wechselwirkung zwischen Strukturfonds- und Gesundheits- bzw. Pflege-

---

76 Der ESF dient der direkten Förderung von Humanressourcen und somit der Verbesserung der Beschäftigungssituation in der EU. Dabei zielt die Förderung auf die Anpassungsfähigkeit von Arbeitgeber und -nehmer, die Optimierung des Zugangs zu Beschäftigung sowie die Stärkung von Humankapital. Der ESF kann somit als Instrument zur Kofinanzierung nationaler (aktiver) Arbeitsmarktpolitik verstanden werden. Vgl. beschreibend auch Europäische Kommission (2013f). Zur Bewertung des EFS siehe z. B. Jones et al. (2008) oder Tomé, (2010).

77 Die Maßnahmen des EFRE, der als wichtigster Einzelfonds gilt, umfassen Investitionen zur Schaffung und Sicherung von Arbeitsplätzen, insbesondere bei klein- und mittelständischen Unternehmen, Investitionen in Infrastrukturprojekte sowie die Bereitstellung von Finanzierungsinstrumenten. Vgl. Europäische Kommission (2013g).

78 Zur historischen Entwicklung der Strukturfondspolitik siehe z. B. Schulz-Nieswandt et al. (2006, S. 52-71). Insbesondere mit der EU-Osterweiterung 2004 und 2007 hat die Bedeutung der Kohäsionspolitik, parallel zu den wachsenden Ungleichheiten innerhalb der Union, zugenommen. Mit der Erweiterung nahm die Bevölkerung der Union um 21 % zu, das BIP wuchs hingegen lediglich um 4 %. In den neuen Mitgliedstaaten leben 90 % der Bevölkerung in Regionen, deren durchschnittliches BIP geringer ist als 75 % des EU-Durchschnitts. In den 15 »alten« EU-Mitgliedstaaten umfasst diese Gruppe lediglich 20 %. Extremwerte diesbezüglich finden sich nach unten in Nord-Ost-Rumänien (24 %) und nach oben z. B. in Inner-London (303 %). Die strukturschwachen Regionen sind gekennzeichnet durch eine geringe Produktivität, einen niedrigen Beschäftigungsstand und ein hohes Maß an sozialer Ausgrenzung. Gründe hierfür sind u. a. in der peripheren Lage, der mangelhaften Infrastruktur, dem unzureichend ausgebildeten Humankapital oder der ungünstigen Wirtschaftsstruktur mit einem großen Anteil der Landwirtschaft zu suchen.

79 Der Zugang zu den Finanzmitteln der Kohäsionspolitik wird vornehmlich über das 75 %-Kriterium (regionales BIP im Verhältnis zum EU-Durchschnitt) definiert. Regionen, die dieses 75 %-Kriterium unterschreiten (84 Regionen in zwölf Mitgliedstaaten,

politik erschließt sich erst bei genauer Betrachtung. Über den ESF, als vordergründig arbeitsmarktpolitisches Instrument, wurden in Deutschland jüngst z. B. Projekte zur Konzeptionierung von koordinierenden Pflegedienstleistungen, zur interprofessionellen Personalentwicklung im Krankenhaus oder zur Unterstützung von Kompetenznetzwerken in der Psychiatrie gefördert. Ein weiteres Beispiel ist das vom ESF geförderte *XENOS*-Projekt[80], das u. a. den Zugang von Migranten zur Gesundheitsversorgung und somit die Integrationsbedingungen von Migranten in Deutschland verbessern soll. Die Weltgesundheitsorganisation (2010, S. 4) schätzt den Wert dieser indirekten Gesundheitsinvestitionen auf ca. 6 Mrd. Euro. Über den EFRE sind in der aktuellen Förderperiode Investitionen in die Gesundheitsinfrastruktur in Höhe von 5 Mrd. Euro vorgesehen, was ca. 1,5 % des Gesamtfördervolumens entspricht. Direkte Gesundheitsinvestitionen via EFRE fördern z. B. die Zugänglichkeit und die Qualität ambulanter Versorgung, den Ausbau von Krankenhäusern, die Modernisierung medizinischer Ausrüstung oder die Implementierung von *eHealth*[81]-Anwendungen (Watson 2009). Im Rahmen der grenzüberschreitenden Zusammenarbeit wird beispielsweise die sog. Euregio(n) Maas-Rhein gefördert, was, bezogen auf den Gesundheitssektor, die beiden Projekte *EurSafetyHealth-Net EMR (MRSA)* sowie *EU-Prevent* umfasst.[82] Für die kommende Laufzeit (2014-2020) ist eine Erhöhung der Strukturfonds um 8,5 % auf 376 Mrd. Euro geplant. Der Gesundheitsbezug der Kohäsionspolitik soll insofern an Bedeutung gewinnen, als die Förderung der Gesundheitssysteme als eine Priorität des EFRE explizit genannt werden soll. Die Struktur der gesundheitsbezogenen Investitionen wird sich in der kommenden Förderperiode voraussichtlich nicht stark verändern.[83] Hinsichtlich der sozialpolitischen[84] Bewertung der Kohäsionspolitik stellt sich vordergründig die Frage, inwiefern sich die regionalen Potenzialgewinne auf die Lebenslage der Bürger auswirken.[85] Zwar lässt sich eine zunehmende wachstumspolitische Instrumentalisierung der Strukturfonds im Sinne der Lissabonstrategie

---

plus einige Übergangsregionen) haben Zugang zur Förderung in der Kategorie Konvergenzfähigkeit, über die mehr als 80 % der gesamten, zur Verfügung stehenden Finanzmittel bereitgestellt werden. Alle anderen Regionen (168 Regionen, plus einige Übergangsregionen) haben Zugang zur Förderung der Regionalen Wettbewerbsfähigkeit und Beschäftigung (ca. 16 % der Finanzmittel). Eine Förderung der europäischen territorialen Zusammenarbeit (ca. 2,5 % der Finanzmittel) ist in allen Regionen möglich.

80 Vgl. Bundesministerium für Arbeit und Soziales (2013)

81 Zum *eHealth*-Ansatz der EU vgl. z. B. Europäische Kommission (2013h)

82 Siehe die Projektwebseiten für nähere Informationen: http://www.eursafety.eu/index¬ .html und http://www.euprevent.eu/.

83 Zur Ausgestaltung und geplanten Änderungen der Kohäsionspolitik in der Förderperiode 2014-2020, welche hier nicht widergegeben werden können, vgl. Europäische Kommission (2013i).

84 Auf eine ökonomische Bewertung, welche u. a. das Wechselspiel zwischen Regional- und Wachstumspolitik und stattgefundene Paradigmenwechsel offen legen könnte, muss hier verzichtet werden. Alternativ wird auf entsprechende Literatur (z. B. Becker 2009) verwiesen.

85 Vgl. auch Viso (2010).

beobachten (Becker 2009), allerdings ist hier die These aufzugreifen, dass die (europäische) Sozial- und Wirtschaftspolitik als harmonisches Doppelgebilde im Sinne einer positiven Interdependenz verstanden werden kann. In diesem Sinne wirkt der EFRE mittelbar auf die Lebenslage der Bürger über die Weiterbeförderung von Wachstumseffekten, sog. *trickle-down-Effekten.* Die unmittelbare Wirkung des ESF als arbeitsmarktpolitikorientierte Investition in Humankapital und somit die verbesserte Chance, an Wachstumsprozessen zu partizipieren ist offensichtlich. Als umfassende Sozial- und Lebenslagenpolitik stellt die Kohäsionspolitik eine wichtige Ergänzung zu einer ökonomischen Wachstumspolitik dar und steht somit in Einklang mit dem mehrdimensionalen Wachstumsverständnis der Europa 2020-Strategie. Insbesondere vor dem Hintergrund der jüngsten Verwerfungen im Zuge der Finanz- und Wirtschaftskrise(n) existiert ein vermehrter Bedarf an Kohäsion, soll die zunehmende Spaltung in Krisengewinner und Krisenverlierer mittelfristig vermieden werden. Denn langfristig stellt die Kohäsionspolitik eine wichtige Grundlage für eine europäische Sozialpolitik und somit auch für die Akzeptanz künftiger sozialer Integrationsschritte dar. Nur eine Annäherung der Lebensverhältnisse – so unrealistisch diese momentan auch scheinen mag – macht einheitliche europäische Sozialstandards zu einem realistischen Ziel. Insbesondere der Gesundheits- und Pflegesektor kann von diesem Instrument nachhaltig profitieren, nicht zuletzt im Lichte der immensen, regionalpolitisch relevanten Herausforderungen wie z. B. der Zugänglichkeit von Dienstleistungen, dem demografischen Wandel oder von *medical-* bzw. *care-drain*-Prozessen.

9.7   Fazit

Institutionelle Wahlfreiheit in der Organisation des Gesundheits- und Sozialwesens wird von der EU immer weniger geboten. Die nationalen Strukturen müssen sich morphologisch immer mehr den Einheitsschemata als Resultanten des Funktionalismus der Binnenmarktlogik fügen. Das zentrale Problem bleibt somit der spannungsreiche Korridor zwischen Einheitsfiktion und Vielfaltwahrung (Franzius 2010). Was im Bereich der ökonomischen *Public Utilities* nur als absolute Reinheitskultur des Inhouse-Prinzips von der EU zugelassen wird, ist im Bereich der Gesundheits- und Sozialpolitik der Typus des öffentlichen Gesundheitsdienstes. Damit geraten alle wohlfahrtspluralistischen Systeme sozialer Sicherung unter morphologischen Transformationsdruck. Diese Mutationslogik wird funktionalistisch codiert als »Modernisierung«, ist aber heteronome Transformation historisch gewachsener, oftmals kollektive Identität stiftender Wohlfahrtskulturen der Nationen. Die EU-Politik der Kommission wird daher zunehmend als *Institutionen- und Föderalismus-erodierend* eingeschätzt.

Kritisch bleibt ferner anzumerken, dass die EU-Kommission wenig Augenmerk auf die Transaktions-, insbesondere Regulationskosten dieser Quasi-Markt-

Schöpfungspolitik (Schulz-Nieswandt 2013a) legt. Es ist zu bezweifeln, ob die EU-Kommission wirklich auf dem Stand der modernen (ordnungs- und steuerungstheoretisch ergebnisoffenen) institutitionenökonomischen Forschung argumentiert: Suche die am wenigsten unvollkommene Lösung, die im Vergleich zu anderen unvollkommenen Lösungen die am wenigstens unvollkommene ist. Hinzu kommt noch die Einsicht in die Relevanz von Meta-Präferenzen und Präferenzen zweiter Ordnung: Es geht nicht nur um die soziale Wahl zur Maximierung des Konsumgüternutzenniveaus der BürgerInnen, sondern auch um die soziale Wahl der institutionellen Ordnungen, in denen die Menschen als Wirtschafts-, Staats- und Sozialbürger leben wollen (Schulz-Nieswandt 2010d; 2012b). Im verbraucherpolitischen Bereich ist die Kommission hier weiter. Wie gezeigt werden konnte, ist beispielsweise der Vorschlag einer überarbeiteten Tabakrichtline meritorisch begründbar und entsprechend einem sanften Paternalismus zuzuordnen. Damit scheint sich die europäische Verbraucherpolitik, trotz enger Vorgaben in den Verträgen, zumindest in einzelnen Bereichen von der traditionell starken Prägung durch Krisen und Binnenmarktfunktionalismus zu lösen. Dies zeigt auch die Abwendung von der Idee der reinen Vollharmonisierung in der Richtline über die Rechte der Verbraucher.

Wenig verstanden wird in der EU-Politik die (in der neueren politischen Philosophie wieder klar herausgestellte) Notwendigkeit einer politischen Güterabwägung zwischen den offensichtlich dominanten Effizienzzielen eines Binnenmarkts und den nationalen, identitätsstiftenden Traditionen einer spezifischen »Wohlfahrtskultur« der Daseinsvorsorge.

Eine mögliche zukünftige »Fallstudie« für das tiefere Verständnis der transformativen Institutionenerosion durch die *heteronome* Binnenmarktlogik wäre die Frage nach der Zukunft der Werkstätten für Menschen mit Behinderungen. Denkbar wäre, dass die EU-Kommission die Eingliederungshilfe in Deutschland als Ort wettbewerbsverzerrender Beihilfen erkennt. Denn die Werkstätten stehen deutlich im Marktbezug und sind Unternehmen im funktionellen Sinne, finanziert wird dieser Sektor aus öffentlichen Mitteln (Agentur für Arbeit, Sozialhilfeträger). Denkbar wäre, dass die »guten Risiken« (vor allem Fälle seelischer Behinderung) dieser »geschützten Stätten der Produktivität« in den ersten Arbeitsmarkt übergeleitet werden, was rechtsphilosophisch mit Blick auf das Gebot der Inklusion und völkerrechtlich (UN-BRK), angesichts von offensichtlichen »Fehlbelegungen« infolge der Finanzierungsanreize und der Eigenlogik der Institutionen, ohnehin zwingend wäre, und nur die »aussichtslosen Fälle« in den Werkstätten verbleiben, deren Produkte aufgrund dieser Risikoentmischung aber einen erheblichen Qualitätsverlust erleiden und als »Bastelbuden« wohl kaum noch einen relevanten Marktbezug aufweisen würden. Ob dies, rehabilitationswissenschaftlich gesehen, erwünscht ist, ist eine andere Frage. Diese »Rosinenpickerei« stellt eben eine der Formen des Marktversagens dar; die heilpädagogische Förderung verliert in den fachlich dicht betreuten und produktiv ausgerichteten Werkstätten an gesellschaftlich zugeschriebener Wertschätzung. Dem »ökonomischen Imperialismus« der Vermarktung werden erneut Absatzmärkte eröffnet; institutionalisierte »moralökonomische« Lebenswelten außerhalb der Märkte werden erneut marginalisiert.

176

Allerdings ist noch ein kritischer Blick auf diese Kritik an der EU-Markt-schöpfungs-Politik notwendig. Der Wandel hin zu regulierten Quasi-Märkten ist nicht nur exogen durch die EU bedingt; insofern wäre eine reine schuld-zuweisende Polemik gegen Brüssel als »Epiphanie des Bösen« reduktionistisch. Marktöffnungen und Wettbewerbssteuerung sind auch hausgemachte »Moder-nisierungen« im Deutschland der letzten »zwei Dekaden« (Schulz-Nieswandt 2010c).

Schließlich muss auch betont werden, dass bei einer kritisch-ablehnenden Haltung gegenüber dem EU-Marktöffnungs-, Privatisierungs- und Wettbewerbs-Dispositiv dennoch eine Offenheit des Sektors für Kritik notwendig ist. Wenn es nicht der Stachel des wettbewerblichen Marktes sein soll, der Wandlungs-fähigkeit, Innovativität und permanenten Modernisierungsdruck induzieren soll, so bleibt nur eine intrinsische Orientierung an der Idee sozial lernender Insti-tutionen, Sektoren, Systeme und der ganzen Politik. Doch das ist nicht trivial. In diesem Lichte ist z. B. auch eine positive Seite der Logik der OMK jenseits der Harmonisierungshypothese abzugewinnen. Die Wirkmechanismen der *OMK* sind mannigfaltig und deren Wirkrichtung zwischen sozialisierende *top-down-* oder diskursive *bottom-up*-Effekte zu verorten. Zentral ist allen Mechanismen die Methode des Vergleichens. Kausale Zusammenhänge zwischen Harmoni-sierungsprozessen (z. B. im Kontext des *Flexicurity*-Paradigmas) und der *OMK* lassen sich nicht eindeutig belegen. Weitgehender Konsens herrscht allerdings bezüglich des Potenzials, das die *OMK* besitzt, Gestaltungsspielräume für die nationale Politikformulierung zu eröffnen und Lernprozesse zu generieren. Ob-wohl die *OMK Soziales* im Spannungsfeld zwischen ökonomischer und sozial-politischer Koordinierung nicht mit allzu großen Erwartungen zu überfrachten ist, sind die jüngsten Krisenszenarien durchaus als Chance zu begreifen, das Potenzial der *OMK,* gerade auch in Hinblick auf sozial lernende Institutionen, weiterzuentwickeln.

Fragen zum Text

1. Wie stellt sich die EU-Kommission die Erstellung sozialer Dienstleistungen von allgemeinem Interesse in den nationalen Wohlfahrtsstaaten der EU vor?
2. Beschreiben Sie das Verhältnis zwischen Binnenmarkt und europäischer Ver-braucherpolitik.
3. Diskutieren Sie Vor- und Nachteile des Prinzips der Vollharmonisierung in der europäischen Verbraucherpolitik.
4. Inwiefern lassen sich die neuen Vorgaben der europäischen Tabakrichtlinie demeritorisch begründen?
5. Welches sind charakteristische Elemente der Offenen Methode der Koordinie-rung (OMK)?
6. Wie ist die OMK hinsichtlich ihrer Effektivität zu interpretieren?

7. Inwiefern wirkt sich die Kohäsionspolitik (Strukturfondspolitik) der EU auf die Lebenslage der Bürger in der EU aus?
8. Wie hängen die Ziele der OMK , die Vergrundrechtlichung und die EU-Politik der »DA(W)I« zusammen?

Literatur

Alber J (2010) What the European and American welfare states have in common and where they differ: facts and fiction in comparisons of the European Social Model and the United States. Journal of European Social Policy 20 (2): 102–126.

Annesley C (2007) Lisbon and social Europe: towards a European ›adult worker model‹ welfare system. Journal of European Social Policy 17 (3): 195–205.

Antpöhler C (2012) Emergenz der europäischen Wirtschaftsregierung. Das Six Pack als Zeichen supranationaler Leistungsfähigkeit. Zeitschrift für ausländisches öffentliches Recht und Völkerrecht 72 (2): 353–394.

Aubin B (2013) Daseinsvorsorge und Universaldienst. Tübingen: Mohr Siebeck.

Barros PP, Machado SR, Simões JdA (2011) Portugal: health system review. Health Systems in Transition 13 (4). (http://www.euro.who.int/__data/assets/pdf_file/0019/150463/¬ e95712.pdf, Zugriff am 02.06.2013).

Becker J (2011) Die Kohäsionspolitik der Europäischen Union. Eine kritische Darstellung der Wirksamkeit. Unveröffentlichte Diplomarbeit am Seminar für Sozialpolitik der Universität zu Köln.

Becker P (2009) The Modernization of European Cohesion Policy. SWP Research Paper RP 7. Berlin: Stiftung Wissenschaft und Politik.

Benöhr I (2013) Consumer Dispute Resolution after The Lisbon Treaty: Collective Actions and Alternative Procedures. Journal of Consumer Policy 36: 87–110.

Best E, Bossaert D (2002) Introduction: Making the Employment Strategy Work. In: ders. (Hrsg.) From Luxembourg to Lisbon and Beyond. Making the Employment Strategy Work. Maastricht: European Institute of Public Administration. S. 1–15.

Bormeier I, Westenhoefer J (2009) Impact of different food label formats on healthiness evaluation and food choice of consumers: a randomized-controlled study. BMC Public Health 9: 184–196.

Borrás S, Greve B (2004) Concluding remarks: New method or just cheap talk? Journal of European Public Policy 11 (2): 329–336.

Borrás S, Jacobsson K (2004) The open method of co-ordination and new governance patterns in the EU. Journal of European Public Policy 11 (2): 185–208.

Britton J, Bogdanovica, I (2013) Tobacco control efforts in Europe. Lancet 381: 1588–1595.

Büchs M (2007) New Governance in European Social Policy. The Open Method of Coordination. Basingstoke, New York: Palgrave.

Bundesministerium für Arbeit und Soziales (2013): XENOS Bundesprogramm. (http:¬ //www.esf.de/portal/generator/6592/xenos.html, Zugriff am 09.06.2013).

Connell J (2010) Migration and the globalisation of health care. The health worker exodus? Cheltenham: Edward Elgar.

Davies J (2011) The European Consumer Citizen in Law and Policy. Basingstoke: Palgrave.

Dawson M (2008) The Ambiguity of Social Europe in the Open Method of Coordination. European Law Review 34 (1): 55–79.

Deacon B (2007) Global social policy & governance. Los Angeles: Sage.

Eberlein B, Kerwer D (2002) Theorising the New Modes of European Union Governance. European Integration online Papers (EioP) 6 (5). (http://eiop.or.at/eiop/texte/2002-005¬ a.htm, Zugriff: 02.06.2013).

Eichenhofer E (2012) Soziale Menschenrechte im Völker-, europäischen und deutschen Recht. Tübingen: Mohr Siebeck.

Eigmüller M (2012) Europäisierung der Sozialpolitik. Der Einfluss individueller Akteure auf den Integrationsprozess. Zeitschrift für Sozialreform 58 (3): 263–287.

Europäische Kommission (2004) Follow-up to the high level reflection process on patient mobility and healthcare developments in the European Union. Brüssel. COM(2004) 301 final. (http://eur-lex.europa.eu/LexUriServ/site/en/com/2004/com2004_0301en01.pdf, Zugriff: 02.06.2013).

Europäische Kommission (2008) Ein erneuertes Engagement für ein soziales Europa: Verstärkung der offenen Koordinierungsmethode für Sozialschutz und soziale Eingliederung. Brüssel. COM(2008) 418 final. (http://eur-lex.europa.eu/LexUriServ/LexUriServ.do?uri=COM:2008:0418:FIN:DE:PDF, Zugriff: 02.06.2013).

Europäische Kommission (2010a) EUROPA 2020. Eine Strategie für intelligentes, nachhaltiges und integratives Wachstum: COM(2010) 2020 final. Brüssel. (http://eur-lex.europa.eu/LexUriServ/LexUriServ.do?uri=COM:2010:2020:FIN:DE:PDF, Zugriff am 02.06.2013).

Europäische Kommission (2010b) Europe 2020. Integrated guidelines for the economic and employment policies of the Member States. (http://ec.europa.eu/eu2020/pdf/Brochure%20Integrated%20Guidelines.pdf, Zugriff am 02.06.2013).

Europäische Kommission (2010c) 5. Bericht über den wirtschaftlichen, sozialen und territorialen Zusammenhalt. Luxemburg: Amt für Veröffentlichungen der Europäischen Union. (http://ec.europa.eu/regional_policy/sources/docoffic/official/reports/cohesion5/pdf/5cr_de.pdf, Zugriff am 02.06.2013).

Europäische Kommission (2011a) Mitteilung der Kommission: Ein Qualitätsrahmen für Dienstleistungen von allgemeinem Interesse in Europa, KOM (2011) 900 endg., Brüssel 20.12.2011.

Europäische Kommission (2011b) Vorschlag für eine Verordnung über ein Verbraucherprogramm 2014-2020, KOM(2011) 707 endgültig, Brüssel 09.11.2011.

Europäische Kommission (2011c): Vorschlag für eine Verordnung des Europäischen Parlaments und des Rates über das Programm »Gesundheit für Wachstum«, das dritte mehrjährige Aktionsprogramm im Bereich der Gesundheit, für den Zeitraum 2014–2020, KOM(2011) 709 endg., Brüssel 09.11.2011.

Europäische Kommission (2012a) Mitteilung der Kommission an das Europäische Parlament, den Rat, den Europäischen Wirtschafts- und Sozialausschuss und den Ausschuss der Regionen. Eine Europäische Verbraucheragenda für mehr Vertrauen und mehr Wachstum. KOM(2012) 225 endg. Brüssel, 22.5.2012.

Europäische Kommission (2012b) Vorschlag für eine Richtlinie zur Angleichung der Rechts- und Verwaltungsvorschriften der Mitgliedstaaten über die Herstellung, die Aufmachung und den Verkauf von Tabakerzeugnissen und verwandten Erzeugnissen. COM(2012) 788 final. Brüssel, 19.12.2012.

Europäische Kommission (2012c) Commission Staff Working Document on knowledge-enhancing aspects of consumer empowerment 2012–2014. SWD(2012) 235 final. Brüssel, 19.7.2012.

Europäische Kommission (2012d) The Second Economic Adjustment Programme for Greece. European Economy, Occassional Paper 94. Brüssel. (http://ec.europa.eu/economy_finance/publications/occasional_paper/2012/pdf/ocp94_en.pdf, Zugriff am 02.06.2013).

Europäische Kommission (2012e) The Second Economic Adjustment Programme for Greece – First Review. European Economy, Occassional Paper 123. Brüssel. (http://ec.europa.eu/economy_finance/publications/occasional_paper/2012/pdf/ocp123_en.pdf, Zugriff am 02.06.2013).

Europäische Kommission (2012f) The Economic Adjustment Programme for Portugal. Sixth Review. European Economy, Occassional Paper 124. Brüssel. (ec.europa.eu/economy_finance/publications/occasional_paper/2012/pdf/ocp124_en.pdf, Zugriff am 02.06.2013).

Europäische Kommission (2013a) MEMO/13/193. Brüssel, 12.3.2013.

Europäische Kommission (2013b) Indikatorliste, OMK Gesundheit. (http://ec.europa.eu/social/BlobServlet?docId=3887&langId=en, Zugriff am 09.06.2013).

Europäische Kommission (2013c) Country-specific Recommendations 2013. (http://¬ec.europa.eu/europe2020/making-it-happen/country-specific-recommendations/index_¬de.htm, Zugriff am 09.06.2013).

Europäische Kommission (2013d) PROGRESS-Programm. (http://ec.europa.eu/social/¬main.jsp?catId=327&langId=de, Zugriff am 02.06.2013).

Europäische Kommission (2013e) Programm »Gesundheit«. (http://ec.europa.eu/health/¬programme/policy/index_de.htm, Zugriff am 09.06.2013).

Europäische Kommission (2013f) Europäischer Sozialfonds. (http://ec.europa.eu/esf/home.¬jsp?langId=de, Zugriff am 02.06.2013).

Europäische Kommission (2013g) Europäischer Fonds für regionale Entwicklung. (http://¬ec.europa.eu/regional_policy/thefunds/regional/index_de.cfm, Zugriff am 02.06.2013).

Europäische Kommission (2013h) eGesundheit. (http://ec.europa.eu/health-eu/care_for_¬me/e-health/index_de.htm, Zugriff am 09.06.2013).

Europäische Kommission (2013i) Kohäsionspolitik der EU 2014-2020: Gesetzgebungs-vorschläge. (http://ec.europa.eu/regional_policy/what/future/proposals_2014_2020_¬de.cfm, Zugriff am 09.06.2013).

Europäischer Rat (2000) Schlussfolgerungen des Vorsitzes. (http://www.consilium.europa.¬eu/ueDocs/cms_Data/docs/pressData/de/ec/00100-r1.d0.htm, Zugriff am: 06.05.2013).

Europäischer Rat (2012) Vertrag über Stabilität, Koordinierung und Steuerung in der Wirt-schafts- und Währungsunion. (http://european-council.europa.eu/media/639244/04_-_¬tscg.de.12.pdf, Zugriff am 04.06.2013).

Europäische Union (2008) Konsolidierte Fassung des Vertrags über der Arbeitsweise der Europäischen Union. Amtsblatt der Europäischen Union. C115/47.

Europäische Union (2011a) Richtlinie 2011/24/EU des Europäischen Parlaments und des Rates vom 9. März 2011 über die Ausübung der Patientenrechte in der grenzüberschrei-tenden Gesundheitsversorgung. Amtsblatt der Europäischen Union L88/34.

Europäische Union (2011b) Verordnung (EU) Nr. 1169/2011 des Europäischen Parlaments und des Rates betreffend die Information der Verbraucher über Lebensmittel. Amtsblatt der Europäischen Union. L 304/18.

Europäische Union (2011c) Verordnung (EU) Nr. 1173/2011 des Europäischen Parlaments und des Rates vom 16. November 2011 über die wirksame Durchsetzung der haushalts-politischen Überwachung im Euro-Währungsgebiet. Amtsblatt der Europäischen Union. L 306/1.

Europäische Union (2011d) Verordnung (EU) Nr. 1174/2011 des Europäischen Parlaments und des Rates vom 16. November 2011 über Durchsetzungsmaßnahmen zur Korrektur übermäßiger makroökonomischer Ungleichgewichte im Euro-Währungsgebiet. Amts-blatt der Europäischen Union. L 306/8.

Europäische Union (2011e) Verordnung (EU) Nr. 1175/2011 des Europäischen Parlaments und des Rates vom 16. November 2011 zur Änderung der Verordnung (EG) Nr. 1466/97 des Rates über den Ausbau der haushaltspolitischen Überwachung und der Überwachung und Koordinierung der Wirtschaftspolitiken. Amtsblatt der Europäischen Union. L 306/12.

Europäische Union (2011f) Verordnung (EU) Nr. 1176/2011 des Europäischen Parlaments und des Rates vom 16. November 2011 über die Vermeidung und Korrektur makroöko-nomischer Ungleichgewichte. Amtsblatt der Europäischen Union. L 306/25.

Europäische Union (2011g) Verordnung (EU) Nr. 1177/2011 des Europäischen Parlaments und des Rates vom 8. November 2011 zur Änderung der Verordnung (EG) Nr. 1467/97 über die Beschleunigung und Klärung des Verfahrens bei einem übermäßigen Defizit. Amtsblatt der Europäischen Union. L 306/33.

Europäische Union (2011h) Richtlinie 2011/85/EU des Rates vom 8. November 2011 über die Anforderungen an die haushaltspolitischen Rahmen der Mitgliedstaaten. Amtsblatt der Europäischen Union. L 306/41.

Franzius C (2009) Gewährleistung im Recht. Grundlagen eines europäischen Regelungs-modells öffentlicher Dienstleistungen. Tübingen: Mohr Siebeck.

Franzius C (2010) Europäisches Verfassungsrechtsdenken. Tübingen: Mohr Siebeck.

Flear ML (2009) The Open Method of Coordination on health care after the Lisbon Stra-tegy II: Towards a neoliberal framing? European Integration online Papers 13 (special issue): 1–16. (http://papers.ssrn.com/sol3/papers.cfm?abstract_id=1562474, Zugriff am 06.05.2013).

Gesellschaft für Versicherungswissenschaft und -gestaltung (GVG) e. V. (2010) EU-Gesundheitspolitik im nicht-harmonisierten Bereich: Aktuelle Entwicklungen der Offene Methode der Koordination. Bonn: nanos Verlag.

Gesellschaft für Versicherungswissenschaft und -gestaltung (GVG) e. V. (2005) Offene Methoden der Koordinierung im Gesundheitswesen. Berlin: AKA.

Giddens A (2006) Debating the Social Model: Thoughts and Suggestions. In: The Hampton Court Agenda: a Social Model for Europe. (http://www.policy-network.net/uploaded¬files/articles/anthony%20giddens%20hampton%20court%20agenda.pdf, Zugriff am 04.06.2013).

Göbel M (2002) Von der Konvergenzstrategie zur offenen Methode der Koordinierung. Baden-Baden: Nomos.

Greer S, Vanhercke B (2010) Governing Health Care through EU Soft Law. In: Mossialos E, Hervey T, Beaten R (Hrsg.) Health System Governance in Europe: The Role of EU Law and Policy. Cambridge: Cambridge University Press. S. 186–230.

Große Hüttmann M (2011) Consumer Policy. In: Heinelt H, Knodt M (Hrsg.) Policies within the EU Multi-Level System. Baden-Baden: Nomos. S. 189–204.

Haar BP ter, Copeland P (2010) What are the Future Prospects for the European Social Model? An Analysis of EU Equal Opportunities and Employment Policy. European Law Journal 16 (3): 273–291.

Hagen K (2010) Nährwertkennzeichnung: Die Ampel erreicht die Verbraucher am besten. Wochenbericht des DIW Berlin 22.

Heidenreich M, Zeitlin J (Hrsg.) (2009) Changing European employment and welfare regimes: The influence of the open method of coordination on national reforms. London et al.: Routledge.

Held D (1999) Global transformations. Politics, economics and culture. Stanford: Stanford University Press.

Héritier A (2001) New Modes of Governance in Europe: Policy-Making without Legislation? (http://www.coll.mpg.de/publications/new-modes-governance-europe-policy-ma¬king-without-legislating-0, Zugriff am 02.06.2013).

Héritier A, Lehmkuhl D (2008) Introduction. The Shadow of Hierarchy and New Modes of Governance. Journal of Public Policy 28 (1): 1–17.

Hitzemann A, Waldhausen A, Schirilla N (2012) Pflege und Migration in Europa. Transnationale Perspektiven aus der Praxis. Freiburg: Lambertus.

Höchstetter K (2007) Die offene Methode der Koordinierung in der EU. Bestandsaufnahme, Probleme und Perspektive. Baden-Baden: Nomos.

Isaksen LW, Devi SU, Hochschild AR (2008) Global Care Crisis: A Problem of Capital, Care Chain, or Commons? American Behavioral Scientist 52 (3): 405–425.

Jachtenfuchs M (2001) The Governance Approach to European Integration. Journal of Common Market Studies 39 (2): 245–264.

Jepsen M (2005) The European Social Model: an exercise in deconstruction. Journal of European Social Policy 15 (3): 231–245.

Jones G, Pemberton A, Coleman N, Edwards G, (2008) The effectiveness of European Social Fund Objective 3 Global Grants in increasing the employability of the most disadvantaged. Research Report No 473. Department for Work and Pensions, UK Government. (http://research.dwp.gov.uk/asd/asd5/rports2007-2008/rrep473.pdf, Zugriff am 02.06.2013).

Kentikelenis A, Karanikolos M, Papanicolas I, Basu S, McKee M, Stuckler D (2012) Health effects of financial crisis: omens of a Greek tragedy. The Lancet 378 (9801): 1457–1458.

Kirchgässner G (2012) Sanfter Paternalismus, meritorische Güter und der normative Individualismus. CREMA Working Paper 2012–09. Basel.

Krajewski M (2011) Grundstrukturen des Rechts öffentlicher Dienstleistungen. Berlin: Springer.

Kremalis D (2013) The new health budget: consequences for the national health care provision in Greece. In: Gesellschaft für Versicherungswissenschaft und -gestaltung (GVG)

e. V. (Hrsg.) 14. Euroforum: Auswirkungen der Euro-Krise auf die nationale Gesundheitspolitik. Köln.

Kröger S (2008) Soft Governance in Hard Politics. European Coordination of Anti-Poverty Policies in France and Germany. Wiesbaden: VS Verlag für Sozialwissenschaften.

Kröger S (2009) The Open Method of Coordination: Underconceptualisation, overdetermination, de-politicisation and beyond. In: Kröger S (Hrsg.) What we have learnt: Advances, pitfalls and remaining questions in OMC research. European Integration online Papers (EIoP) 13 (Special Issue 1). (http://eiop.or.at/eiop/texte/2009-005a.htm, Zugriff am 04.06.2013).

Kröger S (2010) Die Offene Methode der Koordinierung: Zehn Jahre spatter und (k)ein bisschen weise? Sozialer Fortschritt 59 (5): 134–141.

Kurzer P, Cooper A (2013) Biased or not? Organized interests and the case of EU food information labeling. Journal of European Public Policy 20 (5): 722–740.

Lamping W (2010) Umkämpfte Grenzen. Über das Verhältnis von Sozial- und Wirtschaftspolitik auf EU-Ebene. Sozialer Fortschritt 59 (5): 151–158.

Lamping W (2013) EU-Finanzkrise, Solidarität und Subsidiarität: Erhalt der Gestaltungsfreiheit in der nationalen Gesundheitspolitik. In: Gesellschaft für Versicherungswissenschaft und -gestaltung (GVG) e. V. (Hrsg.) 14. Euroforum: Auswirkungen der Euro-Krise auf die nationale Gesundheitspolitik. Köln.

Lamping W, Steffen M (2009) European Union and Health Policy: The »Chaordic« Dynamics of Integration. Social Science Quarterly 90 (5): 1361–1379.

Laskowski S R (2010) Das Menschenrecht auf Wasser. Tübingen: Mohr Siebeck.

Leonardi R (2005) Cohesion Policy in the European Union. The Building of Europe. New York: Palgrave.

Lindner U (2013) Legitimieren Meritorik und das Subsidiaritätsprinzip die Europäische Gesundheitspolitik im Bereich des Public Health? Unveröffentlichte Masterarbeit am Institut für Soziologie und Sozialpsychologie der Universität zu Köln.

Maier-Rigaud R (2011) Verbraucherpolitik. In: Weidenfeld W, Wessels W (Hrsg.) Europa von A bis Z. 12. Auflage. Baden-Baden: Nomos. S. 365–367.

Mendes F (2013) Impact of the EU demand for budget cuts on the Portuguese health policy. In: Gesellschaft für Versicherungswissenschaft und -gestaltung (GVG) e.V. (Hrsg.) 14. Euroforum: Auswirkungen der Euro-Krise auf die nationale Gesundheitspolitik. Köln.

Micklitz HW (2012) The Expulsion of the Concept of Protection from the Connsumer Law and the Return of Social Elements in the Civil Law: A Bittersweet Polemic. Journal of Consumer Policy 25: 283–296.

Micklitz HW et al. (2010) Der vertrauende, der verletzliche oder der verantwortungsvolle Verbraucher? Plädoyer für eine differenzierte Strategie in der Verbraucherpolitik. Stellungnahme des Wissenschaftlichen Beirats Verbraucher- und Ernährungspolitik beim BMELV. Berlin. (http://www.vzbv.de/cps/rde/xbcr/vzbv/Strategie_verbraucherpolitik_¬Wiss_BeiratBMELV_2010.pdf., Zugriff am 24.06.2013)

Montanari I, Nelson K, Palme J (2008) Towards a European Social Model? European Societies 10 (5): 787–810.

Mossialos E, Hervey T, Beaten R. (Hrsg.) (2010) Health System Governance in Europe: The Role of EU Law and Policy. Cambridge: Cambridge University Press.

Mühlenkamp H, Schulz-Nieswandt F (2008) Öffentlicher Auftrag und Public Corporate Governance. Zeitschrift für öffentliche und gemeinwirtschaftliche Unternehmen 36 (Beiheft): 26–44.

Musgrave RA (1969) Finanztheorie. 2. Auflage. Tübingen: Mohr.

Natali D (2009) The Open Method of Coordination on Pensions: Does it De-politicise Pensions Policy? In: West European Politics 32 (4): 810–828.

Natali D (2010) The Lisbon Stratgey, Europe 2020 and the Crisis in Between. In: Marlier E, Natali D, Dam van R (Hrsg.) Europe 2020. Towards a More Social EU? Brüssel et al.: Peter Lang.

Natali D (2011) The pension OMC: why did it emerge and how has it evolved? In: Diedrichs U, Reiners W, Wessels W (Hrsg.) The dynamics of change in EU govnernance. Cheltenham, Northhampton: Edward Elgar. S. 80–102.

Nguyen M-K (2013) Europäische Gesundheitspolitik unter dem Eindruck der Finanzkrise: Entwicklungstendenzen zu einer verstärken Einflussnahme der EU? Unveröffentlichte Masterarbeit am Institut für Soziologie und Sozialpsychologie der Universität zu Köln.

Oppeln S von (2007) Das Europäische Sozialmodell: Bilanz und Perspektiven. Berliner Arbeitspapier zur Europäischen Integration Nr. 3. (http://www.polsoz.fu-berlin.de/pol¬ wiss/forschung/international/europa/arbeitspapiere/2007-3_von_Oppeln_Sozialmo¬ dell.pdf, Zugriff am 04.06.2013)

Pochet P (2002) The European Employment Strategy and the Open Method of Coordination: Mixed Results and Multiple Challenges. In: Best E, Bossaert D (Hrsg.) From Luxembourg to Lisbon and Beyond. Making the Employment Strategy Work. Maastricht: European Institute of Public Administration.

Preunkert J (2009) Chancen für ein soziales Europa? Die Offene Methode der Koordinierung als neue Regulierungsform. Wiesbaden: VS-Verlag für Sozialwissenschaften.

Public Policy and Management Institute, European Social Observatory (Hrsg.) (2011) Analysis and Follow-up of Mutual Learning in the Context of Peer Review in the Social Protection and Social Inclusion Programme.

Rat der Europäischen Union (2010) – Draft Joint Report on Social Protection and Social Inclusion 2010. 6500/10. (ec.europa.eu/social/BlobServlet?docId=4665&langId=en, Zugriff am 04.06.2013).

Rat der Europäischen Union (2012) – The Future of the Open Method of Coordination (OMC) – Endorsement of the Opinion of the Social Protection Committee. 10405/11. (http://¬ register.consilium.europa.eu/pdf/en/11/st10/st10405.en11.pdf, Zugriff am 04.06.2013).

Rat der Europäischen Union (2013) Council agrees its position on revised EU tobacco directive. 11388/13 PRESSE 284. Luxemburg, 21.06.2013. (http://www.consilium.euro¬ pa.eu/uedocs/cms_data/docs/pressdata/en/lsa/137571.pdf, Zugriff am 25.06.2013)

Raveaud G (2007) The European Employment Strategy: Towards More and Better Jobs? Journal of Common Market Studies 45 (2): 411–434.

Ribhegge H (2011) Europäische Wirtschafts- und Sozialpolitik. 2., vollst. überarb. Aufl. Berlin et al.: Springer.

Schäfer A (2004) Beyond the Community Method: Why the Open Method of Coordination Was Introduced to EU Policy-making. European Integration online Papers (EIoP) 8 (13). (http://eiop.or.at/eiop/pdf/2004-013.pdf, Zugriff am 02.06.2013).

Scharpf FW (2002) The European Social Model: Coping with the Challenges of Diversity. Journal of Common Market Studies 40 (4): 645–670.

Schröder S (2008) The 2007-2013 European Cohesion Policy. A new Strategic Approach by the Commission? Discussion Paper C190 2008. Center for European Integration Studies. Rheinische Friedrich-Wilhelms-Universität Bonn.

Schulte B (2013) Auswirkungen der Finanz- und Eurokrise auf die Gesundheitspolitik der Mitgliedstaaten – der rechtliche Rahmen. In: Gesellschaft für Versicherungswissenschaft und -gestaltung (GVG) e. V. (Hrsg.) 14. Euroforum: Auswirkungen der Euro-Krise auf die nationale Gesundheitspolitik. Köln. S. 33–61.

Schulz-Nieswandt F (2003) Eine Charta der sozialen Grundrechte im Rahmen einer EU-Verfassung. Ein Beitrag zur Diskussion im »Post-Nizza-Prozess«. Sozialer Fortschritt 52 (1): 23–29

Schulz-Nieswandt F (2006) Sozialpolitik und Alter. Stuttgart: Kohlhammer.

Schulz-Nieswandt (2010a) Wandel der Medizinkultur? Berlin: Duncker & Humblot.

Schulz-Nieswandt F (2010b) The dynamics of European definition policy of health and social services as services of general (economic) interests. Zeitschrift für öffentliche und gemeinwirtschaftliche Unternehmen 33 (1): 31–43.

Schulz-Nieswandt F (2010c) Öffentliche Daseinsvorsorge und Existentialismus. Eine gouvernementale Analyse unter besonderer Berücksichtigung der Wasserversorgung. Baden-Baden: Nomos.

Schulz-Nieswandt F (2010d) Daseinsvorsorge und existenzielle Angst des Menschen. In: Jens U, Romahn H (Hrsg.) Methodenpluralismus in den Wirtschaftswissenschaften. Marburg: Metropolis. S. 213–45.

183

Schulz-Nieswandt F (2011a) »Europäisierung« der Sozialpolitik? Eine Gegenstandsanalyse unter Berücksichtigung methodologischer Aspekte im Spiegel der Forschungsliteratur. In: Elvert J et al. (Hrsg.) Historische Mitteilungen. Stuttgart: Steiner. S. 23–49.

Schulz-Nieswandt F (2011b) Berufsgenossenschaften und Europarecht. Eine sozialökonomische Analyse. Berlin: Duncker & Humblot.

Schulz-Nieswandt F (2011c) Berufsgenossenschaften und Europarecht. Eine sozialökonomische Analyse. Zeitschrift für öffentliche und gemeinwirtschaftliche Unternehmen 34 (3): 361–366.

Schulz-Nieswandt F (2012a) »Europäisierung« der Sozialpolitik und der sozialen Daseinsvorsorge? Eine kultursoziologische Analyse der Genese einer solidarischen Rechtsgenossenschaft. Berlin: Duncker & Humblot.

Schulz-Nieswandt F (2012b) Institutionelle Präferenzen der Bürger hinsichtlich der Erstellung kommunaler Daseinsvorsorgegüter – Eine tiefenpsychologische Re-Interpretation quantitativer Befragungsdaten. In: Schaefer Chr, Theuvsen L (Hrsg.) Renaissance öffentlicher Wirtschaft. Baden-Baden: Nomos. S. 119–142.

Schulz-Nieswandt F (2012c) Der Querverbund im Kontext kommunalen Wirtschaftens. In: Bräunig D, Gottschalck W (Hrsg.) Stadtwerke. Grundlagen, Rahmenbedingungen, Führung und Betrieb. Baden-Baden: Nomos. S. 181–198.

Schulz-Nieswandt F (2012d): Gemeinschaftliches Wohnen im Alter in der Kommune. Das Problem der kommunalen Gastfreundschaftskultur gegenüber dem homo patiens. Berlin: Duncker & Humblot.

Schulz-Nieswandt F (2013a) Das Privatisierungs-Dispositiv der EU-Kommission. Das ontologische Existenzial der Daseinsvorsorge, die sakrale Doxa des Binnenmarktes und die »kafkaistischen« Epiphanien der Regulationskultur. Berlin: Duncker & Humblot.

Schulz-Nieswandt F (2013b) Der leidende Mensch in der Gemeinde als Hilfe- und Rechtsgenossenschaft. Berlin: Duncker & Humblot.

Schulz-Nieswandt F (2013c) Zur Implementation von innovativen Pilotprojekten in der Versorgungs- und Wohnlandschaft älterer Menschen: kulturelle Grammatik und systemische Choreographie. In: Karl F (Hrsg.) Transnational und translational – Aktuelle Themen der Alternswissenschaften. Berlin: LIT. S. 97–118.

Schulz-Nieswandt F (2013d) Transsektorale Integrationsversorgung als Problem des Gestaltwandels der Kultur professioneller Handlungsskripte – eine Mehr-Ebenen-Analyse. In: Haller M, Meyer-Wolters H, Schulz-Nieswandt F (Hrsg.) Alterswelt und institutionelle Strukturen. Würzburg: Königshausen & Neumann. S. 153–168.

Schulz-Nieswandt F, Köstler U (2012) Das institutionelle und funktionale Gefüge von kommunaler Daseinsvorsorge und bürgerschaftlichem Engagement. Ein anthropologischer Zugang zu einem sozialmorphologisch komplexen Feld in sozialpolitischer Absicht. Zeitschrift für öffentliche und gemeinwirtschaftliche Unternehmen 35 (4): 465–478.

Schulz-Nieswandt F, Kurscheid C, Lee S, Wölbert S, Maier-Rigaud R, Näthke J (2006): Zur Genese des europäischen Sozialbürgers im Lichte der neueren EU-Rechtsentwicklung. Münster et al.: LIT.

Schulz-Nieswandt F, Maier-Rigaud, R (2005) Dienstleistungen von allgemeinem Interesse, die Offene Methode der Koordinierung und die EU-Verfassung. Sozialer Fortschritt 54 (5/6): 136–142.

Schulz-Nieswandt F, Maier-Rigaud R (2008) EU-Harmonisierung im Gesundheitswesen? Der Wandel der Umwelt der betrieblichen Organisationen im Gesundheitswesen. In: Greiner, W, Schulenburg J-M Graf v, Vauth, Chr (Hrsg.) Gesundheitsbetriebslehre. Management von Gesundheitsunternehmen. Bern: Huber. S. 515–533.

Schulz-Nieswandt F, Maier-Rigaud R (2012) Gesundheits- und Verbraucherpolitik. In: Weidenfeld W, Wessels, W (Hrsg.) Jahrbuch der Europäischen Integration 2012. Baden-Baden: Nomos. S. 177–182.

Schulz-Nieswandt F, Maier-Rigaud R (2013) Gesundheits- und Verbraucherpolitik. In: Weidenfeld W, Wessels, W, Jopp M (Hrsg.) Jahrbuch der Europäischen Integration 2013. Baden-Baden: Nomos (im Erscheinen).

Schulz-Nieswandt F, Mann K (2010) Das doppelte Ideologem: Inhouse ohne Defizite oder privat? Öffentliche (kommunale) Krankenhäuser als Akteure der Daseinsvorsorge im Kontext des europäischen Rechts und das nationale Privatisierungs-Dispositiv. Zeitschrift für öffentliche und gemeinwirtschaftliche Unternehmen 38 (Beiheft): 120–129.

Schulz-Nieswandt F, Mann K, Sauer M (2010) Europäische Sozialpolitik und Europäisierung der Gesundheits- und Sozialdienstleistungen – ein Abriß. Sozialer Fortschritt 59 (5): 127–143.

Strünck C (2006) Die Macht des Risikos, Interessenvermittlung in der amerikanischen und europäischen Verbraucherpolitik. Baden-Baden: Nomos.

Sturn, R (2013) Grenzen der Konsumentensouveränität und die Perspektiven der Meritorik. In: Held, M, Kubon-Gilke, G, Sturn, R (Hrsg.) Grenzen der Konsumentensouveränität. Jahrbuch Normative und institutionelle Grundfragen der Ökonomik 12. Marburg: Metropolis. S. 15–39.

Tamm M (2013): Verbraucher- und Unternehmerverhältnis: Konsumentengesetzbuch als Lösung? Sozialer Fortschritt 62 (2): 60–65.

Tomé E (2010) European Policies to Foster Knowledge: The Case of the European Social Fund – an Introductory Study. Proceedings of the European Conference on Intellectual Capital.

Tonner K, Fangerow K (2012) Directive 2011/83/EU on consumer rights: a new approach to European consumer law? Journal of European Consumer and Market Law 2: 67–80.

Trubek DM, Mosher JS (2001) New Governance, Employment and the European Social Model. (http://centers.law.nyu.edu/jeanmonnet/archive/papers/01/011501.html, Zugriff: 02.06.2013).

Trubek DM, Trubek LG (2005) The Open Method of Co-ordination and the Debate over »Hard« and »Soft« Law. In: Zeitlin J, Pochet P, Magnussen L. (Hrsg.) The Open Method of Co-ordination on Action. The European Employment and Social Inclusion Strategies. Brüssel et al.: Peter Lang. S. 83–105.

Trumbull G (2012) Strength in Numbers. The Political Power of Weak Iterests. Cambridge (USA) und London: Harvard University Press.

Umbach G (2009) Intent and Reality of the European Employment Strategy. Europeanisation of National Employment Policies and Policy-Making? Baden-Baden: Nomos.

Vanhercke B (2010) Delivering the Goods for Europe 2020? The Social OMC's Adequacy and Impact Re-assessed. In: Marlier E, Natali D, Dam van R (Hrsg.) Europe 2020. Towards a More Social EU? Brüssel et al.: Peter Lang. S. 115–142.

Verspohl I (2011) Gesundheitspolitik durch die Hintertür. Der Einfluss der EU auf das deutsche Gesundheitssystem. Berlin: Friedrich Ebert Stiftung. (http://library.fes.de/pdf-files/id/ipa/08813.pdf, Zugriff: 02.06.2013).

Viso ML (2010) The social dimension of European cohesion policy in a 27-state Europe: an analysis of the European Social Fund. European Journal of Social Work 13 (3): 359–374.

Watson J (2009) Health and Structural Funds in 2007-2013: Country and regional assessment. Europäische Kommission. (http://ec.europa.eu/health/health_structural_funds/docs/watson_report.pdf, Zugriff am 02.06.2013).

Weidenfeld W, Wessels W (Hrsg.) (2011) Europa von A bis Z. 12. Auflage. Baden-Baden: Nomos.

Weishaupt TJ (2013) Die Offene Methode der Koordinierung in der deutschen Sozialpolitik: Trojanisches Pferd, sozialpolitischer Beschleuniger oder vertane Chance? Zeitschrift für Sozialreform 59 (1): 61–84.

Weltgesundheitsorganisation (2003) WHO Framework Convention on Tobacco Control. (http://whqlibdoc.who.int/publications/2003/9241591013.pdf, Zugriff am 23.06.2013).

Weltgesundheitsorganisation (2010) How health systems can address health inequalities through improved use of Structural Funds. Kopenhagen: WHO Regionalbüro Europa. (http://www.euro.who.int/__data/assets/pdf_file/0005/127526/e94497.pdf, Zugriff am 02.06.2013).

185

Wickham J (2002) The End of the European Social Model: Before It Began? Briefing paper for ›Infowork‹ Accompanying Measure.

Wincott D (2003) Beyond Social Regulation? New Instruments and/or a new Agenda for Social Policy at Lisbon? Public Administration 81 (3): 533–553.

Yeates N (2012) Global care chains: a state-of-the-art review and future directions in care transnationalization research. Global Networks 12 (2): 135–154.

Zeitlin J (2005) Introduction: The Open Method of Co-Ordination in Question. In: Zeitlin J, Pochet P, Magnusson L (Hrsg.) The Open Method of Co-ordination on Action. The European Employment and Social Inclusion Strategies. Brussels et al.: Peter Lang. S. 19–36.

Zeitlin J (2009) The Open Method of Coordination and Reform of National Social and Employment Policies: Influences, Mechanisms, Effects. In: Heidenreich M, Zeitlin J (Hrsg.) Changing European Employment and Welfare Regimes: The Influence of the Open Method of Coordination on National Reform. London: Routledge. S. 214–245.

Zeitlin J, Pochet P, Magnusson L (Hrsg.) (2005) The Open Method of Co-ordination in Action. The European Employment and Social Inclusion Strategies. Brussels et al.: Peter Lang.

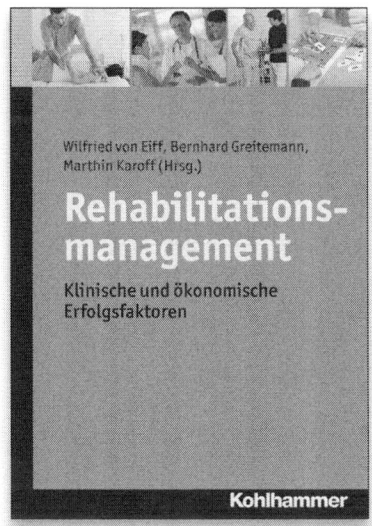
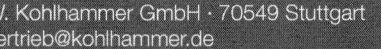
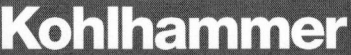

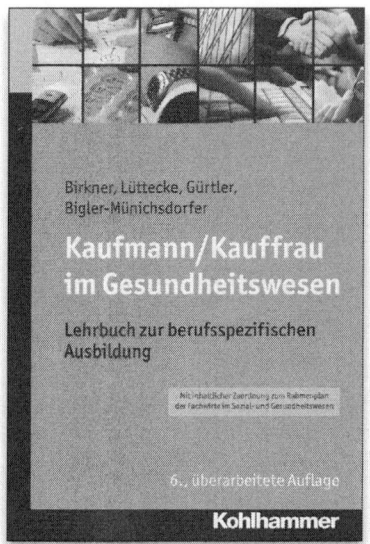
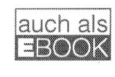